山东中医药大学九大名医经验录系列

柳长华　徐春波　主编

张灿玾

中国健康传媒集团
中国医药科技出版社

内 容 提 要

　　本书除了介绍张灿玾教授的从医从教经历外，重点阐述了其治学方法与门径，弘扬其学术创见与观点，挖掘其临证经验与技艺，评述其医学著述与贡献。书中对于中医文献的价值及诸多理论问题等均有开创性的论述。本书适用于中医院校师生、中医临床工作者、中医文献研究者及中医爱好者阅读参考。

图书在版编目（CIP）数据

山东中医药大学九大名医经验录系列．张灿玾 / 柳长华，徐春波主编．——
北京：中国医药科技出版社，2018.5
　　ISBN 978-7-5214-0061-8

　　Ⅰ．①山…　　Ⅱ．①柳…②徐…　　Ⅲ．①中医临床—经验—中国—现代　　Ⅳ．① R249.7

中国版本图书馆 CIP 数据核字（2018）第 046656 号

美术编辑　　陈君杞
版式设计　　也　在

出版　**中国健康传媒集团** ｜ 中国医药科技出版社
地址　北京市海淀区文慧园北路甲 22 号
邮编　100082
电话　发行：010 - 62227427　　邮购：010 - 62236938
网址　www.cmstp.com
规格　710 × 1000mm $\frac{1}{16}$
印张　16 $\frac{1}{4}$
字数　230 千字
版次　2018 年 5 月第 1 版
印次　2018 年 11 月第 2 次印刷
印刷　三河市百盛印装有限公司
经销　全国各地新华书店
书号　ISBN 978-7-5214-0061-8
定价　**49.00 元**

丛书编委会

名誉总主编　王新陆

总　主　编　武继彪

编　　　委　高树中　田立新　张成博

　　　　　　庄　严　王振国　迟华基

　　　　　　刘持年　陶汉华　刘　宇

　　　　　　姜建国　柳长华　高洪春

　　　　　　刘桂荣

本书编委会

主　　编　柳长华　徐春波

副 主 编　李玉清　张增敏

编　　委　柳长华　徐春波　李玉清

　　　　　张增敏　张丽燕

山东是中华文明的重要发祥地之一，在此诞生和发展起来的齐鲁文化是中国传统文化的主干与核心，对中医药理论体系的形成产生了重要影响，对中医药学术发展发挥了重要推动作用。齐鲁大地名医辈出，从古代的扁鹊、淳于意、王叔和、钱乙、成无己、黄元御，到近现代的罗止园、孔伯华、刘惠民等享誉国内外的名医大家，在我国医学发展史上占有重要地位。

创建于1958年的山东中医药大学是山东省唯一一所综合性中医药大学，1978年被确定为全国重点建设的中医院校，1981年成为山东省重点高校，是教育部本科教学工作水平评估优秀学校、山东省首批五所应用基础型人才培养特色名校之一，山东省首批高等学校协同创新中心。学校在省属高校中拥有国家级重点学科最多，最早获得硕士、博士学位授权，最早设立博士后科研流动站，最早成为国家"973"项目首席承担单位，现已成为集中医药教学、科研、医疗于一体的、学科优势明显、学术特色鲜明、人才队伍雄厚、平台布局合理的中医药高等学校。

20世纪50年代，以首任院长、毛泽东主席保健医生刘惠民先生为代表的一代师长，筚路蓝缕，在齐鲁大地开拓了中医药高等教育事业，奠定了山东中医药大学独特的学术品格。他们长期活跃在教学、医疗与科研一线，或在理论上独树一帜，或在临床上优势特色明显。

他们以高尚的医德、独特的理论、精湛的医术，赢得了中医药学界乃至社会各界的敬重和钦佩，为新中国高等中医药教育事业的发展做出了卓越贡献，为学校建设发展奠定了坚实基础。

六十载栉风沐雨，六十年春华秋实。学校秉承"厚德怀仁，博学笃行"的校训，发挥中医药优势，狠抓内涵建设，逐步形成了"以文化人，厚重基础，注重传承，勇于创新"的办学特色与核心教育理念。

为了更好地继承和发扬前辈的优良传统，2001年学校组织各专家学术继承人编著出版了《山东中医药大学著名专家学术经验辑要丛书》（8册），系统总结了李克绍、周凤梧、张志远、张珍玉、徐国仟、周次清、张灿玾、刘献琳八位先生的学术经验。这种全面总结老一代专家经验的做法，对继承学术、启迪后学起到了十分重要的作用，形成了传承我校著名中医专家学术经验的珍贵资料，在学术界产生了很大反响。

老一代著名中医专家教学及临证经验不仅具有深厚的学术积淀，更具有浓郁的科学精神，是中医药事业的一笔巨大财富，总结他们的经验，弘扬他们的医德，传承他们的学术，学习他们的治学方法，是历史赋予我们的神圣使命。值此我校六十周年华诞之际，我们决定对该系列丛书进行修订再版，并编纂刘惠民先生分册，集结为《山东中医药大学九大名医经验录系列》。相信在中医药事业发展天时地利人和的大好形势下，此套丛书的发行将对传承创新中医理论、有效指导临床和教学实践、推动中医药学术进步、助力健康中国建设产生积极而深远的影响。

付梓之际，我们谨向先贤致以崇高的敬意！

山东中医药大学校长
2018年5月

前　言

　　张灿玾先生的学术经验辑要在学校组织的关怀下，通过诸师友的努力，即将刊行。既受业于先生，整理先生的学术思想和经验，自感惶恐。只因先生一向谦虚，加之我禀性粗疏，学业不精，只能谈一点体会。

　　我从先生学，说起来时间不算短，回想在这30多年里，先生的大部分精力用在教育培养我们这些根柢甚浅的年轻人身上，使我们逐渐成长，懂得了不少的学问之事。一个人的成长，若能得一良师，实在是很幸运的事。自1980年从先生学，数年之后，对于如何做学问，仍感觉有一层窗纸隔着。1984年，北京师范大学举办训诂学专修班，先生建议我去学习。在京学习期间，听师大的许多学者讲学，甚受启发，学业长进。我由此体会到学习中医学，要有多方面的知识为引导，以求进步。先生尝与史常永先生交善，因佩服其学问做得好，遂于1987年秋遣我赴沈阳拜师学习，深受教益，由此见先生之胸怀。

　　跟随先生以来，最让我敬重的是先生做事的勤奋和严谨。先生20世纪50年代末只身来济南工作，备尝生活的艰辛，但工作学习则非常勤奋，孜孜不倦地读书，不舍昼夜，凡有价值、可备参考的资料，一一记录下来，铢积寸累，数十年间积累了数万张卡片，成为一笔宝贵的知识财富。先生曾向我展示他20世纪60年代在北京手录的《针灸甲乙经》余岩嘉靖本校记，弥足珍贵，知先生早年喜读书并善读书，此亦"书用校读"的极好事例。先生学问博大精深，著述颇多，与这种好学不倦、持之以恒的读书精神是分不开的。

先生治学勤奋严谨，主要体现在两个方面。一是肯下功夫多方面搜求材料。学术研究的目的在于正确地揭示对象的规律，要达到此目的就得从不同的角度进行考察，就得充分地占有有关的资料，在此基础上进行缜密的分析。二是精心研究材料，善于发现规律。先生著有《中医古籍文献学》，即是材料累积和对材料进行精心研究的典范之作。书中对于中医文献的价值、研究任务、中医文献学的诸多理论问题等均有开创性的论述。

跟随先生多年，受益最大的是对文献学的学习。先生从 20 世纪 60 年代起即治文献学，至 20 世纪 90 年代初做完《针灸甲乙经校注》一书，一次在谈及陈其猷先生的《吕氏春秋校释》时曾对我说："我现在明白了学问应该怎样做。"我听了这话颇觉意外，似懂非懂，只是感觉先生于学问有一种居高临下的精神。多年以后，我才得以领悟，原来文献学实在是我们治学的根柢之学。我想今后如果能在学术研究上做出一点成绩的话，则一定是得益于这一领悟。

此书之成，一则来源于已出版之《中医古籍文献学》《针灸甲乙经校注》等；二则取材于先生历年发表的论文；三则取材于先生的讲稿；四则选取了先生的随笔及语录。

先生在古稀之年仍倾力于培养青年，想把治学的经验传于后学。先生在世时，常有许多青年教师和学生前至其家听讲，鲁殿灵光，表式学人，让人感觉到先生之学问的感召力。而今，先生已经仙逝，今年正值山东中医药大学 60 周年校庆，将此书重新整理再版，以作纪念。

柳长华拜撰
2018 年 1 月

目录

中医典籍的研究 / 047

中医文献学的理论研究 / 157

临证心得 / 208

教学与治学经验谈 / 223

医家小传

张灿玾先生，字昭华，号凌云、葆真、隐庵（因下回头村之东南有姑庵山而取号隐庵），晚号五龙山人（下回头村地处荣成市中南部，村的周围有姑庵、小龙、西、西北、西南五座山岭，五岭蜿蜒如龙脉，北有牧山，丘圆如珠，被称为五龙聚会相戏一珠之处，故取号五龙山人）、暮村老人。斋名"不愠居"，意在"不愠居安"。先生1928年7月2日（农历5月15日）生于山东省荣成市下回头村，中国共产党党员，首届国医大师，山东中医药大学教授、博士生导师，国务院政府特殊津贴享受者，全国著名中医学家，山东省专业技术拔尖人才。

先生乳名寿保，7岁时，祖父请族中清代恩贡生学南先生为其取名为灿甲。9岁时，由父亲将其学名改为灿玾。16岁起跟随祖父与父亲学医，20岁开始独立应诊，27岁任荣成县崂山区联合诊所所长，28岁调至区卫生所任中医师。31岁调至山东中医学院（现山东中医药大学），先后任院务委员会委员、教育组副组长、中医系副主任、教务处副处长、中医文献研究室负责人、中医系主任、副院长。56岁任山东中医学院院长。60 岁被评为山东省专业技术拔尖人才，62 岁被评为博士研究生导师，享受政府特殊津贴。曾兼任中国中医药学会委员及文献分会常委与仲景学说专业委员会顾问，山东省科协委员，中国民间中医药研究开发协会理事，山东中医药学会副理事长，山东省红十字会理事。

一、幼承家学，三世从医

先生的祖父士洲公和父亲树乾公均为当地名医。先生自幼年时期，就受到家庭的熏陶，对医学产生了浓厚的兴趣，并立志从医济世。

先生的祖父士洲公，字登瀛，乳名兴，生于清光绪四年。曾就读于私塾，后下学务农，兼营副业。自中年时起，一则受其远亲的影响，一则因其自身两次患病，几为庸医所害，乃立志学医。后行医于乡里，以救人为己任，远近闻名，皆知有"兴先生"。年逾古稀，每日仍忙于诊务。祖父一生，性格开朗豁达，又乐于助人，生活简朴，不择衣食，坚持劳动，故得长寿。

先生的父亲树乾公，字连三，生于清光绪三十二年。民国三年，从本村清末恩贡生学南先生就读于私塾。6 年后，从父学医。民国十六年，开始独立应诊。1929 年曾参加县公安局例行之中医考试，成绩颇佳，取得了合格证书。每天除忙于诊务外，亦参加一些社会活动。在社会上有很高的声望，且交友较多，但从不跟品行不正之人深交。先生的父亲对子女管教甚严，但从不打骂。

先生的祖父和父亲当时名噪乡里，每日诊务繁忙，然从不以医致富。他们布衣素食，勤俭为业，为人诊病，不计较个人得失，强调以医德为先，故而深得乡间父老及病家的赞誉。

先生作为长孙，自幼深得祖父的偏爱。自 3 周岁开始，先生即跟随祖父睡觉，大部分时间是睡在药铺的里间屋。祖父和父亲皆喜爱京剧，闲时或夜间常邀邻里好友欢聚于药铺之屋，或拉拉唱唱，或深夜畅谈，天文地理、古往今来，几乎无所不及。先生自幼耳濡目染，不但激发了先生对医学的兴趣，也培养了先生广泛的兴趣爱好。

1936 年 2 月，先生 8 岁，入本村小学读书，习国语、算术、社会、自然、卫生等。蒙师初为隋云晋，系前清秀才，后为毕逢三先生。"七七事变"后，由于时局动荡，学校亦受其影响，先生则随父亲学一些传统文化启蒙读物，如《百家姓》《千家诗》等。年龄稍长，则随父亲学习《四书》。1941年2月，抗日民主政府在下回头村设立完小，先生得以继续完成学业。先生自幼敏而好学，兴趣广泛，不但学习成绩名列前茅，而且在音乐、京剧、戏剧表演等方面亦有所涉猎，有着强烈的求知欲望。1943年，因时局动荡，当时的荣成中学随政府流动，为半军事化形式管理，先生年纪尚小，由于条件所限，未能继续求学。在文化课方面，只能走上了自学之路。在祖父和父亲的影响下，先生自此时起正式开始跟父亲学医。

先生学医的启蒙读物是龚云林的《四百味药性歌》（用父亲自己读时的抄本）、《濒湖脉学》、《医学三字经》、《医宗金鉴》之"心法要诀"等，皆能背诵如流。学习皆在晚上进行，由父亲讲解之后，再熟读默记。日间，除帮父亲抓药外，还要自己动手进行药物的炮制和丸散药的制作。及年龄稍长，先生开始自学，阅读各家医著，如《黄帝内经》《伤寒》《金匮》《医宗必读》《寿世保元》《陈修园医书》《临证指南医案》《本草从新》《石室秘录》等。是时对医学已有较深入的理解。新中国成立初期，在中医学术新思潮的影响下，又阅读了不少近代及近人的著作及上海中医书局出版近代及明清中医学著作与新医书局出版之部分西医书等。

二、广收博采，勤学不倦

渊博的学识，来自于长年坚持不懈的苦读。先生自幼酷爱读书，兴趣广泛。所读之书，涉猎面极广，除医学书籍之外，文学、哲学、历史、地理、音乐、诸子百家，几乎无所不及。早期除阅读一些抗战读物外，还阅读一些古典文学启蒙性读物和一般文学作品。所读之书，其主要内容多能背诵。

先生在习读医学著作的同时，对史书、古典文学作品、音乐、绘画等亦产生了浓厚的兴趣。阅读了《三国演义》《红楼梦》《水浒》《聊斋》《老残游记》《隋唐演义》《南北史演义》《唐诗三百首》《古唐诗合解》等，对近代文学家鲁迅、郭沫若、郁达夫、朱自清等人作品也有所浏览。另外，也阅读了一些音乐、美术、戏剧等方面的作品，这对先生知识领域的拓宽和多情趣爱好的培养，打下了良好的基础。

1958年春，先生被选送到山东省中医进修学校学习。是年5月份，又被派往江苏省中医学校第二期教学研究班学习，为期1年。教学研究班集中了来自全国各地的中医药名家和后起之秀，学术气氛十分浓厚。先生非常珍惜此次难得的学习机会，如饥似渴地投入了对中医药经典著作和基础理论的系统学习之中，并参与了当时的中医教学实践工作。经过1年多的学习与实践，先生在业务水平与教学能力方面均取得了长足的进步，并以优异的成绩结业。回到山东后，被留在山东中医学院工作，开始从事中医教育，几十年如一日，为国家培养了一大批优秀的中医药人才。

在带学生实习期间，先生常常利用晚间的时间查阅文献，研读古方书，研究病案，不断地提高自身的学术水平，以便更好地指导学生。

先生自幼受家庭影响，求知心切，自上小学始，即养成喜读书的习惯，而且喜欢收藏书籍。至1958年时，连前辈留下之图书，已达数百种之多，进城之后，由于工作和学习的需要，加之购书渠道方便，尤为搜求，虽在经济条件并不宽裕的情况下仍节衣缩食，服从购书的需要。经多年的积累，先生藏书包括经、史、子、集及文学艺术等各个方面，计2000余种。

先生之书，不仅为收藏，主要是为个人学习之用，常引宋人尤袤的话道："饥读之以当肉，寒读之以当裘，孤寂读之以当友朋，幽忧读之以当金石琴瑟也。"也正是如此，才得以使先生在仅读完六年小学的情况上，成为知识十分广博、学业卓有成就的学者。

三、以己所长，服务社会

先生自幼受到祖父和父亲的熏陶，对京剧和戏曲兴趣浓厚。15岁时，已有相当的音乐识谱能力，下学后参加村俱乐部的文艺表演。17岁就担任俱乐部的导演，组织文艺演出，编演节目，宣传抗战与革命思想，积极投入火热的革命工作中。先生尤擅长于拉京胡，也会拉小提琴，及多种民族乐器的演奏，常为俱乐部伴奏演出。1948年担任了荣成县崂山区医药联合会的宣传委员，领导和组织学习党的政策。

1950年朝鲜战争爆发，在党的号召下，全国各地人民广泛开展了抗美援朝运动。先生被县卫生局调去参加了县卫生科成立的防疫队，并积极投身于轰轰烈烈的抗美援朝运动中。先生一面参加卫生防疫工作，一面为烈军工属、荣军及群众治病，为彻底粉碎美帝国主义的细菌战和支援抗美援朝运动作出了自己的贡献。

1955年，我国开展了"公私合营"，先生一家积极响应党的号召，由先生牵头筹建了荣成县崂山区联合诊所，上级指令先生出任联合诊所所长。在参加一些社会活动的同时，先生时刻不忘治病救人之念，能急病人所急，想病人所想，无论白日黑夜或风雪雨天，总是随叫随到，深得乡亲及患家的赞誉。

先生自幼受家庭影响，行医以医德为先。又有多年党的培养教育，以"为人民服务"为己任。自来中医学院后，每次出差或回家，均随身带着针具，准备随时为病人治疗。如1961年3月，山东中医学院教务处派先生与李世昌主任下去检查西学中班实习情况，在开往烟台的列车上，一位老大娘患病，腹痛难忍，喊叫不止。先生见状，取出随身所带之针具，为之施针，不时，霍然而愈。老大娘感激不已。先生每次放假回家，亦在村保健站协助父亲诊病，每日求诊者甚多。

四、献身教育，为人师表

1946年，先生18岁，在农村教员奇缺的情况下，先生应村委会之邀在本村小学教书，踏出了教书育人的第一步。后因身患关节炎，不能坚持而辞退。

先生从事中医教育事业，当始自1959年9月，先生被调到山东中医学院伤寒温病教研组任教。自此先生开始从事中医教育事业，几十年如一日，辛勤地奋斗在中医教育工作第一线。

1958年，全国各地掀起了西医学习中医的运动。1959年10月，山东省卫生厅下令山东中医学院举办师资培训班。先生作为骨干教师，承担起了繁重的教学任务。先生为第一期师资培训班主讲了《中医学概论》，为第二期师资培训班和本科班主讲了《伤寒论》《温病学》。在教学任务重、备课时间紧的情况下，先生每日废寝忘食地工作着，常常备课至深夜，有时就睡在了办公室里。先生对《伤寒论》一书，不仅研究有素，而且能在1小时之内，将《伤寒论》398条经文全部背完。为讲好《温病学》，先生参阅了大量的文献资料，并将《温热论》《温病条辨》《湿热条辨》等温病名著熟读默诵。一份耕耘，便有一份收获。由于先生备课充足，授课认真，赢得了师生们的普遍好评。1960年，先生晋升为讲师，成为山东中医学院首批晋升的八名讲师之一。同年又被评为先进工作者，选为院务委员会成员。先生在教书的同时，强调育人。为了提高板书的质量，为学生师表，先生开始利用业余时间练习书法。

1969年春，学院与铁厂、钢厂等几个厂矿部门，共同在铁厂举办了一期"西学中"学习班。先生以其熟练的业务，一人承担了《中药》《方剂》《内科》三门课的讲课任务。课余时，还能为厂方工人治病，颇得学员与工人的好评。是年冬，先生针对学员的实际情况，因材施教，领导编写了《土方验方选编》《八种常见病中医治疗协定处方》，分送学员，在当地推广使用，收到很好的社会效益。后又举办了一期基层医生培训班。先生与其他讲课教师一起，在讲稿的基础上，编写了《中医基础学》《中药方剂学》《内儿科学》《外妇科学》等四门教材，为该地区培养基层医务人员，起到了很好的作用。

1970年山东中医学院合并于山东医学院。1972年11月，在先生与其他同志的共同努力下，于山东医学院内成立了中医系。先生任中医系副主任，并为中医系的教学工作、课程设置、实习安排等事宜，做了大量的工作。

1976年1月，山东中医学院从山东医学院分出，恢复了建制。1977年国家重新恢复了高考制度，自此教育又走上了正轨。先生积极投身于中医教育事业，辛勤耕耘，为中医教育事业的发展、中医人才的培养做出了巨大的贡献。

五、领导管理，多有建树

先生历任山东中医学院中医系副主任、主任，教务处副处长，中医文献研究室负责人，山东中医学院副院长、院长等职，在领导岗位上工作了多年，为山东中医药大学各项工作的开展、中医事业的发展做出了很大的贡献。

（一）呼吁成立中医系

1970年山东中医学院与山东医学院合并，仍名曰山东医学院。原山东中医学院的教职工亦被分派为四个大队，住楼德、枣庄、曲阜、新汶四地，分头办学。在当时的山东医学院，中医专业已不存在，统称中西医结合专业。中医教育形势严峻，教学质量无法保证。先生凭着对中医教育事业的执着和热爱，多方奔走呼吁，要求成立中医系。并向教革部提出了以下建议：①中医教研组要尽快成立，可先考虑中医基础、中药方剂、内科、外科、妇科、儿科、新针疗法等组。②尽快编写中医教材。③安排中医的教学计划。④落实教学基地。⑤安排专人负责抓中医专业的工作等。在先生与其他同志的共同努力下，1972年11月，终于在山东医学院内成立了中医系，为中医教育事业的发展，保存了一块宝贵的阵地。

（二）加强教材建设

先生认为，中医教材建设是中医高等教育事业学术方面的基本建设，教材又是传授知识和培养人才的主要工具，因而编写好中医教材是中医学院的一项十分艰巨的任务。先生一直关注着教材建设工作，并多次组织或倡导编写中医教材。

"文化大革命"期间，原有的中医教材受到了批判而被废弃，出现了全国没有统编教材、学校也无教材可用的局面。同时，许多老教师也因受到批判，而不敢大胆地工作，中医教育难以顺利开展。在这种形势下，先生一方面做老教师的思想工作，帮助他们解除顾虑；一方面又积极地筹划组织编写教材。在先生的主持和组织下，终于编写了一整套从基础至临床，适合于中医专业使用的教材。这套教材后被山东人民出版社整理出版，包括《中医基础学》《中药方剂学》《中医内科学》《中医外科学》《中医妇科学》《新针疗法》等。这套教材的编写，对当时的中医教育和人才培养起到了极其重要的作用。

新中国成立以来，几次由国家统一组织编写的高等中医院校教材，对系统整理中医药理论、稳定教材秩序、保证教学质量、继承和发扬祖国医药学遗产，培养高级中医药人才等，起到了很好的作用。但随着中医学术的不断发展和教育体制改革这一新形势的开创，对中医高等教育提出了更高的要求。原有教材已难以充分满足和适应当前改革开放新形势发展的需要。为了进一步发展中医高等教育的大好形势，提高中医药高等教育的教学质量，加强学科领域的基本建设，卫生部中医司于 1986 年 5 月在昆明召开了"高等中医教育中医基础学科建设论证会"，本次会议确定了建立中医基础学科体系的共识。

为贯彻这次会议精神，促进我院教学改革的不断深化，经先生提议，院研究决定，组织有教学与教材编写经验的教授和具有一定编写能力的中青年专业教师，着手编写中医基础学科系列教材。为培养学生具有一定中医文献研究能力，决定试编《中医文献学》教材。

该套教材计有《中医学导论》《中国医学史》《藏象经络学》《病因病机学》《中医辨证学》《中医诊法学》《中医防治学》《中药学》《中医方剂学》《中医各家学说》《中医文献学》等 11 门。

（三）设立中医文献研究所

先生非常重视对中医文献的整理研究，曾在《高教战线》《中医报》等刊物上，多次撰文呼吁，并向原省教委、原卫生部等有关领导多次提出建议。要求加强对中医文献整理研究工作的领导，把整理研究中医文献纳入科研计划之内，注意培养中医文献整理研究的人才，设立专门的中医文献研究机构。

1978 年，就中医文献研究方面的问题，先生曾多次同学院党委书记向克同志进行交谈，并多次建议成立专门的研究机构。在此期间，先生还曾多次与科研处的同志就中医文献研究的问题进行过交谈。在先生的努力下，1978 年 1 月 20 日，山东省教育局终于批复，同意我院建立中医文献研究室。中医文献研究室的筹建工作由先生负责。为了将来更好地开展工作，先生首先起草了《关于整理研究中医文献工作的意见》，经科研处转发全院。

1982 年冬，先生与原卫生部中医司魏福凯副司长就中医古籍整理问题进行了一次交谈。在这次谈话的基础上，先生撰写了《关于整理中医古籍的几点意见》一文。文中主要包括了八个方面的内容：①整理中医文献有一定的专业性；②文献人才后继乏人；③文献整理工作的紧迫性；

④有计划地建立文献工作基地；⑤图书资料的相互支援；⑥文献整理应列为科研项目；⑦中医文献整理需有一定的经费；⑧专题汇编是文献整理的一项十分重要的课题。此文后由学院上报原卫生部中医司，抄报山东省卫生厅、人民卫生出版社。先生的建议得到了中医司领导的高度重视，并由田景福副司长批发传阅。此后，先生又撰写了《中医文献整理研究简议》一文，发表于《高教战线》1984年第6期。在先生的努力下，我校的中医文献整理研究得到了上级领导的重视和支持，研究队伍不断壮大。

1985年5月，经上级批准，我校的中医文献研究室更名为中医文献研究所。在当时事业单位编制缩减的形势下，省编委为我校中医文献研究所特批了19人的事业编制，足见其重视。中医文献研究所的成立，不仅带动了我校中医文献整理工作的开展，也培养和造就了一大批年轻的中医文献整理研究人才。

（四）加强基础建设，增设新专业，开创对外交流

先生在任山东中医学院院长期间，为山东中医学院的各项工作的开展和学校的基础建设做了大量的工作。

在学校基础建设方面，1985年，经多方努力，为学校争取到了省财政厅与计委的支持，于1985年将学校的两用堂（上层为礼堂，下层为食堂）建议列入计划。1987年春，在卫生部中医司和省有关部门的支持下，将教学大楼建设列入计划。同时，加强了校园的美化建设，为教职工盖起了宿舍楼，帮助一些教职工解决了住房困难。

在专业设置方面，增设了针灸专业。1987年4月，经多方努力，由省编委与省教育厅批复，山东中医学院成立了针灸系。

在加强学校内部管理的同时，开创了对外交流工作。1985年12月12日，《南京中医学院与山东中医学院自愿结成姊妹院校协议书》在济南正式签字，自此校际间的交流与合作得到了进一步的加强。与此同时，学校积极开展与国外的学术交流活动。1985年3月22日至25日，美籍华人教授黄维三先生到校进行学术交流。同年10月，美籍华人、洛杉矶联合大学汉医学院副院长、洛杉矶中和堂医院院长、亚美中医大学教授、汉医学博士于碧川先生，应邀前来参观访问，进行了学术交流。学校开始接受来

自美国等国的针灸留学生。

（五）主持编写《山东中医学院院志》

山东中医学院成立于1958年9月，至1984年10月先生接任院长一职，学院成立已近30年，虽然不算长，但走过的路却是不平坦的。创立之初，无确定的院址，师资力量薄弱，教学设备简陋。在上级机关的支持和关怀下，在艰苦创业精神的鼓舞下，经过几年的努力，至"文化大革命"前夕，教学、医疗、科研等方面都已初具规模。"文化大革命"期间，学院遭受到空前浩劫，加上与山东医学院合并、搬迁，教学质量大大降低。从1978年，学院经过10年的恢复和发展，规模逐步扩大，专业增多，师资增强，设备更新，在教学、医疗、科研等工作上都取得了新的成就。为了认真总结学院创立30年的历史经验，探索中医高等教育自身发展的规律，作为今后培养合格高级中医药人才的借鉴，同时，为了保存史料，供后来者参考，1986年学院党委研究决定，成立山东中医学院院志编纂委员会，着手进行编写院志的工作。

《山东中医学院院志》主要记述了1958年8月至1987年12月山东中医学院的历史沿革及各项工作的发展变化。全书内容包括了记、志、图、表等体裁。其中大事记，记述了学院30年中之大事、要事和新事。志是院志的主体，共列13章，采用了记事本末体，对学院的历史沿革、机构设置、办学方针与培养目标、学制与学生、教学工作、成人教育、思想政治工作、体育卫生工作、教职工、科研工作、图书馆、教学仪器设备和总务工作等方面的历史和现状，分章进行了记述。该书不但真实地记载了我院老一代中医药工作者的伟大业绩，而且也成为记载我院建院初期30年间的成长发展历程的珍贵史料。

六、文献研究，成果卓著

祖国医药学是一个伟大的宝库，浩如烟海的中医药文献古籍，就是这一伟大宝库的具体体现。为了更好地继承与发扬祖国医药学遗产，使之服务于社会，1964年3月26日根据国家十年规划第36项"整理语译中医古典著作"之指示精神，在南京中医学院召开会议，决定对《素问》《灵枢》

《难经》《针灸甲乙经》《脉经》《诸病源候论》《针灸大成》等 7 本古典巨著，按校勘、训诂、集释、语译、按语等项进行整理研究。山东中医学院承担了《针灸甲乙经》的校释工作，由教务处负责组织落实，先生与徐国仟、钟岳琦、崔新斋等人参加具体的校释工作。

在整理研究《针灸甲乙经》的同时，先生感到收获颇多。一是对《素问》《灵枢》的研习，较之以前更加深化；二是对中医理论体系的形成与发展，认识上尤为明确；三是初步接触了更加广泛的医学与经史等方面的文献，为日后的文献研究，打下了基础；四是为中医古籍的整理研究积累了经验，进一步提高了从事编纂与写作方面的技能与水平。

《针灸甲乙经》的整理研究工作，因"文化大革命"而中断。1977 年，原卫生部下达文件，恢复对《素问》《灵枢》等 7 本中医古籍的整理研究工作，先生得以继续从事《针灸甲乙经校释》的整理研究。《针灸甲乙经校释》工作完成后，又接受了《黄帝内经素问校释》的编写任务。

先生认为中医文献的整理研究是一项十分艰巨而又复杂的工作，不仅要有刻苦耐劳的精神，而且要有一丝不苟的治学态度和工作作风。先生从事中医文献研究工作四十年如一日，取得了许多令人瞩目的成就。先后出版了学术著作 12 部，包括：《灵枢经语释》《针灸甲乙经校释》《黄帝内经素问校释》《六因条辨》点校本、《内经素问吴注》点校本、《黄帝内经素问语释》、《松峰说疫》点校本、《经穴解》点校本、《小儿药证直诀》点校本、《石室秘录》点校本、《针灸甲乙经校注》、《中医古籍文献学》。

获奖的项目有：《针灸甲乙经校释》1989 年获国家中医药管理局科技进步二等奖，《黄帝内经素问校释》1989 年获国家中医药管理局科技进步三等奖，《内经素问吴注》点校本 1985 年获省教育厅哲学社会科学优秀成果专著三等奖，《黄帝内经素问语释》1987 年获省教育厅哲学社会科学优秀成果一等奖，《松峰说疫》点校本 1988 年获省教育厅哲学社会科学优秀成果三等奖，《经穴解》点校本 1991 年获省教委科技进步三等奖，《针灸甲乙经校注》1997 年获国家中医药管理局科技进步二等奖，《中医古籍文献学》1999 年获省教委科技进步一等奖。

七、兼通杂艺

（一）诗乐书刻数艺皆通

先生受到家庭环境的影响，自幼爱好广泛，在诗词、音乐、篆刻、书法等方面均有一定的造诣。曾多次为学校的师生举办词律浅谈、京剧鉴赏等讲座，以培养志趣，陶冶情操。

1. 诗词

先生的父亲与祖父均曾读过私塾，闲暇之时，常常朗诵唐诗，先生闻之，以为甚美。在耳濡目染之中，先生对唐诗亦产生了兴趣。在上小学的时候，先生用长辈给的压岁钱购得一本白话解《千家诗》，开始习读诗词。成年之后，开始学习作诗。初作之时，尚不能很好地掌握诗词的格律。后经一些老先生的指点，先生自己也阅读了大量有关诗词格律的书籍，诗词作品渐趋成熟。

近些年来，先生的诗词作品较多，并在全国产生了一定的影响，有不少诗词被收录于各种全国性的诗词集或杂志刊物中。其中《百年经典诗词选》收录了先生的诗词作品 44 首，《中华诗人风韵录》收录了先生的诗词作品 12 首。

2. 音乐、戏曲

先生生前对音乐亦有着执着的偏爱。来山东中医学院后，先生曾参加过学院附属医院及山东省中医进修学校组织的演出。先生对京剧的偏爱，也是受到家庭的影响，因为先生的父亲与祖父都爱好京剧。闲暇之余，先生常邀几位京剧爱好者一起吹拉弹唱，欣赏名家名段，也曾多次为学校的师生们举办京剧讲座，以弘扬中华民族的国粹。

3. 书法

书法作为先生的一种爱好，自少年时期即开始习练。初期习练，是以柳体为主。20 世纪 50 年代末，先生调入山东中医学院，走上了教书育人之路。先生认为要当好一名教师，为人师表，也应该在板书上下功夫，从各个方面给学生一个好的影响，故而在书法上用功日勤。先生先后习练过赵体、篆书、汉隶等多种字体。

此外，先生尤喜读帖，家中收藏有各种字帖的印本或搨本，如历代的甲骨、钟鼎、汉隶、唐隶等名家书法作品甚多，几乎是无所不备。多年来，亦不时有人慕名求字。

4. 篆刻

篆刻，也是先生的爱好之一。在上小学的时候，先生曾学过刻板画。20 余岁，学过刻印章。30 岁以后，开始学习金石篆刻。先生学习篆刻并未正式拜过师，而是求师于书本。通过阅读大量篆刻方面的书籍，学会了篆刻的设计、刀法的运用。并不断地在摸索中边学边实践。

先生遵循汉人篆刻之法，以小篆为主。篆刻的刀法以冲刀为主，切刀运用较少。阳文、阴文均曾刻过。

（二）寓养生于生活工作学习之中

养生之道，前人论者颇多，法亦甚详。然不善仿者，非溃则败。善仿之人，必因时因地因人制宜，避其害而就其利，师其法而活其用，不为生贪，不为死惧，一本天然，自能长寿。

1. 幼承庭训，效法先辈

在先生家族的前几代人中，多有高寿者。高祖享寿 80 多岁，无疾而逝；曾祖 60 余岁，死于痢疾；祖父寿享 87 岁；父公亦享 70 余岁高龄。在他们的生活历程中，先生看到了人生道路的曲折，尤其是体察到他们在艰难的岁月中，是如何注意保养身心，以便更好地去完成应尽之责与未竟之业的。他们的经验，对先生的影响较大。在青少年时期，父亲总是孜孜不倦地为先生讲些为人行事的道理，其中亦不乏养生之论与人生积极的一面。祖父则以不言之教影响着先生。他为人治病，不求财物，勤于劳动，不知疲倦；生活俭朴，不择衣食；艰难相困，乐以忘忧。他到 80 多岁时尚头脑清楚，体可负重，步履康健，饮食如常。他的一生，并未专心致志讲求什么养生之道、长寿之法，但却健康地活到如此高龄。这就是无所求而有所得，无为而有为的结果。先生从中悟出了许多健身养性的道理。在先生后来的生活中，汲取了先生祖父与父亲的经验，并竭力效仿他们的做法，实践他们的教导。虽然先生的体质不如祖父健壮，但也想力争晚年康健，多做些有益的事情。

2. 勤于书卷，情趣务多

在随父学医之际，先生一方面背诵医书，一方面补习文化，因而养成了一种勤于书卷的习惯。若一时不读，则惘然若有所失。故一生中最大的兴趣，莫过于读书藏书。积年累月，共得数千卷之多。读书对先生来说，乃是一种最大的乐趣，也是最好的享受。遇有不快之事，常读书自慰；遇有不眠之夜，则挑灯再读。根据先生多年的体会，读书不仅是知识的积累，也是智慧的源泉，同时，也是养神的良策。作为一个现实的人，欲解除诸般烦恼，莫过于求知，而读书则是求知的重要途径之一。有了知识，就可以提高解决实际问题的本领，能够妥善地解决生活、工作、学习中的各种矛盾，减少思想上一些不必要的烦恼，精神上自能得到一定的宽松和安慰，起到不养而养的作用。这也是养神的一个方面。

精神境界有多方面的需求和潜在的爱好。先生祖父和父亲都是京剧爱好者，并且爱好胡琴和传统的打击乐器，也会演奏些一般的曲调和套数。先生在少年时期，在这方面就受到了极大的影响，爱看戏、爱听音乐。先生学习过多种乐器的演奏，如京胡、二胡、笙管、笛子、唢呐、小提琴、口琴及锣鼓打击乐等。生活、工作、学习虽然很紧张，但并不枯燥，亦不单调，精神上也很舒畅。这与这种多情趣的调节作用不无关系。以后，先生不断发展着多种爱好和多边活动，诸如书法、绘画、诗词、篆刻等，亦皆染指。利用这些爱好，可以使精神负担得到不同程度的缓解，减少疲劳，使脑力得到适当休息。此亦养神之一法也。

3. 调气应时，生活适度

人之生机，随春夏而兴起，随秋冬而收藏，这种周期性的活动，是人体自身的一种规律，故必应之而行，则人体安和。先生在日常生活中十分注意气候变化，随时调节衣着，尤其注意保暖。若不慎审，着凉即易感冒。偶或感冒，立即服药，可致即已。若迁延时日，一则拖延难愈，二则常可诱发他病。所以每当外出时，必随带防治感冒药，如银翘解毒与扑热息痛等，夏则加带藿香正气之类。另外，每次出行带衣较多，尽管沉重些，但可防天气突然变冷。《素问·生气通天论》中特别强调阳气的重要意义，也很有道理，先生也很注意这一点。因阳气一伤则防卫无力；阳气一失则生机立危；阳气竭尽则徒有伤阴。故需加以防护。

《吕氏春秋·重己》云："出则以车，入则以辇，务以自佚，命之曰招蹶之机；肥肉厚酒，务以自强，命之曰烂肠之食；靡曼皓齿，郑卫之音，务以自乐，命之曰伐性之斧。"虽然只提出了三个方面的问题，但却说明了一个很重要的道理，就是在生活方面，不可过分贪求优越。先生的生活习惯，饮食以清淡为主，五谷杂粮皆用，菜类则以蔬菜为主，既有利于身体，又可保持肠胃通畅。青年时期虽能饮酒，但不成癖。很少饮茶，以冷开水为主。不偏食，不贪食，不吃零食，故脾胃健旺。食欲常盛，食量不减，可以保证后天之本。衣着不求华美，只求四时可更换为足。在市内一般不搭车，坚持骑自行车，既可锻炼身体，又可以活动关节。住处不尚豪华，只在工作方便。保持简朴，唯行俭约，既不丧志，又可养形。

4. 知足常乐，乐以忘忧

这里所谓知足，当然不是指不求上进、不求提高、不求发展，而是说对某些一般的现实生活条件应该满足。先生在一生中从不放弃主要奋斗目标，而去追求不必要的奢望。这就是先生在物质生活方面把握的尺度。因此，在这方面也就不会有过多的烦恼。

安乐，是每个人所向往的。孔子曾自言"发愤忘食，乐以忘忧，不知老之将至"。说他的得意弟子颜回，"一箪食，一瓢饮，居陋巷，人不堪其忧，回也不改其乐"。忧患与安乐，是人生不可避免的矛盾，问题在于认真对待和妥善地处理。孔子所说，就是把忧患转化为安乐的实例。先生的一生也遇到过多次的忧患。如青年时因膝关节病几至致残，中年时两次住院，几至影响工作能力。在患病期间，先生总是记着那些名人名言，效仿先辈正确对待忧患的态度，激发起各种情趣和爱好，在忧患中寻求安乐。所以，在多次的忧患生活中，终能争取身心不受大的影响。否则，很容易在忧患之中，一蹶不振，则身心之健康，自难维持。

5. 忙里偷闲，能忍自安

人之生也，亦百代之过客，匆匆一世，瞬息而逝。欲有所为，忙亦必然。然而，人的精力与体力，毕竟有限。欲以有限之体力与精力，去完成无限的事业，就需合理的安排，科学的调节，方可保证精力与体力久用而缓衰，才有可能既不伤体劳神，又有较多获取。先生在青少年时期，农忙季节下田劳动，都带一本书，在休息时读。工作忙碌时，利用休息时间可读一点提神的书，阅读专业书劳累时，可以改换专业外的书。兴趣的交替，兴奋点的转移，日久自成习惯，既不劳累，又可休息。

《旧唐书·孝友传》云："郓州寿张人张公艺，九代同居。麟德中，高宗有事泰山，亲幸其宅，问其义由，其人请纸笔，但书百余忍字，高宗赐以谦帛。"先生在青少年时期，就多次听父亲讲过这个故事和唐代宗所谓"不痴不聋，不为家翁"的故事。这两个故事，讲的都是对待一些家庭琐事的态度，很有启发性。先生的宗族，历来人支旺盛，丁口众多。祖父、父亲和先生，都曾经历过四世同堂的阶段，也基本上是这样去对待一些家庭琐事。就是在社会活动中，凡非原则性重大问题，也是以忍让为是。所以未曾发生人际关系过度紧张的局面。先生虽然脾气急躁，遇有不平，好说善道，但也仅是说说而已，可行则行，不可行则止。不强加于人，可以避免招致不必要的麻烦，造成身心不快。此亦养性之法。

总之，养生是一个比较复杂的问题。它包括养形与养神两个方面，而养神尤为重要。神虽寄于形，然形常随神而动。故神伤者，形难健。故必寓养生于生活、工作、学习之中，凡事顺其自然，衣食温饱而足，适寒暑，节哀乐，劳逸适度，动静结合，再辅之以必要的锻炼身体的方法，则长生虽不可及，而长寿亦能有望。

中医古籍整理研究

　　中医古籍，是指辛亥革命以前之中医古代文献而言。中医学有着丰富的古代文献，它记载了中医学术数千年来积累的丰富理论知识和临床经验。中医古籍是中医伟大宝库的具体体现，是中医学术的宝贵遗产，是中医理论知识与临床经验的载体，是中医学术研究的基础，是中国传统文化的重要组成部分。因此，如何对待这一民族文化与中医学术的宝贵财富，不仅是我们继承发掘中医学遗产的重要课题，也是继承发掘民族文化遗产的重要课题。

　　先生自 20 世纪 60 年代中期开始涉足中医古籍整理研究领域，80 年代开始专门从事中医古籍整理研究与中医文献学理论研究工作，至今已历时 30 余载。1983 年被卫生部中医司指定为古籍整理华北、山东片学术牵头人，并担任评审组组长，为全国中医文献整理研究、科研规划及建立中医文献专业等做出了重要贡献。在中医文献整理研究与科研工作中成绩卓著，赢得了同行专家的高度赞扬。

历代中医古籍整理研究回顾

张灿玾

中医文献作为中医理论知识和临床经验的重要载体，历来受到重视。我国历史上对中医文献的整理研究从未间断过。先生认为对于中医文献的整理研究，虽然难以确言其起始年代，但可以肯定的是，自中医文献大量出现后，随之而来的便是对这些文献的整理研究。今从《素问》《灵枢》所收篇文来看，已收载有前人整理过的一些文章。如《素问》的"阳明脉解""脉解""针解"及《灵枢》的"小针解"四篇解文，应是对汉以前某些古文献的注释，后为《内经》作者收为正文。又如《素》《灵》正文中保留的少量校文，应是对别本异文的校勘。又如《素问·离合真邪论》云："黄帝问曰：余闻《九针》九篇，夫子乃因而九之，九九八十一篇。"《灵枢·九针论》云："岐伯曰：'夫圣人之起天地之数也，一而九之，故以立九野。九而九之，九九八十一。"这两段论述基本相同，均在说明有人将《九针》九篇，衍释为八十一篇。据此，足可说明不仅《内经》中保留有成书前经整理过的文章，且在先秦时期，已在中医文献整理研究方面做了大量工作，做出了重要的贡献。若就有正式文献史料可查论起，对中医文献的整理研究，至少应从西汉开始。

一、古代中医文献整理概况

（一）汉代对中医文献的整理研究

如果说在先秦时期以至西汉前期，作为医学文献，多处于单篇别行、师徒相传的禁书阶段。那么，到了西汉时期，在政治方面得到稳固、经济上得到发展之后，必然要求在科学文化领域要有一个新的发展，以适应政治经济发展和人民生活的需要。这种发展和需要，也促进了医学的发展与中医文献的整理研究。具体体现在以下几点。

1. 一批经典理论著作的形成

如《汉书·艺文志》中著录的"医经七家"，及别书所载针灸明堂类、本草类著作等。据学者研究考证，大多以为是由汉人在先秦文献的基础上，托古编纂而成。如今日存世之《黄帝内经》，其原形祖本，也应是此一时期的产物。其他如《神农本草经》《明堂经》等，亦大致出于汉人之手。它不仅对医学理论有所发展和提高，而且也有利于医学的推广。例如《汉书·楼护传》："护少随父为医长安，出入贵戚家，护诵医经、本草、方术数十万言。"此亦足可说明，诸多医学著作，至少已在一些士大夫手中广为流传。

2. 医学方书的编纂

如《汉书·艺文志》中著录"经方十一家"，即属乎此。从近些年出土汉简如《五十二病方》及《武威汉代医简》等，亦可证实。这种经方书籍，亦为当时学者利用医方文献或禁方整理而成。

3. 临床医学著作的形成

这当然不是说在汉以前并无临床文献。但对后世影响最大的，仍以汉末张仲景之《伤寒杂病论》为是。他借助《素问》《九卷》《八十一难》《阴阳大论》《胎胪》《药录》《平脉》《辨证》等多种医学文献，经整理研究编纂而成。由于其影响较大，后人奉之为医学经典。今日存世之《伤寒论》《金匮要略》，即该书散失后之整理本。

4. 对经文的注释

由于有些先秦文献，传至汉代，已成古医籍，因语言文字的变迁或含义不明，必须加以注释。如前引《内经》"四解"篇文即是。又如《八十一难经》之类著作，实际上是解经之书。它仅是摘取某些医经语句加以阐释而已，故可为医经摘要注解之书。

5. 中医文献的著录

关于中医文献以不同的形式著录，当然可以追溯到汉以前。但是作为书目著录，则应是始于西汉刘向校书，时由李柱国校方技，最后由刘向、刘歆父子共成《七略》，其中包括"方技"部分。后经班固取舍，纳入《汉书·艺文志》中，为首见之中医书目。后人对西汉时期中医文献的了解，幸赖此目存世。

从上述情况看，汉代在中医文献整理方面，取得了重大成绩，对后世具有极大影响。

（二）唐代中医文献整理

唐代在南北朝时期整理研究的基础上，主要有两方面的重大成就。

1. 大型方书的编纂

今存唐人编纂之大型方书主要有孙思邈《备急千金要方》及《千金翼方》、王焘《外台秘要》。此三书均系以前代文献为基础，进行分类编纂的类书型方书。如《外台》一书，其自序云："凡古方纂得五六十家，新撰者数千百卷，皆研其总领，核其指归。"今查其引用文献达近百种。《千金》因标引出典较少，难以计数，然其自序亦云："乃博采群经，删裁繁重，务在简易，以为备急。"可见二家之书，均是以大量古代文献经研究整理编纂而成。

2. 医经训释

对医经之训释，原在南朝已有梁人全元起为《素问》训解，然宋后已亡。今存世本，唯有唐·杨上善《黄帝内经太素》、王冰次注本《素问》。此两家注本，不仅对经文进行了全面注释，而且对卷次、篇次，均有不同程度的整理，特别是《太素》一书，完全打乱了《素问》《灵枢》二书的界限，将二书原文重新加以类编，开经文类编之首。这两种注本对后世均有重大影响。

（三）宋代中医文献整理

宋代由于政府对中医文献研究的重视，成就尤为突出。主要有以下几方面的成就。

1. 校正医书局校书

宋代对医书的校勘，曾有过多次，但成就比较突出的应是校正医书局，特别是林亿等所校诸书。如今存《素问》《伤寒》《金匮》《甲乙》《千金》《外台》等校定本，均出自林亿等人之手。林亿等此次校书，不仅对版本进行了整理，对全文进行了校勘，而且对校勘方法及校勘记的书写等，都为后人积累了丰富的经验，留下了宝贵的资料，值得我们认真总结。

2. 大型方书的编写

宋代由政府主持编写大型方书有两次，一是《太平圣惠方》，一是《圣济总录》，这两部书基本上是以类书方式编纂的。遗憾的是在正文中既无出典，在附录中亦无书目，故对其资料的来源难以详查。尽管其在整理方法上不足效法，但其保留宋以前古文献资料的价值，还是应该肯定的。

3. 对仲景著作的整理研究

宋代对张仲景著作的整理研究，包括多方面的方法和内容。有版本研究者，如《伤寒论》《金匮要略》《金匮玉函经》等版本的发掘整理；有原文注释者，如成无己《注解伤寒论》；有类证研究者，如成无己《伤寒明理论》；有结合临床整理研究者，如许叔微所著诸《伤寒》书等。总之，宋代对仲景著作的整理研究是卓有成效的。

4. 各类医书整理出版

宋代由于印刷事业的发展和印刷技术的提高，为医学书籍的整理出版创造了更有利的流通和传播条件。所以，官办与私办印制单位出版发行之医书，较之此前，均有大批量增加，其中不少为精校本与整理本。惜今存医学刊本已不多矣。

（四）明清时期之中医文献整理

明清两代对中医文献的整理研究，做出了较大成就。整理的范围较广，采用的方法较多。具体体现在以下几个方面。

1. 大型丛书与类书的编纂

由于明、清两代所编大型丛书与类书，均收入医学内容。同时，在医学界也单独编过一些大型类书与丛书，这方面内容多不胜举。

2. 版本源流的考证

这方面特别是一些图书收藏家或从事图书工作的学者，在这方面做了大量工作。

3. 各种经典医籍的校勘、注释、辑佚等

特别是在清代，由于受朴学的影响，在注释方面，均有新的发展。

4. 医学专业目录的编纂

自明代《医藏书目》问世后，清代在书目的编纂方面，又有所进展，亦可为后来医学专业书目编纂的先导。

5. 医史人物传记的编辑

这方面的资料，以前多散行。至明清时期，始搜集整理，编纂专集，为中医专史之滥觞。其他研究整理工作，此不多举。

二、新中国成立以来的中医古籍整理研究

新中国成立以来，有规模的中医古籍整理研究工作，始于20世纪60年代。1964年3月26日根据国家十年规划第36项"整理语译中医古典著作"之指示精神，在南京中医学院召开会议，决定对《素问》《灵枢》《难经》《针灸甲乙经》《脉经》《诸病源候论》《针灸大成》7本古典巨著，按校勘、训诂、集释、语译、按语等项进行整理研究。此项工作，在"文化大革命"期间曾一度中断，"文化大革命"后，于1977年又继续开始。

大规模的中医古籍整理研究工作，始于20世纪80年代。1981年7月14日，陈云同志的秘书王玉清同志到北京大学召集座谈会。会上传达了陈云同志关于整理古籍的重要指示。

陈云同志指出：整理古籍是一项很重大的工作，工作量很大，关系到子孙后代。陈云同志认为：古籍仅作标点、校勘、注释还不够，青年人读不懂，要作今译，要使搞理工的人也能懂得，争取做到能读报纸的人多数都能看懂。要下决心，搞个领导班子，搞个规划，十年、二十年、三十年。第一个十年先把基础打好，把愿意搞的人组织起来；第二个十年也要有一班人接上去；第三个十年再接上去，逐步壮大。搞上三十年，就能培养出相当一批人，就不会后继无人了。尽管国家现在有困难，也要花点钱。八个亿、十个亿、二十个亿。当然钱不是一下子拿出，一下子花完，是逐年用的。以上设想，准备报中央研究决定。

1981年9月17日，中共中央书记处根据陈云同志的意见，讨论了整理我国古籍的问题，作出了七条指示：①整理古籍，把祖国宝贵的文化遗产继承下来，是一项十分重要的、关系到子孙后代的工作。②整理古

籍，为了让更多的人看得懂，仅作标点、校勘、注释、训诂还不够，要有今译。③整理古籍，需要有一个几十年陆续不断的领导班子，保持连续的核心力量。④要由规划小组提出一个为期30年的古籍整理出版规划。⑤有些古籍的孤本、善本，要采取保护和抢救的措施，散失在国外的古籍资料，也要通过各种办法争取弄回来或复制回来。⑥古籍整理工作，可以依托高等院校，有基础、有条件的大学可以成立古籍研究所。⑦为办好整理古籍这件事，尽管国家现在有困难，也要花点钱，并编造一个经费概算，以支持这项事业。整理古籍是一件大事，得搞上百年。当前要认真抓一下，先把领导班子组织起来，把规划搞出来，把措施落实下来。

1982年1月16日，卫生部党组开会，研究贯彻中共中央关于古籍整理文件的精神，决定对中医古籍进行整理出版。2月3日，将会议纪要发送人民卫生出版社。1982年6月7日至12日，卫生部在北京召开了中医古籍整理出版规划工作座谈会，中医界一些知名专家、学者出席了会议。崔月犁部长到会讲了话。通过讨论，初步拟定了中医古籍整理出版的九年规划和落实措施。决定建立"卫生部中医司中医古籍整理出版办公室"，机构设在人民卫生出版社，办理日常工作。

1983年1月18日，中医古籍整理出版办公室正式成立，任命宋志恒同志为中医古籍整理出版办公室主任，办公室挂靠人民卫生出版社。3月11日正式启用印章。自此，中医古籍整理出版的具体工作，均由古籍办负责。

中医古籍整理出版办公室成立之后，宋志恒同志与人民卫生出版社白永波、刘广洲、呼素华等同志，联系国内一部分著名中医专家，着手制定中医古籍整理出版规划。1983年3月22日，卫生部（83）卫中字第13号"关于落实《伤寒论》等六本经典著作整理任务的通知"中，将《伤寒论》《素问》《灵枢》《针灸甲乙经》《难经》《本草经》6种书列为第一批重点整理的书目。与此同时，由人民卫生出版社组织，并征求了国内部分中医专家的意见，制定了中医古籍整理出版九年规划，拟定整理书目共561种。

1983年4月21日至27日，卫生部中医司在沈阳召开了中医古籍整理出版座谈会，出席会议的有承担任务的负责人和有关专家。讨论落实1982年至1990年中医古籍整理出版规划中第一批12种古籍的整理出版任务。1983年8月20日至25日，卫生部中医司在青岛召开了"全国中医古籍整理出版规划落实工作会议"。会议落实了中医古籍整理出版第二批任务，共 200 种医籍。落实古籍整理分片负责、分级管理的组织工作。全国划为十片，有十位学术牵头人，时有"十老"之称。张老为华北山东片的学术牵头人。在此期间，中医古籍整理出版办公室除了继续逐个落实规划项目外，还规划落实了《中医方剂大辞典》《中华本草》《中医古今脉案》《中医年鉴》《汉方研究》5 种大项目。

1982 年以来，中医古籍整理出版工作在国家古籍整理出版规划领导小组和原卫生部中医司中医古籍整理出版办公室的领导下，古籍的整理出版取得了显著的成绩。中医古籍整理研究事业进入了一个繁荣、兴盛的时期。在整理研究过程中，学者们本着去粗取精、去伪存真、推陈出新、古为今用的原则，对每一种古籍，均做了大量地调查研究与翔实的考证工作，并对某些古籍进行了深入研究。特别是 11 种重点古籍的整理研究，除了校勘和注释之外，还别立"按语"一项，对某些重要理论问题进行了深入研究和阐发。一部分孤本和珍善本古籍，如《经穴解》《杂病治例》等，经整理出版后，在社会上重新得以流通，成为传世的著作。

中医古籍整理研究经验谈

先生自 20 世纪 80 年代开始，主要从事中医文献研究与古籍整理工作。1983 年被卫生部指定为华北山东片古籍整理学术牵头人及部级重点整理研究课题《针灸甲乙经》校注的主编人。曾撰写《常用中医古籍校勘注记及训诂注记书写要求》及《中医古籍点校本编辑体例、抄写规格和标点注意事项》。对古籍整理工作起到了很好的指导作用。先生曾校注与校点中医古籍 10 部，其中《针灸甲乙经校释》《黄帝内经素问校释》分别获国家中医药管理局科技进步二等奖和三等奖。1996 年主编的《针灸甲乙经校注》是国家中医药管理局重点项目，1997 年获国家中医药管理局中医药基础研究二等奖。在长期从事中医古籍整理研究的过程中，先生积累了丰富的经验。

一、中医古籍的价值与整理研究的内容

（一）中医古籍的价值

中医学已有两千多年的历史，医籍浩繁，汗牛充栋。丹波元胤《中国

医籍考》记载，自秦至清道光年间的医药文献，约有 2600 种。《全国中医图书联合目录》收载医药文献有 12124 种。但这些数字，距我国医药文献的实际数量还相差甚远。前人为我们留下的这些浩如烟海的医药典籍，其学术价值应得到充分的认识。先生在长期从事中医古籍整理研究的工作中，对中医古籍的学术价值有了更深刻的体会与认识，现归纳如下。

1. 中医学术的载体与宝库

众多的中医文献，全是以文图的形式，记录下中医学术数千年来积累的丰富的理论知识和临床经验。这数亿万言的文字记录，是中医知识的主要载体。因此，离开了这一中医知识的载体，也就无从谈到中医学术。当然，作为知识的主要载体，还有一个重要方面，就是掌握中医知识的人。但这二者并不能完全替代。因为人们所能掌握的这一部分中医知识，决不能说就是中医文献知识的总和或全体。所以，文献作为中医知识的载体，它当然的是中医伟大宝库的组成部分，而且是一个重要的组成部分。

2. 中医学基础理论的渊薮

医学理论同别的理论一样，不是靠某个圣人如黄帝、岐伯的天才创造，或是某种先验东西，它是在大量实践的基础上进行概括、总结、归纳、抽象的结果。因此，理论的形成，是一个学术发展的过程，是一个不断提高和充实的过程，是一个不断深化的过程。所以，对中医学基本理论知识的整理研究，虽然前人已做了大量的工作，但并非一次或几次可以终结，我们仍然需要在大量文献研究的基础上，去进行规律的探索和理论的概括。

3. 中医学临床应用的指导

在大量中医古籍中，除了基础理论性著作外，有相当一部分是属临床医学。其中又有两方面内容，一为临床各科理法方药，一为历代医家临床验案与经验体会的实录。此类文献，不仅是临床医学两千余年实践经验的全面记录，而且对当前和今后的临床医学，仍有十分重要的指导与启迪。故为历代学者所注目，且为文献整理研究的重点之一。特别在明、清医学文献中，有许多这方面很有成就的著作，颇为临床医家注重。

4. 医史研究的素材

作为医学的历史专著，史无其书。在大量的历史文献中，仅有散在的一些历史资料与医林人物传记。虽然近代学者已从大量史料中进行归纳，写出了一些医史专著。但由于此类资料的分散与零散，加之大量资料的流失，因此，对医学史的编纂，也不望一次成功。今后仍需从大量历史文献的素材中去挖掘和探索，并在此基础上进行研究，认真总结中医学自身发展的条件和规律。

5. 类书与丛书编辑的基础

从医学学术的角度看，由于历史条件的局限，医学文献较多属于个人之见，缺乏系统、全面的整理总结。为了使某一学科或某一系统的知识或文献资料，更加条理化或系统化，需要进行类书性编辑工作。或者为了对某一医家或某一学派的学术，进行全面而系统的研究，需要进行个人著作或某一学派的丛书编辑。虽然在这方面，历史上及近些年来已有过此类著作，但它远远达不到社会应用与学术研究的需要，今后仍需继续完成这方面的任务。而这种工作的基础，正是浩如烟海的历史文献。

6. 中医文献与中医文献学

中医文献历史悠久，批量较大，内容广博，体裁不一。而在这大量的历史文献中，体现了文献自身的理论、规律、体系、方法等方面的内容。诸如中医文献流别、结构、著录、载体、文体、校勘、注释、辨伪、辑佚等。其中某些方面，虽与文史文献学，有诸多雷同之处，但作为一种专业文献，毕竟有其自身的特点。因此，要探索和研究中医文献的文献学理论和体系，当然可以文史文献学为借鉴，但重要的是通过大量中医文献整理研究，总结自身的规律，体现本学科的特色。所以，中医文献学的研究，是离不开中医文献的。

7. 中医文献与传统文化

医学文献所记载的医学科学，乃是中华民族传统科学文化体系中的一个分支，或者说是总体中的一个部分。作为任何一门科学文化的形成与发展，都离不开本民族传统文化总体水平的制约。而作为总体文化的一个分支或部分，也必然和科学文化的总体有着不可分割的联系。作为中医学的指导思想，特别突出地强调了"人与天地相参"的观点。因而，在医学这一领域，它所涉及的知识面是相当广泛的，诸如天文、地理、气象、物候、历法、术数、音乐、哲学、典制等自然科学与社会科学等，均有所论及。因此，在中医文献的宝库中，也蕴藏着这方面的知识财富。

8. 中医文献与古典文体

古典文体指古代文章体裁或体制，它是以文字语言记录各种文化与科学知识文章的特有形式。在中医文献的各类文章中，总是借助各种文体记录中医学的内容。所以，在中医文献中，对来自民间或文人之手的各类文体，诸如诗歌词赋、散文公文，甚至以医学为内容的小说、变文、寓言等，不仅形式繁多，而且颇具时代特色。因此，它既对研究古典文体有一定价值，又对文章形成年代的探讨有一定参考意义。

9. 中医文献与古代汉语

古代汉语，是我国古代汉文化的一种记录和传授知识的工具。作为中医的主要组成部分，或者说是主体的汉医，当然是与汉民族文化分不开的。因而作为它的语言工具，自然是古代汉语。在中医文献中，保留了大量古代汉语方面的宝贵资料。清代有些汉学大师，如顾炎武、朱骏声等，均曾在音韵、文字学研究方面，从中医文献中大量取证。遗憾的是，有些这方面的研究，反而忽略了浩如烟海的中医文献，致使有些论述，未能取得足够的书证。所以，中医文献也是古汉语研究的重要素材。

10. 中医文献与历史文物

作为中医古代文献，均为辛亥革命以前的遗物，远者已 2000 余年，近者亦上百年。就从它本身的价值和遗留的时间而言，也尽属文物之列。而且作为中医文献，它不仅是一种综合的科学文化的载体，就其物体本身而论，它又是社会生产、物质生活和多种技能的实际体现和实物证据，为研究我国古代的政治、经济、科学文化提供客观的证明。

（二）中医古籍整理研究的内容

就中医古籍整理研究的内容而言，先生认为应主要包括以下几项内容。

1. 善本影印

重在提供价值较大的善本，供整理研究古医籍人员应用及图书资料的保存。

2. 标点

由于大多数古医籍本无标点，或仅有简单的断句，对今日缺乏古汉语知识的读者来说，阅读和使用尤为困难。故需以新式标点加工整理。

3. 今译

即以现代汉语对原著进行翻译，以利古医籍的普及。对古医籍的今译，要符合信、达、雅的要求，其难度亦相当大。如果弄不好，有失原意，则贻误后学。

4. 校勘

对古医籍来说，除了作者原稿尚存，或出版时间不久而出版时校对又较严格的书以外，凡经多次翻刻传抄者，可以肯定地说，无一不需校勘。否则，以讹传讹，特别是某些关键性文字，常可由字误而造成文义与理解方面的众多歧义。故古书必校而方可读。

5. 注释

有些古医籍成书较早，如先秦两汉的著作等，或后世医家文风尚古者，由于文字语言音声之变，故后人读古人书，常感困难，加之有些文章，词语简单，语义含混，尤需进行阐发。故有些古医籍，必须加以注释，一则扫除文字方面的障碍，一则阐明义理，方可更好地发挥作用。

6. 类编

由于古医籍内容，无论是一家之言，或杂合众说，或作为一种学术体系，在文字记录的系统性、逻辑性等方面，都有些不足。故前人为了便于学习与应用，为了探索学术思想的体系，为了临床资料的积累，都进行了大量工作，取得了宝贵经验。比如类书的编纂，或对某一著作的分类研究等。但这只能是这一工作的基础。今后仍有大量的工作要去完成。

7. 丛书编辑

古医籍丛书编辑，据书目著录，现存尚有元代杜思敬编《济生拔粹》版本，明以后编纂及刊印之丛书，则大量存世。从而说明前人在丛书编纂方面，已取得了相当成就，而且也积累了丰富的经验。但也存有诸多不足之处，比如指导思想、选择版本、收载内容、加工方式等。可在汲取前人经验教训的基础上，编辑出版更好更精更切实用的<u>丛书</u>。

8. 史书的编纂

中医专史的编写，仅是近几十年之事。这方面已取得了一定成绩，积累了一定经验。但在中医文献及其他文史文献中，加之近些年出土文献中，仍有大量资料，应进一步挖掘，以便客观地、全面地、实事求是地对中医学的形成与发展，作出历史的评价，编写出本学科的专史。

9. 文献工具书的编纂

由于中医古籍书品种众多、版本复杂、内容丰富、检索不易，故自明清以后，特别是民国以来，有不少学者，十分注意中医古文献工具书的编写，诸如书目叙录、版本考证、各类索引、文字音韵、通释语义等各类工具书籍。近些年来，也有不少学者，在这方面做了许多有益的工作。但总起来看，这方面的工作，与中医文献的实际情况及社会需要，尚未能相称。因此，对中医文献工具书的编写，也是一项十分艰巨的任务。

10. 中医文献理论的研究

文献理论的研究，也就是文献学的研究。在中医这一学科领域，也仅是在新中国成立以后，才有些学者注意到这一学科的建设与理论方面的研究，并已取得了可喜的成就。但随着中医文献整理研究工作的不断深入与扩展，中医文献专业的建立和中医文献整理研究人才的培养等，都要求我们在学科体系的建立、教材建设及中医文献理论的研究方面，做出新的贡献，满足社会需求与教学的需要。因此，在这方面还有艰难而繁重的任务，等待我们去完成。

从上述情况尽可说明，中医文献是中国传统科学文化的一个重要组成部分，是中国医学科学的主要载体和宝库。中医古代文献的数量是相当多的，就现存中医古籍而论，其价值是多方面和多层次的。对如此众多的中医文献进行整理研究，工作是多方面的，意义是重大的。

（三）现存古医籍中存在的问题

现存诸多古医籍中，除版本混乱、真伪相间、繁简失当等诸多问题外，就文字方面，概言之，有以下几种情况。

1. 衍文

亦称剩文，指较原文多出来的文字。有衍字、衍句、衍行、衍页等不同情况。在诸多衍文中，有涉上或涉下而衍出之重文或近似异文，较易辨认；有与上下文无关的衍文，甚至造成误读，则需仔细分辨。如《素问·调经论》"血之与气并走于上则为大厥"一文，通常读为"血之与气，并走于上，则为大厥"。如此则与前后文义均难顺矣。

2. 脱文

亦称夺文，指原文脱漏或夺失文字。也有脱字、脱句、脱行、脱页等不同情况。凡诸脱文，大多系传抄或翻刻时无意脱落，或存世时久因散装而脱落，如《甲乙经》医统本卷一第一"热则腠理开营卫通汗大泄"下，证之明·蓝格抄本、正统本及《素问·举痛论》，脱"故气泄矣"四字。但也有的脱文，系后人整理时有意删除或妄改者。

3. 讹文

亦称误文。如形近之误，篆书、隶书、草书等变楷之误，有不识古人行文常例之误、不识讳字之误、一字二分或二字合一等之误；句误者，指整个文字有误等，以至于物名、篇名均可致误，情况比较复杂。如《素问·举痛论》林亿等新校正云："按本篇乃黄帝问五脏卒痛之疾，疑举乃卒字之误也。"详古书多以正文某几字为名，《内经》亦多有此例。故林亿等所见甚是。

4. 倒文

指上下文倒置。有上下两字或几字倒置者，有上下句倒置者。如《小儿药证直诀》卷下小惺惺丸云："每服二三岁二丸。"然聚珍本作"二三岁每服二丸"。是知"每服"与"二三岁"倒置，证之下文"小儿才生，便宜服一丸"文例。乙正后则文义为顺矣。

5. 错简

本指古代简书因编绳断绝重新串联时误致简片错落。如《素问·宣明五气》"名曰阴出之阳，病善怒不治"。林亿等新校正云："按阴出之阳，病善怒，已见前条，此再言之，文义不论，必古文错简也。"此说甚是。

6. 讳文

指避帝王名讳或著者私讳等。如《素问》中有遗留避南朝梁武帝父萧顺之讳，改"顺"为"从"者；王冰注避唐高宗李治讳改"治"为"理"者。《太素》中避李渊讳改"渊"为"泉"者，避李治讳改"治"为"疗"等。各个历史时期的医籍中均有讳文，唯有些讳文曾经后人回改，故一书中常有避与不避之差。

7. 误逗

指句逗有误。古医籍虽不标点，然从注文分句中，常可见句逗误处。如《素问·脉要精微论》一段，王冰注分句为"尺内两旁则季胁也，尺外以候肾，尺里以候腹中；附上，左外以候肝，内以候膈，右外以候胃，内以候脾；上附上，右外以候肺，内以候胸中……"根据前后文例，可证"尺里候腹中"之"中"字，当从下作"中附上"为是。此王氏误逗也。

8. 残缺

指一种书残缺不全。严格地讲，残缺不全亦属于脱失，然习惯上将缺页或缺卷者，常称曰缺或残缺。如《太素》一书，原刊本与抄本缺失较多，近年日本贺川浩藏又获三卷加以复刻，称"缺卷复刻《黄帝内经太素》"。又如《甲乙经》正统本，现仅存前三卷抄本，且卷三之末，亦有缺页。

9. 烂文

指文句残缺甚难分章句者。如《素问·针解》自"人肝目应之九"至"四方各作解"一段，王冰云："此一百二十四字，蠹简烂文，义理残缺，莫可寻究。"杨上善《太素》注亦云："章句难分，但指句而已也。"

10. 坏文

指书稿载体如帛、纸等被虫蛀或损坏所致文字残缺不全等。若原件尚在者固可辨认，然有些残存部分，为一独立字形，若传抄日久，常易混为正字，义则晦矣。如《素问·三部九候论》："所言不死者，风气之病及经月之病，似七诊之病而非也，故言不死。"王冰注"经月"为"月经"，杨上善注："经脉间有轻之病。"详文义，王、杨二注似非是。故疑"月"乃

"閒"之坏文,"閒"为"瘤"之假借。"经"或为"痓"之假借。如马王堆汉墓帛书《五十二病方》,"疼"又以"颈""腔"字相假,"瘤"均为"閒"可证。

11. 文注相混

指书中正文与注文相混。古医籍注文多作小字夹注,诸版刻体小字多为双行,而抄写体则多作单行。若抄时字抄大,则易与正文相混;正文大字抄小,则易与注文相混。如今存《甲乙经》卷一第一有"杨上善云"一段62字,显系后增补之注文,然今则与大字正文相混矣。

12. 异文

诸校所见不同文字,皆可统称为异文。而在校书时,对各种异文经分析判断后,则常将难以论定是非的文字称作异文。所谓并存异文,即指此类文字。如《素问·上古天真论》"不时御神",林亿等新校正云:"按别本时作解。"按作"时"作"解",义均可通。本作何字,难以判定,故并存之。

13. 增补

指后人的文字。如《素问·六节藏象论》自"岐伯对曰:昭乎哉问也"至"孰少孰多,可得闻乎"一段,林亿等新校正云:"详从前岐伯曰:昭乎哉问曰至此,全元起注本及《太素》并无,疑王氏之所补也。"

14. 删改

指被后人随意删改的文字。前人整理古籍,有时出于主观臆断,随意对原文进行删改,遂失本义。这在明代尤为突出。如吴崑之《素问吴注》、方有执之《伤寒论条辨》等,均有较多删改处。又如近人耿氏类次闵纯夫重订之《石室秘录》,不仅在文字方面有所删改,且对用药剂量作了很大改动,全失该书用药特点矣。

15. 节略

指对古医籍原文的删节和省略。有的仅是对书中少数文字的节略,有的则是对全书的节略,特别有些大型图书,后人为便于传抄,曾将内容大幅度节选。如明代陈履端整理宋刘昉的《幼幼新书》,较之影宋抄本虽书名、卷数依旧，然在内容方面已删节甚多。又古人引书时，亦多有节略，不可不知。

以上仅就古医籍中常见的文字错误聊作介绍。若欲详论，当然尚可举出许多。常言古籍之衍、脱、误、倒概指此也。

二、中医古籍的校勘经验

校勘是中医古籍整理的主要方式之一。校勘的目的，在于尽可能恢复或接近古籍的本来面貌。下面就中医古籍的校勘问题，结合先生多年的工作经验，总结如下。

（一）校书选题

由于存世古医籍数量较多，不可能也无必要一一加以校勘，而且有些较近代著作，存在问题不多，也无需校勘。故校书选题，亦如科研选题，要经过充分论证。一般地说，应注意如下几点。

1. 学术价值

中医古籍具有多方面价值，但要选校一本书，首先应注意该书在医学方面的价值，其综合价值越高，校勘推广的价值越大，否则，意义不大。

2. 弄清其学术渊源

如有的著作有一定学术流派师承关系，其学术思想，甚至具体内容，都有源流可循；有的著作集诸家之言而汇为一书，或以某几种书而重行编纂；也有的纯系个人发挥。弄清这些问题，有利于校勘工作的进行。

3. 辨别真伪

所谓真书，即书的内容为署名人亲自撰著，或由他人代撰及重新编纂。所谓伪书，即书的内容与署名人毫无关系。在伪书中大体有以下几种情况：托古人之作，托先世之作，托仙人之作，托名人之作，窃他人之作等。如《黄帝内经》即为依托黄帝之作也。后世不少署名扁鹊、仲景之书，亦有后人依托之作。如某目录书中著录有某图书馆收藏之《黄帝神圣工巧甲乙经》抄本二卷，署名晋皇甫谧撰。经实地考察，从文气到内容一见便知，系近代人依托之伪书。这里需要说明的是，伪书不等于没有价值，重在辨认清楚，以便按相应的时代水平进行评价。

4. 对学术及版本学知识要有深入的研究，至少要有所了解

这是因为要校好一本书，不仅是几种本子核对一下就能解决问题，必须深入至学术领域，才有可能发现深层次的不易发现的问题。除此以外，校书人尚需有比较广博的文史及文献学知识，否则，就比较困难。因为书中内容涉及范围，往往是多知识领域的。从而说明校勘工作，并不是被某些人认为的"雕虫小技"，不能登大雅之堂，或易如拾芥，是任何人都能做得了的事情。因此，要想真正校勘一本有价值的书，必须经过周详的准备和充分的论证，才有可能把工作做好。

（二）掌握版本及有关资料

校勘工作最基本的也是最主要的条件是掌握版本及有关资料。通常应注意从以下几方面进行搜集。

1. 搜集有关刊本及抄本

当今存世之古医籍，宋以前医著的宋刊本已寥若晨星，皆成稀世之宝，元刻本亦为数不多，明刻本亦成珍本。明以后医著存世的早期刊本则不鲜见。然诸多刊本中，特别是早期医学名著，刊书有以假乱真者，有以次充优者。有影刻本者，最为逼真，近代影印诸书，可以代真。惟有的出版者不曾交代据何本影印，实失之矣。早期抄本有重要价值，故必对欲校之书的版本情况，作一详细的调研，才能对刻书的版本情况，做出正确的分析。

（1）从纵的方面搜集资料：所谓纵的方面，乃指该著作引用前朝之文及后世又引用该著作之文的有关资料，这些资料有重要校勘价值。如《甲乙经》一书，原文皆源于《黄帝内经》与《明堂经》一书，故今存《素问》《灵枢》可以取校。又后世《外台》《千金》《铜人》，甚至明代《医学纲目》，均对《甲乙经》有不同程度的引用，故亦可取校。这是由于今存《甲乙经》，最早为明《医统正脉全书》刊本，而另书引文，皆源于更早的传本或刊本，当然，若后世医著，有祖本为据或手稿尚在者，后人引文，则无意义。所谓后不校前者，概指此耳。

（2）从横的方面搜集资料：所谓横的方面，指与某著作相同或相近的历史时期的其他有关资料。任何一门学术所具有的水平，都受时代总体科学与文化水平所制约，不可能单独跨越其历史时期。因此，不仅在专业知识方面，能具体反映其当代水平，就是在语言、名词、文字、气象等方面，也常可反映其时代特征。如《黄帝内经》一书，今人绝不相信是黄帝那个时代的作品，相反在先秦或秦汉时代的许多著作中，倒有诸多与《内经》文义相同或相近处。所以，这类资料常可帮助单靠版本难以解决的问题。

2. 搜集与该书学术思想体系有关的文献资料

一本书中所反映出的学术思想体系，均有其一定渊源，或反映了一定的师承关系。如金元时期诸著作中之易水学派、丹溪学派等，在理论基础、辨证论治、遣方用药等方面，都可体现其学派体系的某些特点。因而这方面的资料常可用来互校，以补版本等诸校所不及处。

还要注意搜集前人整理本书的有关资料。有些古医籍，前人曾进行过整理，如宋臣林亿等所校诸医书，校记均载于书中，提供了相当多的文献资料，对后人再整理研究有重大学术价值。也有的复经后人多次整理，有别本存世，或附记于其他书中。这类资料，既可提供校勘方面的经验教训，又能直接提供一些早期可供参考的学术资料，故应尽可能搜集齐备，力求提高校勘质量。

（三）弄清版本源流，确定底本与校本

凡诸古医籍流传愈久，传本愈多；且重要医籍，传抄翻刻者必多，传本尤多。由于后人多次整理，常可形成不同的传本系统。因此，在掌握版本的基础上，需对各种版本进行具体的分析考证，弄清版本源流。如有不同系统的传本，则应尽可能弄清哪一系统传本更接近原貌。在弄清版本源流的基础上，要弄清各版本的主要优缺点和存在的问题，然后确定底本与校本。

底本亦称工作本。需选择最佳本作为工作本。选择底本，一般按以下原则掌握：①以祖本为佳，次则以早期刊本较好，尤其以古传本，以宋、元刊本存世者为珍贵，明刊诸本亦属佳本。②为足本者，内容当完整而无残缺。③经前人精校过的本子。

校本，亦称据校本。凡底本以外诸刊本，可选择有代表性的前期刊本作为校本。有些医籍，刊本极多，后来刊刻及本次质差者，不必列为校本，以免烦校。其他与校勘对象有关的书籍则为他校本，他校本亦需选用佳本。他校本若有多系统者，尚需多备别本，特别是他校本自身有异文疑有歧义时，尤需多参别本，以防误断。

（四）校勘方法

前人在校书方法上已积累了许多宝贵经验。从出校范围论，有全校与选校之别。全校者，指不论虚词与实词及校者认为有义与无义，凡属异文，均予出校。这对研究人员及高层次读者意义较大，它可体现出多重性学术价值，并可避免校书人的主观臆断。惟出校繁多，对一般读者似无必要。选校者，指校书人认为有意义或有价值的异文则出校，对一般读者则可，对研究者来说则显然不足；尤其出于校书人的疏漏或主观臆断，常易漏校。从校断的角度论，有死校与活校之别。死校法，即对所出校文概不加断语，这样虽可避免校书人的某些误断或主观片面，但常使一般读者面对诸多异文，无所适从。故现在校书，一般不取此法。活校法，即对校文经过分析研究，加以判断是非，或提出倾向性意见。就具体校法而论，宋臣林亿等所校医书，已取多法相校，即取众本相校法、以他书相校法、本书自校法、以理相校法。如今存林亿等所校《素问》《伤寒论》《金匮》《脉经》《千金》《外台》等，均保留了这些校勘方法的应用实例。近人陈垣先生则根据其校《元典章》的经验，概括为对校法、本校法、他校法、理校法。今人校书，一般均以此四校为法。

1. 对校法

即以同书之祖本或别本相校，遇有异文，则出校记，这是校书的最基本方法，也是应最先采用的方法和最简易的方法，校异出文，然后结合理校加以判断是非。

2. 本校法

即以本书前后互证，而抉择其异同。凡一家著述，从学术思想到理论体系，必有自家特色，就是在语言文字等文例方面，也有例可循，如字例、词例、韵例、讳例、句例、对文等，常可据此而证诸对校法不易发现的误文。故对校勘内容需要在各方面加以掌握，才能提高校勘水平。然若系纂集多家学术为一书的著作，因其非出于一时一人之手，用本校时，自需慎重，且不可强其不同而合诸一。

3. 他校法

"凡其书有采自前人者，可以前人之书校之，有为后人所引用者，可以后人之书校之，其史料有为同时之书并载者，可以同时之书校之。此等校法，范围较广，用力较劳，有时非此不能证明其讹误。"陈垣先生此言甚是。故欲校一书，非对其学术源流及有关文献深入了解不可，否则，不易校好。

4. 理校法

"遇无本可据，或数本互异，而无所适从之时则需用此法。此法须通识为之，否则鲁莽灭裂，以不误为误，而纠纷愈甚矣。"据陈垣先生所言，理校包括两种情况：一者对各种异文的校断，需据文理或医理以断其是非；二者在无别本可循，而医理文理难通者，亦可据理而断。然用此法，最当慎重，若因自家知识有限，鲁莽武断，最易致误。

从校勘方法而论，固有四校之分，而在具体运用时，是必以四校合参。如不管对校、他校及本校，均需结合理校而断。又从出校对象而论，也往往是多证并存。如对一条异文，既有对校之证，又有他校之证。存证愈多，可信性愈强，据改的理由愈充分。然而，也有的异文，诸书均误，底本即不可从，而别本亦不可信，则需纯靠理校加以判断。然而有些医籍，特别是去古已远的医籍，不仅无祖本可言，即使早期刊本或抄本亦甚鲜见，故难免有诸多异文，特别是字义互通或相近者，即使再高明的校书家，亦难尽为论定，亦属常情。对异文的是非判断，学术性甚强，一般需结合该书的学术思想体系、语言结构、行文常例、医理文理等纵横比较，并借助训诂学、文字学、文献学等知识综合分析。因此，校断是校书人专业知识水平、分析综合能力、对校勘对象的熟悉程度及文献研究方法掌握情况的集中体现。

在出校范围方面，一般的做法是，凡据校诸本中明显的误文则不出校。但有的校书家，同样出校如言"某本作某，非是"。这样做，虽然多占篇幅，增加校文，但能全面反映各种版本的具体情况，且可避免因臆断而未收的漏校，对研究人员来说，亦有重要意义。

（五）文字处理与校勘记的书写

1. 校勘中的文字处理

文字处理，是指对底本原文及校文用某种方式进行处理，是校勘工作的重要环节。文字处理，一般有以下几种方式。

一是凡断为底本有误者，则直接予以改动，名曰径改。如宋臣林亿等校《素问》所谓"正谬误者六千余字"，可能属于此类。又近人校书，对少量以为误文处，亦有直接改动者。此法固可避免繁校，然弊端亦多，常易发生误断妄改而不知原貌者，故一般不宜采用。

二是不改动底本原文，只在校勘记中加以表述。此法固可避免误改或妄改，然其确为误者，若不改动，不便引用，且若以此为据进行译释，亦难合乎"信"的要求。

三是明确有误处，改动原文，并于校勘记中加以说明。此法较他法为善，故今人校书，大都采用此种方式。又有既校又释之书，若校与释分别列项，眉目亦觉清楚。然有的校文，需与训释结合分析，方可行断，故亦可校、释合项，一般为先校后释，行文较为方便，故今人亦多采用此种形式。再者，对底本中诸多古今字、异体字、俗体字、通借字等，是否要一律改为通行体，先生认为似可区别对待。凡研究价值较大去古较远的重要典籍等高层次读物，应尽可能保留原貌，既可避免因历次改字造成的文字混乱，又可保存其多重性价值。对距今较近与异形字较少的一般读物，则可改为通行体。另外，校改只限于版本之误，至于作者本人学术之误，则不可改动，但可加按指明。

2. 校勘记的书写

校勘记的书写，虽无特定格式，但习惯上也有常行的成例。张舜徽先生曾归纳有十种常见情况和注记方式如下。

（1）凡文字有不同者，可注云：某，一本作某（或具体说明版本名称）。

（2）凡脱一字者，可注云：某本某下有某字。

（3）凡脱二字以上者，可注云：某本某下有某某几字。

（4）凡文字明知有误者，可注云：某当作某。

（5）凡文字不能即定其误者，可注云：某疑当作某。

（6）凡衍一字者，可注云：某本无某字。

（7）凡衍二字以上者，可注云：某本某下无某某几字。

（8）字倒而可通者，可注云：某本某某二字互乙。

（9）字倒而不可通者，可注云：某本作某某。

（10）文句前后倒置者，可注云：某本某句在某句下。

张舜徽先生提示的方式，是不改动原文的写法。若欲改动误文，提供佳本，则校记写法与上不同。如有衍文可注云：某下原有某字，据某本或某书删。脱文可注云：某，原脱，据某本或某书补。误文可注云：某，原作某，据某本或某书改。倒文可注云：某某，原作某某。据某本或某书乙正。疑文可注云：某，疑作某。异文可注云：某某，某本或某书作某某。至于校书时遇到的具体情况是多种多样的，可酌情处理。

总之，在书写校勘记时，应注意以下几点：①提校之文，不宜过多，凡需一字或几字者，尽可能提一字或几字；需校句者提句。②据校之版本应标记版本具体名称；据校他书应标记书名及卷、篇名称，以备核查。③行文时应注意文字精练、语言准确、表义明了。④改动原文务须慎重，凡把握不大者，宁在校记中提出倾向性意见，亦不轻易改动。⑤必要时，可说明据校的理由。盖古籍整理工作并非易事，一本书全部校完，还应写一篇校记，将有关问题诸如著者生平、学术思想及对该书的评价、版本源流的考证、选用底本校本及有关资料、底本与校本的基本情况、前人有无进行过整理等，一一作出交代。只有如此孜孜以精其业者，才能校出一部好的校本。

三、版本源流考证的内容与方法

版本源流，是指对一书的多种不同版本所进行的版本间源流关系的分析考证，是版本及学术思想研究的重要内容，是古籍整理的基础，具有重要的学术价值。

（一）版本源流考证的内容

对版本源流考证的内容，主要有以下几个方面。

1. 撰人及成书年代的考证

有些古籍，虽有书在，但无撰人，或虽有撰人，亦或后人依托之名，故其确切的成书年代，究在何时，必须予以考证，方能弄清版本源流。否则源头不清，流亦难明。此类情况，在医书中，不仅先秦两汉之著作，即宋以后医籍，亦多有成书年代不明者。如《中藏经》一书，今存本题作"汉谯郡华佗元化撰"，卷前有应灵洞主探微真人少室山邓处中撰序文。然经查《后汉书·华佗传》，未言华氏有是作，又详书目著录，仅始于宋郑樵《通志·艺文略》。故前人对其撰人及成书年代多有异议。近人李聪甫先生主编之《中藏经校注》，综合前人考证分析认为："其祖本可能为华佗所撰，至少可认为存有华佗遗作片断；其书经后人整理，增附，且非出自一时一人之手。今之传本所据者，大约成书于六朝时，始传于世之际，即北宋末、南宋初，又再次有所增附，遂成是书。"按此遵清人孙星衍氏认为始于六朝之说，当为可信。又据今存本中有"逆顺"作"逆从"者，当是避南朝梁武帝父萧顺之讳改字。今存本之源，至少可认为始于南朝时梁代。宋及宋以后诸本，皆流也。

2. 版本年代的考证

有些古籍，无论抄本还是刊本，由于未著录刊印年代与刊印者，抄本则无抄写人及抄写年代，故版本年代难以详明。如《中医图书联合目录》著录诸书，有些版本著录为"待鉴定本"，即属此类情况。如果版本的刊刻或抄写年代不清，则版本源流层次的划定，自难详明。由于版本年代是版本源流层次断代的主要依据，故对版本年代不清者，必须加以考证和认定。

3. 版本内容的考证

版本内容的考证，最能反映版本的实质。所谓版本内容，包括大小题名、卷次、正文、文字、卷前及卷后附录等项。凡此诸项，对版本的确定有十分重要的意义。特别是对版本较多的古籍，根据内容的比较分析，对版本源流的审定，源流层次的判断，版本系统的划分等，均可提供确切或一定的依据。版本内容的考证，是一项十分细致的工作，如要做到翔实，必须对所有版本进行认真地校对，根据校出的异文，加以综合分析，方能做出准确或比较准确的判断，确定各种版本的系统及源流关系中的地位与评价。

4.版本系统的考证

姚伯岳《版本学》第七章第一节在论述"版本系统的划分及其意义"时云:"一般来说,一书的各个版本之间必然存在某种关系,并分别有某种相同或相似的特征,这些有某种相同或相似特征的版本即可划归于同一版本系统。版本系统即是对同书不同版本的进一步划分。划分版本系统的方法主要适用于一书拥有多种版本,且各本之间有较大内容差异的情况。"又云:"版本系统不同于版本类型,它不是对众多图书所进行的版本划分,而是在一书内部进行的版本划分,其划分标准必须是一书中某些版本所共同具有的一些特征,这些特征一般表现在各本的书名、卷数、次要作者、文字内容、版式行款等方面。"

以上主要说明版本系统的含义及划分版本系统的重要意义。因此,对版本系统的分析与探讨,特别是有些古医籍存在有多种版本或异本的情况下,是研究版本源流的重要内容之一。如晋·皇甫谧《针灸甲乙经》成书问世以后,自《隋书·经籍志》以来,历代公私书目,著录甚多,其书名、卷数等均有所不同。就今存版本而论,虽不下十余种之多,然经过认真分析考证,从书的款式、正文、注文等几个方面反映的情况,实不外三种系统:一为明·蓝格抄本系统,仅有孤本,现存日本。一为明正统丁巳刊本抄本残卷,现亦存日本。以上二种现均收入日本《东洋医学善本丛书》,影印发行。一为明吴勉学校刊《古今医统正脉全书》本,此本对后来影响最大,据知国内外现存诸本,均属《古今医统正脉全书》本系统。而此本及明·蓝格抄本,又均源于宋臣林亿等校定之本。其他如历代文献征引及书目著录之别本系统,如《隋书·经籍志》著录之十卷本系统,《外台秘要》列文以十天干及地支子、丑等命名卷次之系统,均因原书早佚,内容不得详知,至于清代《四库全书》著录两淮盐政采进本之八卷本,经核查四库本原书,亦为十二卷本,是八卷之数则属误记。因而《针灸甲乙经》现存本的版本源流已基本清楚,对现存版本的三个系统,亦已明确。

(二)版本源流考证的方法

版本源流的考证,通常采用以下方法。

1. 根据书目著录加以考证

图书的著录，远自西汉刘向父子校书始，虽当时所撰《七略》及《别录》均早佚，然其主要内容，犹存于《汉书·艺文志》中。此后，历代史书具经籍或艺文志者，及公私所编书目，对历代主要图书之书名、卷数、撰人等，均有所著录，特别有些注录体书目，记述尤详，可资版本源流之考证。如前述《针灸甲乙经》一书，《隋书·经籍志》著录为十卷本，注："音一卷，梁十二卷。"是则可知，该书自晋初至隋三百余年间，在流传过程中，已衍化为十二卷本与十卷本两种系统本。迨至宋，经林亿等校定为十二卷本。其后，此十二卷本书目著录又有若干刊本或抄本。此皆可供分析该书版本之源流。

2. 据历代有关文献征引加以考证

凡诸学术之任何门类，在发展过程中，均有一定的继承性，医学亦不例外。且在学术门类之间，又皆相互渗透，相互为用，相辅相成。对文献之征引，并无特定界限，故在古代文献中跨学科、跨门类征引别书的图书，特别有些综合性图书，此种情况尤为多见。因此，根据文献征引，尚可借助对版本源流的分析与探讨。如今存《灵枢经》一书，自汉末张仲景《伤寒杂病论·序》引《九卷》名以下，历代文献援引颇多，如晋·皇甫谧《针灸甲乙经·序》有《针经》《九卷》之称，《旧唐书·经籍志》著录有灵宝注《黄帝九灵经》十二卷本，《宋史·艺文志》著录有《黄帝九虚内经》五卷本、《黄帝灵枢经》九卷本、《黄帝针经》九卷本等。又宋·王应麟《玉海》卷六十三艺术类著录《黄帝灵枢经》云："《书目》：《黄帝灵枢经》九卷，黄帝、岐伯、雷公、少俞、伯高答问之语。隋·杨上善序：凡八十一篇，《针经》《九卷》大抵同，亦八十一篇，《针经》以九针十二原为首，《灵枢》以精气为首，又间有详略。王冰以《针经》为《灵枢》。故席延赏云：《灵枢》之名，时最晚出。"又元·罗天益整理乃师金·李杲经验方《东垣试效方》一书中，曾引用过《针经》文若干条，且皆注明篇名与篇次。其篇次恰与今存《灵枢经》同。从上述诸书引文可见，《灵枢经》一书，作为一部医学经典独立问世后，从书名、卷数、卷次甚至内容方面，均有不同程度的变化。从而说明，根据历代文献征引，对版本源流的考证，既有重要学术意义，也是版本源流考证的主要方法之一。

3. 根据现存版本加以考证

现存版本，从广义方面讲，包括宋元以来各朝刊本与抄本，及出土文献之简书、帛书、卷子本等。诸多版本，是各种系统本的实物见证，因此，对现存各种版本的分析研究，对考证版本源流，尤为重要。对现存版本的分析研究，除了一般图书外形如装帧、款式、行款、序言、署名、卷数与卷次外，最主要的是对内容的比较分析，然后加以综合研究。首先判断其版本系统，然后推断各系统本之祖本，按此思路，按年代层次，或自古而今，或自今而古，逐一分别其版本体系，即可搞清其版本源流。当然，要进行深入的研究，还必须进行更细致的工作，方能更具体地说明其版本演变的情况、各本间的差异及对各种版本的评价。

五、中医古籍整理研究的方法

根据中医文献的具体情况，整理研究的主要任务，应以中医古籍为主。研究整理的体裁，主要有两种形式：一是对原著的整理研究，一是按专题进行汇编整理。

（一）对原著的整理研究

对原著进行整理的书，历来较多，主要方法有点校、注释、语译或语释等，或将以上几种方法综合运用。我院自建院以来，曾按照上述方法，对部分中医古籍进行过整理，如点校本有《六因条辨》《素问吴注》等；语释本有《灵枢经语释》《素问语释》《伤寒论语释》《金匮要略语释》等；几种方法综合运用的有《针灸甲乙经校注》《黄帝内经素问校释》等。

1. 校勘问题

现在大都遵照近人陈垣先生提出的四校法，或四校法合参，的确可以解决古籍中存在的许多问题。从我们校点和检阅过的一些古籍的情况来看，其中最感麻烦处是传抄或校刊时擅改原文，不写校记，经注混一，以假乱真。校勘时，除纯属雕版或传抄致误之明显白字外，切勿擅改；一般初校时，必须写校记；校记引用别本或别书，必须注明书名、版本、卷次篇次；凡改动原文时，务须持论有据，以防臆断，非十分有把握处，不要改原文，可于校记中提出个人见解；书中内容，一般不宜删汰，如有不当处，可加按说明。通过校勘，力求做到复原存真。

2. 语释或语译

这对古汉语水平较低的读者帮助较大。语译以直译为主，比较容易信守原义。语释则对那些含义较为蕴奥的内容，可以夹带些解释性释文，有助于读者的理解和领会，但易掺入后人的意见。因此，语译或语释时，不可任意发挥，如有难解的词、字，应尽量用注释的方法加以解决，力求做到"信、达、雅"。

3. 注释

注释对整理研究中医古籍有重要意义，其内容包括文理与医理两方面，提注的范围，可以包括字释、词释、句释、段释。注释的目的，在于将原文释明，故必须信守原义，不可节外生枝，混淆原义。对某些需加发挥或说明者，可以加按语。对于一些特殊性注文或训义，虽不必作烦琐考据，但也应持论有据。由于有的词字含义，往往随着历史进程而有所变化，所以对有些概念的解释，应尽可能参考早期注文。如《内经》一书，应尽量参考杨上善、王冰注文为好，以其去古尚近，有可能更接近原义。当然，其误解或臆断处，亦非绝无。注释古籍，涉及古汉语方面的知识较多，因此，从事整理研究中医古籍的同志，必须加强古汉语的培养和训练；力求掌握好这一工具，不断提高整理研究中医古籍的水平。

4. 校释

校释是整理中医古籍的一种较好的体裁，是校点、注释、语译等方法的综合运用。七本中医古籍（《素问》《灵枢经》《难经》《甲乙经》《脉经》《诸病源候论》《针灸大成》）的整理研究，就是按照这种体例编写的，全书正文分提要、原文、注释、语译、按语等项。虽然由于水平和资料的限制，七书定有许多不足或不当之处。但我们认为这种体例是可取的，方向是对头的。属于版本问题，由校勘来解决；疑难问题，由注释来解决；古汉语，由语译来解决；需要说明或发挥的问题，由按语来解决。从而说明，对一些重要的古典医籍，按此体例去整理研究，是比较理想的。另外，对中医古籍的整理研究，还有其他的方法和要求，兹不详述。

（二）按专题进行汇编整理

由于中医学历史悠久，书籍众多，内容广泛，经验丰富，但论述较为分散，而且重复处亦多。以往虽做过某些阶段性或部分医著的整理编纂，但不能满足今人的需要。如清代编写的《古今图书集成·医部全录》，将清初以前的著名医著，选取 120 种左右，分类编入各专题中，在理论方面分为 9 类，临床各科分为 125 门，属于医史范围的有 6 类，虽不够完善，但不失为一部很有价值的属于专题分类性的参考文献。假如今日能进一步将古代有价值的医著，按基础理论、临床、医史、医话、医案等几个大类，分为若干专题，从源到流，除其重复，选其精要，进行编纂，则不啻为中医的大百科全书或大型类书，又是对古代文献的系统总结，更可增强中医学的系统性和完整性。如能有计划地组织进行，定能为中医文献的整理研究做出重大贡献。

六、中医文献整理研究应注意的几个问题

根据中医文献整理研究的情况，先生认为有几个问题，应加以注意。

1. 加强对中医文献整理研究工作的领导

正由于文献整理研究是一项重要的科研工作，所以它在整个中医工作和部门整个业务工作中，都需要有其适当的地位，需要有组织有计划地进行，需要有领导的统筹安排。只有如此，才有可能把这一工作搞好。

2. 把整理研究中医文献纳入科研计划之内

力求做到高质量、严要求，要有计划、有标准，工作上要有措施、有部署、有检查、有验收。只有按科研的程序办事，才有可能提高中医文献整理研究的质量。

3. 图书资料的相互支援

文献整理需要大量的图书资料，而一般机构的图书资料，甚感不足，特别是中医古籍中的善本，更为短缺。因此，单靠各单位自行解决是比较困难的。因此，图书资料的运用，应当做到相互支援，或由领导机关进行协调，以解决图书困难的问题。

4. 文献整理应有一定的物质保证

文献整理需有一定的科研经费和起码的物质条件。如一般常用复印设备、缩微阅读器、照相机及电脑设备等。因此，必须创造一定的物质条件，才能保证文献整理研究工作的顺利开展。

5. 要注意培养中医文献整理研究的人才

当前，文献整理人员后续乏人的情况较为突出，而中医文献的整理研究又有一定的专业性。因此，从现在起，必须重视这支队伍的成长，有计划地培养一部分中医文献研究人才，以便更好地承担中医文献整理研究的任务。

先生在长期从事中医古籍整理研究的工作中，深深体会到，文献研究绝非易事。它要求研究者有广博的知识面，坚实的理论基础，而且要有丰富的实践经验。所谓"校书难、注书尤难"，诚如是也。

中医典籍的研究

《黄帝内经》的研究

　　《黄帝内经》作为中医学的经典著作，是中医药学理论的渊薮。对其进行研究者，代不乏人，所以留下了大量的文献。先生在长期中医文献与古籍整理研究过程中，对《黄帝内经》的文献研究，亦倾注毕生的精力，提出了许多独到的见解。先生在《黄帝内经》理论研究方面，具有高深的造诣，并于1990年被批准为《黄帝内经》文献研究方向的博士生导师。根据多年研究的成果，先生撰写了"《黄帝内经》的文献研究"近60万字，集中体现了先生在《黄帝内经》研究方面的成就。该书对《黄帝内经》的作者、形成年代、流传演变及学术渊源等诸多情况，提出了许多新的观点。今概述如下。

一、《汉志》著录医经类诸家考

　　《黄帝内经》一名，最早见于《汉书·艺文志》。《汉志·方技略》医经类著录有"《黄帝内经》十八卷、《外经》三十七卷,《扁鹊内经》九卷、《外经》十二卷……上医经七家,二百一十六卷。"以下就《黄帝内经》与《外经》、医经类别家及《素问》、《九卷》与《黄帝内经》的关系略作叙述。

1.《黄帝内经》与《外经》的关系

详《汉志》著录,除《黄帝内经》十八卷外,另有《外经》三十七卷。汉后即不见于著录,别书亦不见有所称引,谅亡已久矣。

余嘉锡先生《四库提要辨证·子部·医家类》云:"刘向于《素问》之外,复得《黄帝医经》若干篇,于是别其纯驳,以其纯者合《素问》编之为《内经》十八卷,其余则为《外经》三十七卷,以存一家之言。不问其为黄帝所作与否。盖必尝著其说于《别录》,而今不可见矣。"张舜徽先生《汉书·艺文志通释》按:"医书之分《内经》《外经》,犹《春秋》《韩诗》有内、外传,《晏子春秋》《庄子》《淮南》有内外篇也……大抵内篇为作者要旨所在,外篇其绪余耳。医书之《内经》《外经》,亦同斯例。由于阐明理道者,辞旨精要,与夫杂说旁陈者不同,故《黄帝内经》十八卷,而《外经》三十七卷。下文扁鹊、白氏,亦分内外经。"

由二家所论可知,刘向校书时,有所条贯编选。按内、外两书,以定其部居。据而推之,《黄帝内经》与《外经》,亦当出于刘向校书时,有所定名。将其重要而纯正者,定为《内经》,其驳杂者定为《外经》,故《内经》存而《外经》亡,亦或与此有关。

2.《黄帝内经》与医经类别家的关系

在《汉书·艺文志》著录之医经类书中,除《黄帝内经》与《黄帝外经》之外,尚有《扁鹊内经》与《扁鹊外经》、《白氏内经》与《白氏外经》、《旁篇》等。今仅举《扁鹊内经》《外经》与《黄帝内经》的关系说明之。

第一,《难经》与《扁鹊内经》《扁鹊外经》及《黄帝内经》《黄帝外经》的关系。此一问题实质是涉及《难经》设问之辞及所解之经,究系何经。详《难经》杨玄操序谓《难经》所解者为《黄帝内经》,后人多宗其说,亦有另出别义者,兹不详举。然《难经》今存本内容,似与此说难以尽合。

详《难经》设问之辞,约有三类,一者为"经言"类,即混称医经中语，共有二十六问，占八十一难总数近三分之一；一者为"书言"类，即举出某书中言，仅六十三与六十四两难，均称《十变》言；三者为"径言"类，即直接举出所问内容，共有五十三问。其中《十变》之义，今存其他古文献中，别无称引及记载，当是另有其书，或原医经类书中有所引用，今已不详。在"经言"与"径言"两类中，有的见载于今存《黄帝内经》，有的与《黄帝内经》文异而义同，或题同而义异，有的则不见于《黄帝内经》。特别如十七难与二十一难所谓"经言"，今《黄帝内经》中无，反见于《脉经》卷五引"扁鹊诊诸反逆死脉要诀"。根据上述情况，若谓《难经》所解之经为《黄帝内经》，似亦欠妥。然而《难经》所解之经，究系何经，似可做出两种推断，一则或取《扁鹊内经》《扁鹊外经》中语而为之解，一则或杂取诸医经类书中语而为之解，其中或含《黄帝内经》之内容。

第二，《扁鹊内经》《扁鹊外经》为何时之扁鹊。 按张舜徽先生已根据前人研究提出两说，即出于战国时之扁鹊与黄帝臣扁鹊。关于第一种说法，前人研究同者较多。然据《史记·扁鹊传》及先秦历史背景，似秦越人并无是作。当然，亦不排除其中或收有秦越人的某些遗作。第二种说法，亦不得谓无据。如《汉书·艺文志》经方类著录《泰始黄帝扁鹊俞拊方》二十三卷，应邵曰："黄帝时医也。"详应邵，东汉末人，此注按行文方式，所谓"黄帝时医"，应指扁鹊与俞拊二人。又按书名中人排列顺序为黄帝、扁鹊、俞拊，将俞拊排于扁鹊之后，似亦可证明，此一扁鹊，似为黄帝时医，而非指战国时秦越人之誉称。是则此书当系依托黄帝与其臣扁鹊和俞拊等所出医方。又详《千金翼方》卷二十五诊气色法第一，有"黄帝问扁鹊曰：人久有病，何别生死，愿闻其要，对曰……黄帝曰：善"一段，计一百六十六字。此显系依托黄帝与扁鹊问答之语，或为《扁鹊内经》《扁鹊外经》之遗文，故不见于《黄帝内经》。又此下继有二段，只有"问曰""对曰"，未有"黄帝曰善"四字，在"问曰"与"对曰"前，显为省去"黄帝"与"扁鹊"四字。此文亦不见于《黄帝内经》。又该篇尚有"扁鹊曰"文若干段，有的与《黄帝内经》义同而文异，有的不见于《黄帝内经》，此亦或出于《扁鹊内经》《扁鹊外经》中。又该卷诊脉大意第二，有"问曰：手足三阴三阳十二经皆有动脉，而独取寸口者何也？扁鹊曰……"一段，若按前篇文例，此篇"问曰"前，亦当省去"黄帝"二字。此文与《难经·一难》义同而文则多异，亦或为《扁鹊内经》《扁鹊外经》之遗文。若是，则亦可反映《难经》与《扁鹊内经》《扁鹊外经》之渊源关系。详《千金翼方》所收文献，大都为隋唐以前留传旧籍，似此等黄帝问扁鹊文，若非汉人依托之作，恐非魏晋南北朝时，无端又造出一个黄帝时的扁鹊来，谅必有所本也。又如《脉经》卷五"扁鹊诊诸反逆死脉要诀第五"，其中内容或言扁鹊曰，或曰经言，然又有"肝脉肾脉肺脉皆实"至"季秋而死"一段，全文又见于《素问·大奇论》。此极有可能原出《扁鹊经》中，然所收此一段文字，则与《黄帝内经》重出。故《扁鹊内经》《扁鹊外经》所依托之扁鹊，似当为黄帝时之扁鹊也。

根据上述情况，似可说明，《扁鹊内经》《扁鹊外经》与《黄帝内经》《黄帝外经》，虽依托之名称不同，然皆托之以上古"圣人"。又从其内容方面推断，其成编之时，采撷诸多文献，有的源于同一祖本，故文亦尽同，反映二者使用之文献，互有交错；有的内容，是源于同一祖本，然撰者别加整理，故义虽同而文有别；有些内容，则各有所本，故二书互有差别，此其所以为另一家也。此二家之相互关系，应大致如是。

《白氏内经》《白氏外经》与《黄帝内经》《黄帝外经》的关系，亦当如《扁鹊内经》《扁鹊外经》。

3.《素问》《九卷》与《黄帝内经》的关系

《素问》《九卷》之名，在现存医学文献中，最早见于汉末张仲景《伤寒杂病论·序》，然本文并不曾言及《素问》与《九卷》的关系，迨至晋初王叔和《脉经》一书，则多处称引《素问》及《九卷》之文。详其内容，大都见于今《素问》与《灵枢》中，并别出《针经》之名。然叔和书中，亦未曾言明诸书与《黄帝内经》的关系。

然晋初稍后于王叔和的另一位医学家皇甫谧，在其《针灸甲乙经·序》中则云："今有《针经》九卷，《素问》九卷，二九十八卷，即《内经》也。"

综观今存《针灸甲乙经》内容，其卷三腧穴及卷六至卷十二各类病证之腧穴主治，大都不见于今存《素问》《灵枢》，盖为出于《明堂》一书；余篇内容，基本皆见于《素问》及《灵枢》中。此足可说明，皇甫谧所言之《素问》与《九卷》（或《针经》），与今存之《素问》《灵枢》，原为一书而无疑。皇甫谧之说，后世均从其义，遵《素问》《灵枢》为《黄帝内经》。

然而近代有些学者，以为皇甫谧此说，无所依据，故持以异议。详皇甫谧生当三国之末及晋初，其时去刘向父子校书仅二百余年，去班固修《汉书》则不足二百年。当时，《七略》尚在，存世前朝史料，后世散失不见者，定有多种。又据《晋书》本传，谧一生读书甚多，并特请晋武帝赠书一车。其著述则不仅为医学，尚有史学如《帝王世纪》及《烈女传》等多种。在当时亦少有出其右者。作为这样一位医学家及史学家，如果仅就今日存世文献而言其说无所据，恐尚难成为确论。

如有人据《汉志》著录诸书之篇卷分析，以为《汉志》诸书，多称若干篇，其或称若干卷者，卷亦篇也。故《汉志》著录之《黄帝内经》十八卷，即十八篇，非若今日存世之《素问》《灵枢》，各具八十一篇，亦可以为当时尚无如此八十一篇字数之巨著，故今存之《素问》《灵枢》，并非《汉志》著录之《黄帝内经》。

此对篇卷等同之说，固多如是，然恐向、歆校书时，各类古籍情况，亦十分复杂，作为书文内容计量单位名称之篇卷，在今《汉志》著录诸书中，亦不尽同，有些和后世存本亦有所别，在诗类、孝经类、书类中均有此类情况，如诗类中有《诗经》二十八卷、《毛诗》二十九卷。今《十三经注疏》本收《毛诗》为二十卷，计三百余篇，故后世亦称《诗经》为"三百篇"。此岂得谓《汉志》著录之《诗经》二十八卷即二十八卷，《毛诗》二十九卷即二十九篇。

又或以《汉志》著录《黄帝内经》，不言含有别题名者为据，故《素问》《针经》等，并非《黄帝内经》一书。详《汉志》著录诸书之题名，亦十分复杂，并非千篇一律，就著录所见，大都仅一级题名，然亦有二级题名者，亦有虽为一级题名，而书中实含二级或三级题名者，如《扬雄所序》三十八篇，包括《太庙》十九，《法言》十三，《乐》四，《箴》二。据此书著录之正文与注文，亦说明该书有两级题名。《扬雄所序》之总名，为一级题名，其内复含《太庙》《法言》《乐》《箴》，为二级题名，实则《太庙》《法言》等四书，皆独立成编。如《法言》一书，今犹存焉，仍十三篇。道家类及杂家类中均有此论。

根据以上所引《汉志》著录诸书，有关卷篇关系、大小题名、著录内容及方式等问题，亦可见情况十分复杂，不可一概而论。因此，若以一种模式为《汉志》著录准则，且据此以否定今存《素问》《灵枢》（即古之

《九卷》或《针经》）与《黄帝内经》的关系，似尚难为凭。故在别无确证之前，仍从皇甫谧说，亦不得谓之无据。当然，遵从皇甫谧此说，并不否认今存《素问》《灵枢》，因历经部分散亡与后人整复，难免有后世增补之内容。此亦完全符合古籍演变的一般规律。

二、《黄帝内经》的成书年代及历史背景

关于《黄帝内经》的成书年代，大致有以下几种说法：①黄帝与岐伯等君臣问答之作。皇甫谧、杨玄操、林亿、郑樵等人持此说。②成书于先秦之说。如宋·邵雍、司马光、朱熹等人持此说。明清时期，持此说者颇多。③成书于汉代。如明·顾从德、郎瑛等人。④非成于一时一人之手。吕复持此说。⑤近代研究情况：近代对《黄帝内经》成书年代的研究，大致言之，约为三种，即成书于先秦时期、成书于西汉时期、成书于东汉时期。

有关《黄帝内经》的成书年代，先生从多方面进行了综合分析，让人耳目一新，现略述如下。

（一）历史背景

《黄帝内经》一书，除医学为主体外，余如天文地理、历法气象、数理哲学、人与自然等，均有不同程度的论述。因此，要探讨该书形成的年代，就必须结合其时代背景，进行具体分析。今从先秦两汉时期科学文化发展水平、医学文献的源流关系、崇尚黄老及托古之风、刘向校书的历史背景等方面，结合《素问》《灵枢》有关内容，聊加分述。

1. 科学文化发展的有关情况

（1）天文、历法方面：先秦两汉时期在天体理论、星宿运行及历法等方面均有多种学说，现略述如下。

第一，天体理论。 关于天体理论有多种说法，代表不同的认识水平。如：

天圆地方说。即所谓"盖天说"。《淮南子·天文训》："天圆地方，道在中央。"又云："昔者共工与颛顼争为帝，怒而触不周之山，天柱折，地维绝。天倾西北，故日月星辰移焉；地不满东南，故水潦尘埃归焉。天道

曰圆，地道曰方。方者主幽，圆者主明……"关于共工怒触不周山之事，又见于《列子·汤问》。又详今《灵枢·邪客》："黄帝问于伯高曰：愿闻人之肢节，以应天地奈何？伯高答曰：天圆地方，人头圆足方以应之……"《素问·阴阳应象大论》中亦有此论。从而说明，《素问》与《灵枢》所言，正与上文义合。

宣夜说。在盖天说外，又有"浑天说"，以为天和地均为圆形，天包于地外。如东汉张衡《浑天仪图注》中有此论。按此浑天说虽较盖天说为善，然而均有一共同的缺点，即以天为有形之固体，有如壳焉。后来又有"宣夜说"，则打破了此一束缚。如《晋书·天文志上》云："宣夜之书亡，惟汉秘书郎郗萌记先师相传云：天了无质，仰而瞻之，高远无极，眼眢精绝，故苍苍然也。譬之旁望远道之黄山而皆青，俯察千仞之深谷而窈黑。夫青非真色，而黑非有体也。日月众星，自然浮生虚空之中，其行其止，皆须气焉。"郗萌其人，略早于张衡，其所云先师相传说，较之盖天说与浑天说尤善。详《素问·五运行大论》云："岐伯曰：地为人之下，太虚之中者也。帝曰：凭乎？岐伯曰：大气举之也。"按此论与上说，义亦尽同。

第二，二十八宿。二十八宿亦名二十八舍。系我国古代天文学家把周天黄道（太阳和月亮所经天区）的恒星分成的二十八个星座。从历史文献可见，对二十八宿的宿数、星座及星名的最后认定，有一个发展的过程，早期文献如《尚书》《诗经》及《夏小正》中，提及星名较少。至秦、汉时期之文献中，则逐步完善。如：《礼记·月令》十二月中，共列星名二十四宿。不仅数目不全，而且有的星座与别书亦有所不同。《吕氏春秋·有始览》："中央曰钧天，其星角、亢、氐。东方曰苍天，其星房、心、尾。东北曰变天，其星箕、斗、牵牛……南方曰炎天，其星舆鬼、柳、七星。东南曰阳天，其星张、翼、轸。"后来在汉代刘安《淮南子·天文训》与刘向《说苑·辨物》中所记，与《吕氏春秋》亦同。惟《说苑》直以四方列名。又1978年湖北省清县擂鼓墩出土战国早期曾侯乙墓出土之漆箱盖上有二十八宿名，星数已具，惟用字取名方面有某些差异，说明二十八宿名称的最终确定，似应在战国末至秦代。

详《灵枢经》卫气行与五十营两篇中，均言及二十八宿。如卫气行云："天周二十八宿，而一面七星，四七二十八星。房昴为纬，虚张为经。

是故房至毕为阳，昴至心为阴。阳主昼，阴主夜。"从而说明，《灵枢经》中引用二十八宿之名，已达完备阶段，与秦汉人所言皆同。

第三，五星运行。 五星指水、木、金、火、土五大行星，即东方岁星（木星），南方荧惑（火星），中央镇星（一作填星。土星），西方太白（金星），北方辰星（水星）。

五星之名所见甚早，在《尚书》《左传》等，都曾有过记载，而记载详备，且又与五行相合，与五季（春、夏、季夏、秋、冬）相配者，如《史记·天官书》对岁星之位、五星的运转周期及运行时有逆、顺、守、犯、赢、缩等现象，均有所描述。

又《淮南子·天文训》："何谓五星，东方木也，其帝太皞，其佐句芒，执规而治春，其神为岁星，其兽苍龙，其音角，其日甲乙……北方水也，其帝颛顼，其佐玄冥，执权而治冬，其神为辰星，其兽玄武，其音羽，其日壬癸。"上文所记，可谓比较系统的五行系列图或五方五行旁通图，文中将五方、五行、五帝、五佐、五执、五神、五兽、五音、五日，相为组合，以相应。

详《素问·金匮真言论》之五方系列组合中即含五星在内，与《淮南子》所列均同。《素问·气交变大论》关于五运太过、不及之论述，亦皆及于五星。又《素问》该篇在论岁候之太过、不及上应五星时，曾言及五星运行之逆顺、留守等情况。如云："以道留久，逆守而小，是谓省下。以道而去，去而速，来曲而过之，是谓省遗过也。久留而环，或离或附，是谓议灾与其德也。应近则小，应远则大……岁运太过，则运星北越，运气相得，则各行以道。故岁运太过，畏星失色而兼其母，不及，则色兼其所不胜。"是则说明《素问》中有关五星运行之论述，不仅与《史记》《淮南子》等同，而且其以五星反应神权之占星术思想，亦颇相近。

第四，日行一度，月行十三度。 详近人陈遵妫《中国天文学史》第四编第三章"月离"云："三统历曾明白地说过以十九年为一章，在一章里，太阳走十九周，月球走二百五十四周，我们可以知道十九天内，太阳走十九度，月球走二百五十四度，就是在一天里，太阳走一度，月球走十三点七／十九度。《淮南子·天文训》也已经说到，这是东汉以前所用的平率。"

按此说在前引《晋书·天文志》引汉秘书郎郗萌记先师相传云，亦曰"日行一度，月行十三度"。详郗氏所云先师相传说，盖沿袭西汉人旧说也。

今详《素问·六节藏象论》云："日行一度月行十三度有奇焉。故大小月三百六十五日而成岁，积气余而盈闰矣。"王冰注："日行迟，故昼夜行天之一度，而三百六十五日一周天，而犹有度之奇分矣。月行速，故昼夜行天之十三度余，而二十九日一周天也，言有奇者，谓十三度外，复行十九分度之七，故云月行十三度而有奇也。"王冰此解与陈遵妫所言，数据相等。又《汉书·律历志》亦有此种说法，可见此说亦源于汉代。

第五，九宫八风太乙游。 九宫、八风、太乙游，是三个不同的概念。九宫之名，含有多义，此指术数家所指的九个方位。八风之名，久已有之，然称谓不一，就以具体名称而言，如《吕氏春秋·有始》："何谓八风？东北曰炎风，东方曰滔风，东南曰熏风，南方曰巨风，西南曰凄风，西方曰飂风，西北曰历风，北方曰寒风。"《淮南子·坠形训》："何谓八风？东北曰炎风，东方曰条风，东南曰景风，南方曰巨风、西南曰凉风，西方曰飂风，西北曰丽风，北方曰寒风。"按此二书有四名同，四名不同。详其不同者，滔与条，当为假借关系，条者条达也。东方之风，当为条达，又《山海经·南山经》"条风自是出"，亦可证。历与丽，为假借关系。熏与景，义或两通。凄之与凉，义则同。可见此二家言八风，当出一源。

《易纬·通卦验》则谓立春条风至，春分明庶风至，立夏清明风至，夏至景风至，立秋凉风至，秋分昌盍风至，立冬不周风至，冬至广莫风至。又《说文·风部》："风，八风也。东方曰明庶风，东南曰清明风，南方曰景风，西南曰凉风，西方曰阊阖风，西北曰不周风，北方曰广莫风，东北曰融风。"按此二家称名，基本相同，其条与融，或义得两通。此亦同出一源，此秦汉间说八风之两类称名系统。

太一之名，虽有多种含义，然上文言太乙游者，太一，神名也。又如《史记·封禅书》："天神贵者太一。"司马贞索隐引宋均云："天一、大一、北极神之别名。此上所言太一游之'太一'，显系指天神而言。"

详《灵枢·九宫八风》文言九宫，与上文所言义亦同，乃以四正四维之八方，与八卦方位结合，加之中央为九宫。此八风之名虽不同，然理本一贯，于义则通。其言太一游既详且尽，详《易纬·乾凿度》亦有太一游说，郑玄注言太一之行，与《灵枢》所言，亦大致同。结合《易纬·通卦验》据卦气以占人事之说，与《灵枢》亦合。故此太乙游说，疑当出自两汉时方术家或占星术者之手。

第六，正月建寅。正月建寅，与历法相关。所谓"建"者，亦即月建，指历法每月所建之辰。古代以北斗七星斗柄的运转作为定季节的标准，将十二地支与十二月相配，用以纪月。据古籍所记，秦以前有六种古历。如《汉书·律历志上》："三代既没，五伯之末，史官丧纪，畴人子弟分散，或在夷蔼，故其所记，有《黄帝》《颛顼》《夏》《殷》《周》及《鲁历》。"黄帝、殷、周、鲁四历俱建子，颛顼、夏二历俱建寅。汉兴，用颛顼历。改十月为岁首，亦即建亥。至武帝元封七年，行《三统历》，又称《太初历》，改正月为建寅。

详《素问·脉解》《灵枢·阴阳系日月》均明确表明其历法与正月建寅是相应的。因此，就此文使用的月建情况，从正月建寅而论，夏历去古已远，且该时文化发展水平尚难如此，故很可能与西汉武帝时颁行"三统历"之历史背景有关。

第七，二十四气、七十二候。今人陈遵妫《中国天文学史》第六编第一章："战国末年，《吕氏春秋·十二月纪》始有孟春、仲春、孟夏、仲夏、孟秋、仲秋、孟冬、仲冬八个月，各安插立春、日夜分、立夏、日长至、立秋、日夜分、立冬、日短至八节。《礼记·月令》和《淮南子·时则训》都是十二月纪的合抄本，这说明了前汉初年，还没有确定二十四气名称。二十四气名称，最早见于《淮南子·天文训》，它和现今通用的二十四气名称及次序完全相同。一年分二十四气，大概是前汉初年以后，《淮南子》成书（公元前 139 年）以前。"

详今《素问》《灵枢》中，已有多篇言及二十四气之名称，如《素问》之四气调神大论、脉要精微论、热论，《灵枢》之九宫八风篇、九针论、岁露论等，有四立、二分、二至、八节之名。其中春分、秋分、夏至、冬至四名，亦与《淮南子》同。特别是《灵枢》九宫八风篇及九针论两篇，均全部出现了八节之名。从而说明《素问·六节藏象论》此文应是在二十四气与七十二候之名称及时序完全确立之后提出来的，应与该时期有关文献有称引关系。

（2）文字方面：在今存《素问》《灵枢》及《黄帝内经》别传本《针灸甲乙经》及《黄帝内经太素》中的文字，均反映有与先秦两汉时变化的某些特征。主要表现在音韵与避讳两个方面。

从今本《素问》《灵枢》中可见，有大量成段韵文，或散文中兼有少量韵句。如清人冯舒《诗纪匡缪》云："《素问》一书，通篇有韵。"此言虽有所过，但亦可反映《内经》中含有大量的韵文或韵句。而且早在清初顾炎武《音学五书·唐韵正》中，在各种韵部的五十多个字下，引用了《素问》《灵枢》的韵文，以证实其上古音的读音。有《素问》之四气调神大论、生气通天论、阴阳应象大论、大惑论、痈疽等二十二篇。

诸多韵文，可反映时代特点。今人钱超尘教授通过研究认为："明""行"在先秦古音里，属于阳部，在《诗经》《楚辞》和周秦诸子的书里，这两个字都与阳部字相押，东汉时期，"明"字已转入耕韵，"行"字也转入耕韵。这是东汉音与西汉音一个很大的不同，从钱氏列举诸例证看，明字归阳部之字押韵者有《素问》生气通天论、阴阳应象大论、六节藏象论、著至教论、疏五过论、方盛衰论及《灵枢》终始、外揣、阴阳二十五人、大惑论等十篇之十六例。而归耕部字押韵者有《素问》四气调神大论、气交变大论、五常政大论、六元正纪大论及《灵枢》外揣、经别等六篇之八例。

避讳之事，虽起自周，但又有"临文不讳"之说，故今存先秦诸书中，留有该时期之讳字，亦为数不多。秦汉以降，则讳字渐多。详今存《素问》《灵枢》中，亦留有秦汉时讳字痕迹。如：正作真。秦始皇名政，亦作正，故避讳改作"真"，如《素问·玉机真脏论》"真脏"，《太素·真脏脉形》同。又如盈作扬、凭或盛。汉惠帝名盈，故避讳改作扬、凭或盛。如《素问·八正神明论》："血气扬溢。"《素问·移精变气论》王冰注引文则"扬"作"盈"，可证王氏所见古本有作"盈"者。又如弗作不，汉昭帝初名弗陵，后名弗，故避讳改作不。今《素问》《灵枢》及《甲乙》《太素》中，对弗、不二字的使用，较为混乱，但仍看出看某些差别。如《素问·宝命全形论》："众脉不见，众凶弗闻。"《太素·知针石》"不"亦作"弗"；《甲乙经》卷五第四"不""弗"二字，均作"所"。又如邦作国。荀悦《汉纪》云："讳邦之字曰国。"此避汉高祖刘邦之讳，故改为国。详今《素问》与《灵枢》中计有四篇八见"国"字，而两书中竟无一"邦"字，此或可说明，其皆在西汉立国之后成文，因既非旧籍，故不复用"邦"字。详以上诸汉代讳字，虽例数不多，但亦可反映今存《素问》

《灵枢》，虽经历代传抄翻刻，加之后人对讳字的回改，但经与《甲乙经》及《太素》的相互比较，总可发现其不同传本间有回改不尽或回改不一之处，而留下讳字的痕迹，亦可有助于对成书年代的判断。

2. 五行与五脏的关系

（1）五行配五脏：关于五行配五脏的问题，在先秦及两汉文献中有多种配法，并形成了多种五方五时五行类属模式。今择其要者如下：

第一，《管子》五行模式。今概括其类例主要内容如下：

方位	色	味	音	五脏	五体	窍	星	时	气	五行	五体	日	五钟	数	五兽	官	兵
东方	青	酸	角	脾	隔	鼻	星	春	风	木	骨	甲乙	青钟	八	羽	土师	矛
南方	赤	苦	羽	肝	革	目	日	夏	阳	火	气	丙丁	赤钟	七	毛	司徒	戟
中央	黄	甘	宫	心	肉	舌		四时		土	皮肌肤	戊己	黄钟	五	倮		矢
西方	白	辛	商	肾	脑	耳	辰	秋	阴	金	甲	庚辛	景钟	九	介	司马	剑
北方	黑	咸	徵	肺	骨	窍	月	冬	寒	水	血	壬癸	黑钟	六	鳞	李	盾

从以上类例图中，不难看出，其归属与《礼记·月令》五时五方五行等，均有一定差异。就与医学有关内容而论，不仅与今《素问》《灵枢》不同，而且与《礼记》等书亦有别。又五脏与五体的关系，《管子》"幼官篇"（上图前列五体）与"水地篇"（上图后列五例）亦不一致。

详今存《管子》一书，经近代学者考证，其内容并非尽出管子之手，如郭沫若《管子集校校毕后》云："《管子》一书，乃战国、秦汉文字总汇。秦汉之际，诸家学说多汇集于此。"总之，《管子》中关于五方五行的类例模式，谅在春秋或战国时已具雏形，后世继有发展，体现了五行学说对社会与自然等学科方面的影响，对后世影响较大。但其医学方面的内容，则与《素问》《灵枢》之言不同。

第二，五时祭配法。此法即以五时致祭时所配用之牲畜脏器。如《礼记·月令》，春三月"祭先脾"；夏三月，"祭先肺"；中央土，"祭先心"；秋三月，"祭先肝"；冬三月，"祭先肾"。郑玄注此文时以牲南首为向，观五脏之位，以应五时之方位，可谓持之有据，言之成理。又《吕氏春秋》十二览五时祭之配五脏，与《礼记·月令》亦同。此足以说明，在西汉早期，关于五行与五脏之配法，已有与今存《素问》《灵枢》相同者。

第三，《淮南子》另外类例。《淮南子》除具有上文介绍之类例外，另在"天文训"与"坠形训"两篇中，亦各有此类类例内容，"坠形训"中言五方之人，与五色、五窍、五体的配属关系，除五脏之脾作"胃"外，余者与今《素问》《灵枢》言五脏配属尽同。

第四，《白虎通义》论五行与五脏说。其中"情性"一篇，所言五脏五行之类例，及其言脏腑诸事，基本上已与《素问》《灵枢》相同。然其谓："三焦者，包络府也，水谷之道路，气之所终始也。故上焦若窍，中焦若编，下焦若渎。"此说与《内经》不同。

综观以上诸说，足可说明，五行与五脏之类例，渊源甚早，但模式不同，存有多家学说，其目的意义，亦各有所论。尽管如此，五行与五脏相配，如今存《素问》《灵枢》这种模式，至少可以认为，在秦汉之时，盖已有之，甚至可以上推至战国时代。

（2）土之寄位：关于土在五行中的寄位，有两层意思：一者，从方位而言，东西南北中，土无疑是居中，诸书皆如此，此不烦引。二者，从时位而言，即从一岁中的时序言之，则有以下几种方式。

第一，以三百六十日，平均分配，每行七十二日，以木为首，土居中。如《管子·五行》《春秋繁露·治水五行》均持此说。按此种分法，即使《管子》之文，非出于管氏之手，若以《春秋繁露》为证，大概亦不会晚于秦汉之际，甚或出于战国之时。

第二，以季夏为土。季夏者，六月也。即以夏季之最末一个月为土。如《吕氏春秋·季夏纪》《礼记·月令》中，虽未明确地表明有关季夏土的问题，然据其内容及文序，可以推断出其对应关系。《淮南子·时则训》则云："季夏之月，招摇指未，昏心中，旦奎中。其位中央，其日戊己，盛德在土，其虫赢……"此文则明确表明了季夏与中央的关系。

详《素问》中有"金匮真言论"及"阴阳应象大论"等篇中五方五行类例，均有中央一类，从"湿"在六气中的时序看，当在火之后。是土位在夏火之后，亦当六月之分。

今《内经》中凡言季夏者有四处。见《素问·风论》《灵枢·本神》《灵枢·经筋》中。其言季夏者，均当土位，与脾相应，与《淮南子》等说亦合。

又《内经》中又有"长夏"之称，凡二十八处。其中《素问》有八篇二十二处，《灵枢》有二篇六处，见《素问·金匮真言论》《素问·脏气法时论》《灵枢·顺气一日分为四时》中，长夏与季夏义同，亦指六月为土位。

第三，土寄位于四时各十八日。《管子·四时》："中央曰土，土德实辅四时出入……其德和平用均，中正无私，实辅四时春赢育、夏养长、秋聚收、冬闭藏。大寒乃极，国家乃昌，四方乃服。"实则此文已含土王于四季之义。

《内经》中多处有此论。如《素问·太阴阳明论》云："脾者土也，治中央，常以四时长四脏，各十八日寄治，不得独主于时也。"此为土寄于四时的具体说明。

从以上诸文，不难看出，关于五行土，在五方中居于中央，自无异议。至于其在四时中的时位，在先秦及两汉时期，已有多种说法，反映了不同时期及不同学派，对此一问题的说解。此在今本《素问》及《灵枢》中，亦有一定反映，说明其受时代之影响。

3. 依托之风

依托之书或依托之言与事，在先秦及秦汉之著述甚多，西汉刘向父子校书时，已多有所辨。今举仅存于《汉书·艺文志》之原注为例。如：道家类之《太公》二百三十七篇，注："名望，为周师尚父，本有道者。或有近世又以为太公术者所增加也。"《文子》九篇，注："老子弟子，与孔子并时，而称周平王问，似依托者也。"《黄帝四经》四篇《黄帝铭》六篇、《黄帝君臣》十篇，注："起六国时，与《老子》相似也。"《力牧》二十二篇，注："六国时所作，托之力牧。力牧，黄帝相。"

阴阳家类、农家类、小说家类、兵阴阳家类均有依托之书，兹不繁举。

先生总结了《汉书·艺文志》五类二十种依托之书例，得出如下结论：①刘向所辨依托诸书，有的直言为"依托"，有的是根据其内容的实际水平，离古较远，故曰"非古语"，故为依托；有的是根据其语文水平，与署名者不相称，故曰"其语浅薄"或"迂诞"，故为依托。②在依托之书中，有的类中占有数较多。如小说类中，共十五家，而刘向辨其为依托者有五家，占三分之一；兵阴阳家类中共十六家，刘向辨为依托者有五家，占近三分之一；道家类三十七家，刘向辨其为依托者有七家，占近五分之一。说明此类书籍尤易作伪。③在依托诸书中，以黄帝或黄帝臣者为多，如上述二十种依托书中，托名黄帝或黄帝臣者，有《黄帝四经》《黄帝君臣》《杂黄帝》《力牧》《黄帝泰素》《胡封》，又《力牧》《风后》《鬼容区》等共十种，占居半数。④在《汉书·艺文志》著录诸书中，包括方技类书，尚有署为黄帝或黄帝臣者多种，均无刘向注文，未知班固修《汉书》时予以删除，或刘向原无注文。若据上引诸署为黄帝或黄帝臣书，刘向均辨其为依托之例，则诸无注者，即使原即无注，其中定有相当部分，或系刘向省文。

根据上述情况不难看出，在刘向所校之书中，已有大量图书，属依托之作，其中固有为汉以前人所依托。然刘向校书，始于汉成帝河平三年，其时去汉代立国已一百八十余年，因此，其中有些图书，亦当为西汉时人所依托，此与《淮南子》所述时代背景亦颇为契合。故《汉书·艺文志》著录方技类诸书之署名神农、黄帝等者，亦当与此背景有关。

（二）《素问》《灵枢》成书年代

关于《黄帝内经》的成书年代，若简而言之，即如吕复所谓非成于一时一人之手也。若析而论之，就《素问》与《灵枢》之基本内容而论，似可认为取材于先秦，成编于西汉，增补于东汉。若就《素问》运气七篇大论及别行之本病、刺法两篇而言，似可谓续增于汉末至南北朝前期，补遗于唐宋。以下分别加以分析。

1.取材于先秦

先秦时期，是我国科学文化比较昌盛的时期，在医学方面，不仅有诸多名医著称于时，就医学文献而言，在当时定有诸多文字材料，而且一直流传于汉代，为王公贵族所收藏，有的为医家所得，则视为禁书。所谓"禁书"者，禁秘之书也。如《史记·仓公传》："庆有古先道遗传黄帝、扁鹊之《脉书》《五色》，诊病知人生死，决嫌疑，定可治，及《药论》，书甚精，我家给富，心爱公，欲尽以我禁方书悉教公。臣意即曰：幸甚，非意之所敢望也。臣意即避席再拜谒，受其《脉书》（上、下经）、《五色诊》、《奇咳术》、《揆度》、《阴阳》、《外变》、《药论》、《石神》、《接阴阳》……"详阳庆授意书时，在高后八年，时已七十余岁，故其生时，乃在战国末期，此记其"禁方书"为"古先道遗传"，必为先秦旧籍而无疑。又长沙马王堆出土之古医书，如《阴阳十一脉灸经》及《足臂十一脉灸经》等，据马继兴研究员《马王堆医书考释》考证，是为"秦汉以前的医学原著"。此后江陵张家山出土之《脉书》，其十一脉与马王堆《阴阳十一脉灸经》内容，显系出于同一祖本，且原有题名为《脉书》。凡此，皆可证阳庆"古先道遗传"诸禁方书之原委。

详今存《素问》与《灵枢》引书中，有诸多与阳庆禁方书名称相同或相近者，如《素问·病能论》："《上经》者，言气之通天也；《下经》者，言病之变化也；《金匮》者，决死生也；《揆度》者，切度之也；《奇恒》者，言奇病也。"即可见一斑。又《灵枢·寒热病》对经脉有"臂""足"之称，如"腋下动脉，臂太阴也，名曰天府"，又"臂阳明有人頄遍齿者，名曰大迎。"此与马王堆医书《足臂十一脉灸经》之称谓亦同。凡此均可证明，其引用之文献，必有诸多源于先秦之旧籍。甚至有的内容，亦或为汉以前之遗作，故谓取材于先秦。

2. 成编于西汉

就《黄帝内经》而言，前人虽有言其成书战国或周秦时期者，然汉以前今存文献，无记有"医经类"之书，即《史记·扁鹊仓公列传》记扁鹊、阳庆等所藏，亦无医经类名。故汉以前虽有诸多医籍，而作为医经类书，似尚未成编。

详前述成书时背景诸事，似以成编于汉代，比较符合现有文献所能提供的佐证。就科技发展的断代水平而论，《素问》与《灵枢》中有诸多涉及于天文、历法及五行与五脏等之文，均与西汉有关文献相吻合。

就音韵的演变情况而论，据钱超尘教授《内经语言研究》一书提供的研究结论，亦可证明《素问》与《灵枢》中诸多韵文之用韵，其字音与先秦有别，而与汉代读音相同。

就"医经"类书的记载而言，西汉医家已有颂读医经、本草类书之记载。如《汉书·楼护传》："楼护，字君卿，齐人，父世医。护少随父为医长安，出入贵戚家。护诵医经、本草、方术数十万言，长者咸爱重之，共谓曰，以君卿之材，何不宦学乎。由是，辞其父，学经传。为京兆吏数年，甚得名誉。是时，王氏方盛，宾客满门，五侯兄弟争名，其客各有所厚，不得左右，惟护尽入其门，咸得其欢心。"详护始为官在成帝时，至新莽时已及老年。是其少年颂医经等书，至少当在元帝初或宣帝末，而该书又为其父所收，父为世医，或为先人所遗旧籍。若以此推之，医经类书，或当景帝、宣帝时已有之。又以汉代崇尚黄老之术，此记医经类书，或即托名黄帝之作。

就医经类书之著录而言，则首见于刘向校书。据前说推之，医经类书，原或有之，复经刘向等校书时条贯整理，定名为若干种，含《黄帝内经》十八卷。余者后皆亡佚，今已难考。《黄帝内经》十八卷，复经后世之多次整理，遂演变为《素问》与《灵枢》独立成编之各九卷本。

就《汉志》遗存刘向父子校书之《七略》中为医经类所写之小叙而言，与《素问》《灵枢》内容亦合。该叙已见前文"出典"引，今《素问》《灵枢》之内容，若概言其"指意"，亦不外乎此。

根据以上所言，就今本《素问》《灵枢》中基本内容，确认其成编于西汉，似与当时的历史背景与科学文化的发展水平比较契合。

3. 补亡于东汉

盖《黄帝内经》一书成编之后，经战乱之灾，必有所散亡。如《隋书·牛弘传》言汉成帝之时，"诏刘向父子雠校篇籍，汉之典文，于斯为盛。及王莽之末，长安兵起，宫室图书，并从焚烬。"谅此次战乱所及，恐医学书籍，亦难逃此厄。且当时书籍，流传不易，故一经散亡，辑复极难，故今存之《素问》《灵枢》中，亦或有为东汉补亡之作。

又据前述音韵变化，引罗常培、周祖谟及钱超尘等对音韵之研究，并说明"明""行"二字归于耕部，正是东汉音和西汉音不同的一点。钱氏《内经语言研究》并列举了《素问》中的四气调神大论、八正神明论、离合真邪论、针解篇等（另有运气七篇大论之例，另作别论），及《灵枢》外揣、经别等篇之韵，均归耕部音押韵之例。似此等文例，则极有可能为东汉人为增补《内经》之亡篇，或搜求遗文而加以补充，或全系新撰而成之篇文。惟今亦难为之详考。

4. 增补于魏晋或南北朝

《黄帝内经》一书，传至汉末及晋初，又缺佚不全。虽张仲景《伤寒杂病论序》称《素问》《九卷》，不曾及其全否，而晋初皇甫谧《针灸甲乙经序》言《素问》《针经》时，不仅言其各为九卷，即《黄帝内经》，并指出"亦有所亡失"。详今存《甲乙经》内容，所收《素问》已及五十八篇，加之《素问》林亿据校引文一篇，则为五十九篇。虽今存《甲乙经》非皇甫氏原书旧貌，然此收《素问》篇数，亦足以说明皇甫谧当时所见《素问》传本，残缺篇数较多。而所收《针经》所及篇数，与今《灵枢经》相较，则仅有小针解一篇，不曾收用。又详《隋书·牛弘传》："及孝献移都，吏民扰乱，图书缣帛，皆取为帷囊。所收而西，才七十余乘，属西京大乱，一时燔荡。"足证此次动乱，图书之损失，亦甚严重，故《素问》《针经》之有所亡佚，亦不为奇。迨至南朝梁人全元起《素问》训解及《隋书·经籍志》著录，亦云："梁八卷"。唐王冰《素问序》亦云："今之奉行，惟八卷尔。"

又详《素问》王冰序云："第七一卷，师氏藏之。"又云："时于先生郭子斋堂，受得先师张公秘本，文字昭然，义理环周……恐散于末学，绝彼师资，因而撰注，用传不朽。兼旧藏之卷，合八十一篇。"今存王冰次注本《素问》与全元起本篇目（据林亿等新校正引文）及《太素》相较，主要多有运气七篇大论内容。详该部分内容之标明为《素问》第七卷，或纳入《素问》之文本中，若据王冰序云，似张公秘本中已有之。而此部分内容，晋以前人及《甲乙经》中均不曾论及，故其或当魏晋或南北朝时，始以此七篇补所亡之卷。

5. 补遗于唐宋

《素问》自王冰次注后，复经宋臣林亿等新校正，已成定本。然王冰次注本"六元正纪大论"后，仍存二篇缺文题名，即"刺法论篇第七十二"与"本病论篇第七十三"，均注云"亡"，此当出于王冰之手。亦即可证王冰注本，仍未能补足八十一篇之全数。又林亿等新校正云："而今世有《素问》亡篇及《昭明隐旨论》，以谓此三篇，仍托名王冰为注，辞理鄙陋，无足取者。"是则林亿校书时，已有此二遗篇流传于世。然林亿等观其文义，以为后人依托，未予认定。然宋以后人刻书，有将其附刊于书后者。今观其文，与运气七大论文，显非一体，且含有明显道教色彩，亦或出于术数家或黄冠之手。其文必在王冰之后，亦或唐宋时人，借此遗篇之名，而伪造以补其数。如是，则八十一篇之数足矣。

根据上述情况，《素问》内容，自东汉以来，散亡较多，历经后人整理补充，变化较大，恐已非原本旧貌；而《灵枢》内容，自魏晋以降，虽亦有《针经》与《灵枢》两种不同系统之传本，然其内容，犹大致如是。此先生所考《素问》《灵枢》演变之概况。

三、《素问》《九卷》名称及源流考

《素问》与《九卷》之名，在现存古代文献中，最早见于汉末张仲景《伤寒杂病论序》、皇甫谧《针灸甲乙经序》中。《九卷》之外，又别出《针经》之称。先生认为：在汉代，作为《黄帝内经》的两个组成部分，《素问》为其中之一，另一部分已有《九卷》与《针经》两种名称。从今存医籍可证，《九卷》与《针经》为同书异名。这种同书异名的出现，有可能为传抄过程中，形成了两种不同系统的传本。下面就该书的流传情况，根据现存有关文献，加以综述。

（一）汉晋传本

汉晋传本，早已不存，今可见者，惟王叔和《脉经》中有部分引文及皇甫谧《针灸甲乙经》中，以下就《脉经》引文及《甲乙经》所收内容，加以简述。

1.《脉经》引文

先生总结了本书引文，发现其引文内容已涉及今《素问》与《灵枢》十余篇，如卷三肝胆部、心小肠部、脾胃部、肺大肠部、肾膀胱部五篇引经文，均云"出《素问》《针经》"。今见《素问·玉机真脏论》《灵枢·本神》。

2.《甲乙经》载文

收载《素问》内容情况：①除运气七篇大论外，全文未见者有十四篇。②大部分篇文今本无者有七篇。③部分篇文今本无者有六篇。④少部分篇文今本无者有五篇。⑤据《素问》新校正据校引文，知六节藏象论篇论藏象一节，《甲乙经》原有，今本当有脱文。根据上文可见，现存《甲乙经》内容，已涉及今《素问》五十八篇，加之《素问》新校正据校一篇，共为五十九篇。从上述数字可见，皇甫谧当时所见《素问》传本，脱失篇目已较多矣。

收载《针经》内容情况，经与今存《灵枢》对照可见：①全文未见者，仅小针解一篇。②大部分篇文未见者有六篇。③部分篇文未见者有十二篇。④少部分篇文未见者有十六篇。⑤另外四十六篇则全见，或除少数有删节外，亦基本全见。从而可见，皇甫谧所收《针经》内容，与今存《灵枢》篇目相较，亦基本相同。

从以上二书中，固可看出，《素问》一书名称始终未变，但其篇文，在东汉末期及晋人所见，已残缺较多。作为《黄帝内经》的另一部分，始称《九卷》，在汉、晋之间，又有《针经》之称。从《脉经》与《甲乙经》称引之文可知，《九卷》与《针经》，当为同书异名，亦或为流传过程中形成之不同传本系统。惟限于资料，尚难证实。

3.《素问》《九卷》《针经》释义

据以上所述在今存汉晋文献中，已见此三名。以下考其命名之义。

（1）《素问》释义：《素问》新校正认为命名之义为黄帝问此太素质之始也，日本丹波元简同意林亿等的观点。明马莳、吴崑、张介宾认为：此为黄帝与岐伯、鬼臾区、伯高、少师、少俞、雷公六臣平素问答之书，故名。

先生认为诸家释义，当以林亿等《素问》新校正说为是。详《汉志》著录诸书，在阴阳家类原有《黄帝泰素》，经方类有《泰始黄帝扁鹊俞拊方》等名称。泰与太同。太易、太初、太始、太素说，亦见《列子·天瑞》，详素者，原始，根本也。是《素问》者，黄帝问有关性命之本原也。

（2）《九卷》《针经》释义：先生以为《九卷》《针经》之名，固有是理。又详《针经》之名，古已有之。如《素问·八正神明论》："岐伯曰：法往古者，先知《针经》也。"盖《九卷》之又称《针经》之名，未必始于皇甫谧。按《黄帝内经》成编之时，或含有二级题名，一则为《素问》，一则为《针经》。该书散佚后，《素问》之部，仍以原名传世。而《针经》部，一者仍以原名传于世，或通行不广，知者盖少；一者失其题名，姑以《九卷》称之。当然，亦不排除《内经》成编之时，惟《素问》九卷，原已有名，仍沿用旧名，其余九卷，本自无名，究其所因，现亦难论定。总之，《九卷》与《针经》为同书异名则无疑。亦或汉晋时形成两种不同系统的传本，后遂演变为《针经》与《灵枢》两种不同传本矣。

（二）南北朝传本

关于该时期传本具体情况，现只能据有关文献，聊为探讨。

1. 北朝传本

北朝传本，在现存文献中，惟有唐代杨上善撰注之《黄帝内经太素》一书，先生从"善""喜"二字之使用上，发现今《素问》《灵枢》中，除"黄帝曰：善"之"善"，及"善恶"之"善"，与《太素》同；而"善病××"之"善"，则《太素》多作"喜"字。按北朝东魏孝静帝名元善见。此中改喜为"善"，当系避元善见讳改字。故《黄帝内经太素》一书，杨上善所据祖本，必系北朝传本也。

2. 南朝传本

在南朝传本中，今有文可据者，有两本可考，一为王冰次注本，一为据《素问》新校正提供的梁代全元起注本的篇目，二者可反映《素问》一书的某些情况。

（1）王冰次注本祖本：王冰次注本，除运气七篇大论外，余篇有一明显之讳字，即"逆顺"之"顺"字，今存王冰注本中，仅存少数几个"顺"字，余均作"从"。而《针灸甲乙经》《黄帝内经太素》及《灵枢经》等，则均作"顺"。按南朝梁武帝父名顺之，《梁书》称顺阳郡为南乡。《南齐书》"顺"字，多改为"从"。是知王冰次注本所据祖本，必为梁代传本，故留有梁代讳字。

（2）全元起注本：全元起，南朝梁人，曾对《素问》进行训解。此本在北宋时尚存，林亿等曾据以与王冰次注本相校，并在校记中留有篇目及异文方面的文献资料。先生根据宋臣林亿等提供的全元起本资料，认为其在篇名、文字、卷数及佚缺情况等方面，固可提供诸多梁代早期《素问》传本的情况和实证，反映其基本面貌，在卷次、篇次及内容方面，均显得比较杂乱。因此，在内容方面，多有重合之外，甚至有整篇的重复，尚有些互不相关的内容，合并为一篇。因此，全元起注本之祖本，极可能为曾经多人之手，并参照多种不同传本的传抄本。亦或古抄本中前后篇有后篇脱失题名者，后人不解，遂将前后二篇并合为一。但另一方面，从全书总体内容看，与王冰注本亦基本相同，篇名亦大都一致。其篇数与王冰注本相较，除运气七篇及遗篇二篇共九篇外，亦仅差三篇。此为全元起注本之基本情况。

（3）《养性延命录》引文：此书宋张君房《云笈七签》所收作是名，今存明《道藏》收名《养生延命录》。梁陶弘景撰。该书有引《素问》文一段，在王冰注本卷一上古天真论："黄帝问岐伯曰：余闻上古之人，春秋皆度百岁……故半百而衰也。"与王冰注本及林亿等引全元起本相较，有十四处差异。虽不能排除诸本皆有因后世传抄再致误的可能，但原在诸本间存有大量异文，则是无疑的。而且在上述诸多异文中，有些决非撰人抄录时所致，必因其所据祖本不同所致之差异。从而可证，陶弘景当时所据之本，不仅与唐人所据之本不同，而且与其同时代的全元起所据之本，亦非尽同。似可说明，南朝传本，亦有诸多不同系统的传本。惜乎陶氏引文较少，否则，尚可更多地反映不同传本之间的差别。

（三）隋唐传本

《素问》与《针经》传至隋唐时期，已有多种传本存世。约言之，有三种情况，一者史志或书目著录，二者古籍中称引，三者存世传本。现分述于下。

1. 史志著录

《隋书·经籍志》《旧唐书·经籍志》《新唐书·艺文志》对《黄帝内经》均有所著录，其著录之内容，从书名到卷数，有的互有差异，如有《黄帝素问》《黄帝针经》《黄帝九灵经》《黄帝内经太素》等书名，先生对此均作了考证，现仅举《黄帝九灵经》略作分析。

详"灵宝""九灵"之称，今见晋葛洪《抱朴子内篇》卷十九："遐览"引道家书有《灵宝皇子心经》《九灵符》。至宋郑樵《通志·艺文略》著录道家类书，具"灵宝"二字为名者，约三十余种。"灵宝"之称，原出于道家，其义非一。卿希泰主编《中国道教史》认为其义有三：一为气谓之灵，精谓之宝；二为人格化的神；三为文诰。

详"九灵"之义，在道家书中，以"九"为数及以"灵"为名之书，则多不胜举。皆与道教灵宝派有直接关系。故《旧唐书·经籍志》著录灵宝注《黄帝九灵经》，必出于羽家者流，"灵宝"者，依托注人也。此书当以古《针经》或《九卷》等内容加以编撰注释。然古《针经》及《九卷》皆为九卷，此作十二卷者，有两种可能，一者为《九灵经》撰者重为析卷，改九卷为十二卷；二者，《针经》九卷本，在南北朝时已有析为十二卷者。如《隋志》著录《黄帝针经》九卷下注云："梁有《黄帝针灸经》十二卷，《旧唐志》因之，则该书亦或《黄帝针经》之十二卷本。若此，则《九灵经》亦或取此本为祖本，惟限于史料，现亦难详考。

2. 别书称引

在唐代别书称引之《素问》及《针经》类文献，主要有以下几种。

（1）《灵枢经》及《针经》：先生根据宋王应麟《玉海》、王应麟《汉艺文志考证》、宋晁公武《郡斋读书志·医书类》著录《灵枢经》、清耿文光《万卷精华楼藏书记》中著录《黄帝灵枢经》的内容指出：第一，《灵枢》之名，首见于杨上善，而非首见于王冰，更非王冰所伪托。第二，《灵枢》与《针经》皆八十一篇，《针经》以"九针十二原"为首，《灵枢》以"精气"为首（按即今《灵枢·决气》，此亦应合道家强调"精气神"之义），其内容虽间有详略，然大致相同。第三，《灵枢》之名虽见于杨上善，但杨氏所见，多为前代旧籍，故其成书年代，亦或在南北朝末期或隋唐时，由道教某家，取《针经》或《九卷》而加以改编，以作为道家之书。此与《九灵》之情况亦同。第四，若就《灵枢经》的成书而论，当然是晚出于《素问》，若就其与《针经》或《九卷》的渊源关系而论，其与《素问》皆为《黄帝内经》的组成部分，不存在先后的问题。第五，《灵枢经》一书，虽为道家在《针经》或《九卷》的基础上改编而成，除篇序有所变动外，对内容并不曾篡改，此与别家作伪之流不同，故不可以为伪书，实则为古《针经》或《九卷》之别传本。第六，至于《灵枢经》与《九灵经》的关系，从名称来看，或有一定渊源关系，然《唐志》著录之《九灵经》为灵宝注，是知为注本，而《灵枢经》一书，今知唐宋时皆白文本，故虽皆与道家有关，亦或非出于一时一人之手。

（2）《素问》世本：《素问》一书，传至唐代，一般世本，亦即社会上之通行本，非只仅存八卷（仍缺第七一卷），而且有诸多纰缪之处，先生根据王冰次注本《素问》及林亿等新校正所述全元起本，与王冰序中所言世本中存在的问题相对照，有的与全元起本相同，有的则不同。如"合经络而为论要"一条，详"经络"一篇，此或为"经终"，即今《素问·诊要经终论》，说明"诊要经终论"与"玉版论要"相合，今《素问》新校正不言此二篇全元起本合。此与全本不同处。总之，当时通行之"世本"，其篇序及内容等诸多方面，均显得比较混乱。同时，亦可说明，在唐代有多种不同的版本存世，或通行，或秘藏，恐大都源于南北朝时期。

（3）《素问》第七卷单卷别行本：《素问》第七卷之具体内容，林亿等新校正据王冰注本有所考证，先生认为林亿等之论，失于详考，故所言诸事，亦是亦非。通过考证《素问》运气篇中王冰的校记，认为：师氏所藏第七卷，应已标明为《素问》第七卷；七卷内容，即今王注本中之运气七篇大论及二亡篇题名；运气七篇之补入《素问》亡卷中，不始于王冰，应在隋唐之前。

（4）《素问》张公秘本：《素问》王冰序云："受得先师张公秘本。"王冰此记，后人多疑，然细审文义，记事朴实，非比作伪之流的迂诡不稽。先生经过考证，认为张公秘本可能具有以下特点：第一，此本当系唐以前传本，以其只在师徒间秘传，未在社会上通行，故称秘本。第二，此本有可能已将第七卷纳入《素问》，故王冰得与师氏藏第七卷本互校。第三，在文字及内容方面，较"世本"为好，故王冰赞之曰"文字昭晰，义理环周"。第四，秘本中尚存有诸多问题，难尽人意亦不得称善，故王冰虽有可能取此为祖本，但又作了不少修订或调整。

（四）宋金元传本

先生据宋郑樵《通志·艺文略》《宋史·艺文志》、清钱东垣等辑释《崇文总目辑释》等史志书目中著录的情况对宋金元传本进行了考析，现略述如下。

1. 别书称引

宋金元时期医书，称引《素问》《针经》及《灵枢》者，颇为多见，先生就宋臣林亿等《素问》及《甲乙》新校正、成无己《注解伤寒论》、罗天益《卫生宝鉴》、罗天益辑录《东垣试效方》等引《内经》文与现存本进行对较，其结果对《针经》及《素问》的不同传本之考析，颇有裨益。如罗天益《卫生宝鉴》引《素问》文，均直称篇名，或称《内经》。又引《针经》文十余条，而且连同篇名及卷次，一并引出，从而对《针经》一书的篇次及卷次的考证，提供了可靠的依据。

2. 宋金元传本之考析

（1）全元起注《黄帝内经素问》传本：该书《宋志》著录亦作八卷，宋以后已亡，明清人有称引者，皆源于林亿等新校正文。

（2）王冰注《素问》二十四卷本及林亿等"重广补注"本：北宋时，将其列为校定"八书"之一，王冰次注本经林亿等校定后，即成定本，宋以后迄今，皆沿用此本，别本皆相继而亡。今存《黄帝内经素问》一书，无论为原本之再刊本或再抄本，或取林亿校文本，或仅取经文之白文本，要皆源于林亿之校定本，足见此本对后世影响之大。

（3）《灵枢经》系统别传本：《灵枢经》系统，原在唐代史志著录及杨上善与王冰所见，已有《灵枢经》及《九灵经》等不同传本，迨至宋代，据史志书目之记载，除《黄帝九灵经》及《内经灵枢经》《黄帝灵枢经》之外，又有《宝应灵枢》《内经灵枢略》《太上天宝金镜灵枢神景内编》等名。先生经过考证，得出以下结论：《内经灵枢经》与《黄帝灵枢经》，当即《灵枢经》之别加冠词者。冠以"内经"二字者，以《灵枢》为《黄帝内经》中之另外九卷也；冠以"黄帝"者，以其书乃依托黄帝之文也。似此类书名冠词或书名简化者，在史志及书目著录中，俯拾皆是。《宝应灵枢》，此书仅《通志》有著录，余皆未见。根据此一类属及前后邻近书目分析，《宝应灵枢》一书为医书，且属医经类书，当无疑。因而，必系《灵枢经》之别传本。《太上天宝金镜灵枢神景内编》，此书仅《宋志》有著录，根据此一排列类例，此书亦当为医经类著作。考察此书书名之义，则此书或为唐天宝年间，出于道家之手，为《灵枢》之别传本也。《内经灵枢略》，此书仅《通志》著录，此乃《灵枢》之节本。《黄帝九虚内经》，此书仅《宋志》著录。又林亿等《素问》新校正及《甲乙经》新校正均曾引此以校该书。林亿等引称作《九墟》。当与《宋志》著录为一书。此书宋以后即亡，林亿等《素问》及《甲乙》新校正引文亦不多，究含《灵枢》之全文，或系节略本，今亦难详考。《九卷》，该书宋代《史志》及书目中已不见著录，然林亿等校书时，尚多有引用。从注文看，结合《素问》新校正亦引《九卷》之情况分析，说明《九卷》一书，在该时尚有存世之本，惟林亿等出《九卷》校文较少，或其书已残缺较多。宋以后，此书则不再见传。《针经》《宋志》著录之《黄帝针经》九卷，与晋皇甫谧所言"今有《针经》九卷"之数相等，谅为一书。此书及朝鲜进献之《针经》，宋以后均亡，今可见者，惟《注解伤寒论》、罗谦甫自著《卫生宝鉴》及整理乃师旧著《东垣试效方》中之引文。从总体上看，《东垣试效方》所引《针经》卷篇，与今存南宋史崧本《灵枢经》同，此或两书原自不同，然似是十分接近的两种传本。先生还对《针经》与《灵枢》之差异从具体内容、编排体例等方面进行了比较，认为《针经》《灵枢》二书，就其渊源而论，均当源于古《九卷》。由于后人之多次传抄整理，在篇名、篇序方面，多有所改编；在文字与文句方面，亦颇有差异；在内容的取舍方面，亦有详略之分，及全本与节本的不同；就书名而言，除《九卷》《针经》等较早之名外，特别在六朝及唐宋期间，经黄冠之手，取名多富有道家色彩。惜古传本大多亡佚，今则难以详考。

3. 宋金元刊本

据今存文献可知，《素问》一书，在北宋与南宋时均有刊本；《灵枢》一书，是否在北宋已经刊行，至今尚无确证，但至南宋时则确有刊本。《素问》均以林亿等校定本为祖本，又哲宗时，曾刊行高丽国进献之《黄帝针经》。《灵枢》则以史崧校正本为祖本。金刊本《素问》，现存有残本，藏北京图书馆，即林亿等《重广补注黄帝内经素问》二十四卷本，元刊本现存有元至元己卯胡氏古林堂刊本《素问》《灵枢经》。

（五）明清传本

作为医学经典著作的《素问》《灵枢》，在明清时期，其传本主要有两个特点。第一，大都以宋金元刊本为祖本，进行翻刻或重刻，偶存个别抄本，亦皆以宋金元本为祖本，其他宋以前古抄本，皆相继亡佚。第二，各种传本，皆宋臣校定本系统。《素问》一书，除金元以来增附之"刺法"与"本病"两篇外，皆源于林亿等校定本，《灵枢》一书，皆源于史崧校定本。其他各种别本，亦皆相继亡佚。

四、《素问》《灵枢》引书考

在《素问》《灵枢》中有诸多引书、引文，有的只具书名，有的兼具少量引文，有的仅述内容旨要。据先生考证，《素问》《灵枢》中引书之书名多达三四十种。

（一）《素问》《灵枢》引书小考

据先生考证：《素问》所引的书目有《经》《揆度》《奇恒》《五色》《脉变》《针经》《九针》《阳明脉》《热论》《刺法》《脉书》《上经》《下经》《本病》《金匮》《阴阳十二官相使》《太始天元册》《大要》《脉要》《阴阳传》《从容》《比类》《诊经》《阴阳》《五中》《明堂》《终始》《经脉》《十度》《五度》《刺灸》《汤药》；《灵枢》所引的书目有《针经》《大要》《小针》《九针》《终绐》《逆顺五体》《官针》《禁服》《经》《刺法》《兵法》《逆顺》等书，先生对以上诸书，以出现之先后为序作了考证，因篇幅所限，仅举数例。

1.《经》

《经》之名，见于《素问》有六节藏象论、离合真邪论、疟论、至真要大论、阴阳类论、解精微论等，《灵枢》有口问。如六节藏象论："帝曰：太过不及奈何？岐伯曰：在《经》有也。"

根据《素问》与《灵枢》引用之《经》言，可知其内容涉及诸多方面。如六节藏象论所言，为气象医学者；疟论中所言，为刺法者；阴阳论类所言，为预诊病之短期者；解精微论所言，为病机者。另有不明引具体内容者，尚有多处。因此，对此所谓《经》，似可作出两种推测，一者，《素》《灵》成书之前，有一综合性医书，称为某《经》；一者，乃是对某些重要医籍的浑称。如针刺类内容，或出于《针经》或《九针》；诊断性内容，或出于《脉经》《脉法》及《脉要》等。总之，《素》《灵》所引《经》言，必出于古医籍中，非指《素》《灵》而言也无疑。

2.《奇恒》

《奇恒》之名，见于《素问》有玉版论要、玉机真脏论、病能论、疏五过论、方盛衰论等。如玉版论要："《奇恒》者，言奇病也。"方盛衰论："《奇恒》之术，乃六十首。"

据上文，《奇恒》一书，乃论奇病及治法者。所谓奇病，异于正常，不得以四时死之病也。全书内容，计六十首。所谓六十首，当与六十篇义同，如《灵枢·禁服》言"《九针》六十篇"即是。此言六十首，当含奇病六十种，每病为一首。亦如后世言一首诗、一首词之义。今《素问》奇病论及大奇论中，当含有该书内容。

详《史记·仓公传》言阳庆授淳于意禁书中，有《奇咳术》一书。晋裴骃集解："奇，音羁。咳，音该。"又《汉书·艺文志·五行》有《五音奇胲用兵》二十三卷、《五音奇胲刑德》二十一卷。张舜徽《汉书·艺文志通释》引如淳曰："胲，音该。"又引王念孙曰："《说文》：'奇侅，非常也。'侅，正字也。其胲作咳作该者，皆借字耳。脉法之有五色诊、奇侅术，犹兵法之有五音奇胲，皆言其术之非常也。"据此，则《史记》所言《奇咳术》与《素问》所言《奇恒》，义则同，疑系同书；至少亦当为同类之书而无疑。

3.《阳明脉》

详今《素问》有"阳明脉解"一篇，所解乃足阳明脉之病候。据黄帝问语，提解病候为：闻木音而惊，恶火，或喘而死者，或喘而生者，病甚则弃衣而走，登高而歌，或至不食数日，逾垣上屋，所上之处，皆非其素所能也，病反能，妄言骂詈不避亲疏等。

按上列诸病候，与《灵枢·经脉》及近所出土之马王堆医书《阴阳十一脉》及张家山《脉书》中足阳明脉"是动则病"诸候之大部分内容相同，仅文字有小异。然另有"洒洒恶寒，善呻数欠"诸症，本篇中不具。而别出"或喘而死者，或喘而生者"及"妄言骂詈不避亲疏"等，则为《灵枢》等所不具。

据此，则本篇所解之阳明脉，与《灵枢·经脉》及古《脉书》内容，当有所别，必系另一别本而无疑。至于"阳明脉"文，究系一单篇别行本，或古另有《脉书》中之一部分，限于文献，今已难详考。

4.《阴阳十二官相使》

《阴阳十二官相使》之名，惟见于《素问·奇病论》，该文云："帝曰：

有病口苦取阳陵泉，口苦者，病名为何？何以得之？岐伯曰：病名曰胆瘅……治之以胆募俞。治在《阴阳十二官相使》中。"

据上文可知，该书当系论脏腑十二官为病之治法者，此治胆瘅取胆募俞之法，特其一例耳。

5.《形法》

《素问·解精微论》："黄帝在明堂，雷公请曰：臣授业传之，行教以《经》论，《从容》《形法》《阴阳》《刺灸》《汤药》所滋，行治有贤不肖，未必能十全。"

据上文，足可说明，雷公从黄帝授业行教诸《经》论，有《从容》《形法》《阴阳》《刺灸》《汤药》等。《从容》《阴阳》诸名，均已见前。

详《形法》者，当系相人之法。按《汉书·艺文志·形法》云："形法者，大举九州之势，以立城郭室舍，形人及六畜骨法之度数，器物之形容，以求其声气贵贱吉凶。犹律有长短，而各徵其声，非有鬼神，数自然也。然形与气相首尾，亦有有其形而无其气，有其气而无其形，此精微之独异也。"根据此说，本文所言《形法》，必系相人之法。今《灵枢》阴阳二十五人及通天等篇之有关内容，或源于此。

（二）《素》《灵》引书的学术价值

根据上述情况，对《素问》《灵枢》的文献研究，具有十分重要的学术价值，主要有以下几个方面。

1. 填补了先秦及汉初医学文献著录的空白

医学文献的书目著录，首推《汉书·艺文志·方技略》，医经、经方、房中、神仙四类计三十六家。若就医经、经方二类言之，仅有十八家。若就引书著录情况而言，则仅有《史记·仓公传》著录有十余种。然在先秦及汉初成编之医学文献，恐绝不止以上二书著录诸书之数。今详《素问》《灵枢》所引初步认定四十种左右之古医籍来看，有的书名，与《史记·仓公传》所记尽同，至少可以代表先秦及汉初成编之古医籍的相当一部分。引书之内容涉及广泛，有综论性及基础理论性文献，如《上经》《大要》《十度》《奇恒势》《阴阳传》《比类》《从容》《阴阳》等；藏象及形度类如《阴阳十二官相使》《五中》《形名》《形法》《逆顺五体》等；经脉类如《脉书》《阳明脉》等；诊法类如《揆度》、《五色》、《脉变》、《金匮》、《脉法》、《脉要》、《脉经》（上、下篇）、《明堂》等；病证类如《奇恒》《热论》《下经》《本病》等；针道类如《针经》《九针》《刺法》《刺灸》《小针》《官针》《禁服》《终始》《逆顺》等；方药类如《汤药》等；运气类如《太始天元册》等。其中除《太始天元册》一书，仅见运气七篇外，余均见于《素问》《灵枢》之其他篇中。因此，上述诸书，亦可填补该时期医学文献的书目空白。

2. 提示了《素》《灵》成书的文献基础

《素问》《灵枢》诸多引书，证明了二书是在原有文献的基础上，或保留部分原形，或加以改编，而更重要的是根据作者掌握的知识和有关资料，加以发挥和补充发展而成。《素》《灵》中引用诸书，为其成编的文献基础，是不容置疑的。

3. 提示了《素》《灵》的学术渊源

《素问》《灵枢》中有丰富多彩的学术思想及学术体系，既非尽出于某个人或某几人的天才创造，亦非在某一短时期内突然形成，而是有其必然的学术渊源，此在《素》《灵》引书及引用之诸多文句及词语概念等方面，均有所体现。如《素问·病能论》云："《上经》者，言气之通天也；《下经》者，言病之变化也；《金匮》者，决死生也；《揆度》者，切度之也；《奇恒》者，言奇病也。"据此文义，今《素问·生气通天论》文，当源于《上经》，《素问》之奇病论与大奇论，当源于《奇恒》。

从而可见，在《素问》及《灵枢》引书及某些引文中，可提示该书的学术渊源。

4. 显示了《素》《灵》的时代特征

今《素》《灵》中所引之书，有些书名与《史记·仓公传》中阳庆之禁书，书名尽同或基本相同，可证其当是同书。据先生考证，阳庆得到此批禁书的时间，恐不在汉代，至少应在秦时，甚或在秦始皇统一六国之前。至于此批禁书的成编年代，似当上溯至战国时期，较为合理。因而，《素》《灵》中引书，虽有诸多不见《史记·仓公传》，但必有相当一部分古医籍，成编于秦或战国时期。当然，绝不能排除其中一部分成编于汉初的可能。另外，从《素》《灵》中使用之文名、词语及有关科学文化史料，证之今存有关文献，其下限已及于汉代。因此，《素》《灵》二书，具有其一定的历史特征。

五、《素问》《灵枢》中之不同学派

先生通过研究，认为《黄帝内经》中兼具多家学说，如"人气"的概念，一者指卫气而言，见《素问·生气通天论》，一者类后世所称"人神"之义，见《素问·诊要经终论》《灵枢·顺气一日分为四时》。关于相形方面的内容，在《灵枢》中亦有多种说法，有逆顺肥瘦型，见《灵枢·逆顺肥瘦》；阴阳二十五人型，见《灵枢·阴阳二十五人》；阴阳五态型，见《灵枢·通天》；本脏二十五变型，见《灵枢·本脏》。预先诊察病者之死亡日期，《内经》中有多种说法，有据真脏脉预诊死期，见《素问·阴阳别论》《素问·玉机真脏论》（二篇所言死期日数亦有别，其立说所本，亦必不同）；据天干计时预诊死期者，见《素问·平人气象论》《素问·脏气法时论》《灵枢·经脉》；据患病所在之时预诊死期者，见《素问·阴阳类论》；据脉象预诊死期者，见《素问·大奇论》；据病变传化，结合五脏五行属性之生克关系预诊死期者，见《素问·玉机真脏论》《素问·标本病传》；根据病情的严重程度或发展结果预诊其死亡日期者，见《素问·玉机真脏论》《灵枢·热病》《灵枢·玉版》《灵枢·痈疽》；根据目中有赤脉上下的情况预诊其死亡日期者，见《灵枢·寒热》《灵枢·论疾诊尺》。其立论依据之不同，可发现其所本有别，并非出于一家之言。现举《内经》中关于经络、脏腑等方面的各家学说略述如下。

1. 经络

经络在《素问》《灵枢》中论述较多，然在循行线路、走向、脉数及称谓等方面，均有不同说法。

（1）循行线路：循行线路方面，有以下几种记载。

①《灵枢·经脉》篇所记经脉循环，是以十二经脉为主体，而互相衔接的一个完整体系。简言之，正如元滑寿《十四经发挥》上卷云："其始从中焦，注手太阴、阳明；阳明注足阳明、太阴；太阴注手少阴、太阳；太阳注足太阳、少阴；少阴注手心主、少阳；少阳注手足少阳、厥阴；厥阴复还注手太阴。"这一体系，是《素问》《灵枢》有关经脉循环方面最具

体详尽和最完整的一篇，它体现了经脉与脏腑、阴经与阳经、手经与足经之间有序的运行。这是一种最主要的形式，后世言经脉循行者，皆以此为准。

②《灵枢·营气》中言营气之行，除循十二经脉之行外，并再循任督二脉行。是则为按十四经循环，与《灵枢·经脉》言经脉按十二脉循环者有所不同。此又一种形式也。

③《灵枢·经别》篇言经脉之离合出入。详观经文内容，其与经脉篇所言，在经脉所行之某些部位方面，固有些相同之处，然而在经脉走向、交接、分合等方面，则有诸多不同之处。此当为经脉循行的又一种形式。

④《灵枢·邪客》篇仅存经脉二条，即手太阴脉与手心主脉，其循行线路十分具体，然与经脉篇此二经之循行线路相对照，除走向不同外，在部位方面，尚有诸多不同之处。按所举二经，就其内容而论，必有所本。或有专论十二经脉之顺行逆数者，恐早已散佚。故其内容与经脉等篇多有不同。

（2）经脉走向：《灵枢·经脉》篇就其走向而言，乃是手足阴阳十二脉，自内而外、自外而内的循环式走向。若简而言之，即《灵枢·脉度》所谓手之六阳，从手至头；手之六阴，从手至胸；足之六阳，从足上至头；足之六阴，从足至胸中。

《素问·阴阳离合论》《灵枢·根结》篇言及足三阳脉与足三阴脉，根据腧穴定位所在，足三阳脉与足三阴脉皆根起于足部，而终结于胸腹以上。从而说明本文所示足三阳脉与足三阴脉之走向，皆自下而上，此与《灵枢·经脉》所言则不尽同。此当另有所本。

《灵枢·邪客》《灵枢·经脉》篇分别记述手太阴与手心主二脉之走向，一者自内而外，一者自外而内，二者有所不同。

（3）经脉系统：关于经脉系统，在《素问》与《灵枢》中，有十二脉与十一脉两种系统。现分述于下。

①《灵枢·经脉》篇述十二经之经脉及其络脉，最为系统而完整。另有《灵枢》之经别、经水、经筋等篇，亦均为十二脉系统。

②《灵枢·本输》篇在论述本输时起首明确提出"十二经络"之数，然下文岐伯答文中，却只有十一脉。即五脏之脉，肺、肝、脾、肾四脏，各如本经，惟心脏之井、荥、输、经、合诸穴，皆系心主手厥阴脉之穴，

而非手少阴心脉之穴。关于经络系统十一脉与十二脉的问题，自有其学术发展的历史根源。详马王堆汉墓出土帛书《足臂十一脉灸经》及《阴阳十一脉灸经》（按二书原无此名，系整理小组定名）二书，均为十一脉，又江陵张家山汉简《脉书》（按此系原书名）亦为十一脉，且与《阴阳十一脉灸经》内容基本相同，当属同一系统之不同传本。详此十一脉系统，均无手厥阴脉，而有手少阴脉，称为"臂少阴之脉"。其文与《灵枢·经脉》文相对证，可知其描述之循行部位，尤为简单。然就其基本部位特征来看，此所谓"臂少阴之脉"，正当《灵枢·经脉》心主手厥阴之脉。从而说明经脉系统本有十二脉与十一脉之别。十一脉中之臂少阴，当十二脉之手厥阴脉；十二脉中手少阴，十一脉中则无此经。因此，《灵枢·本输》等篇中所言五脏井、荥、输、经、合穴，就其经脉系统而论，当是基于十一脉系统。

（4）**经脉称谓**：十二经脉之称谓在《素问》《灵枢》中基本已定型，但在《灵枢》个别篇章中，尚保留有另外的称谓。

①《灵枢》之经脉、经别、经水、经筋四篇，全面系统地论述了十二经脉的称谓、线路、走向及病候、治则等，尽可反映对十二经脉的认识，已基本定型，经经学说的发展已臻成熟。其称谓则是以手足三阴三阳命名，即手太阴、手少阴、手厥阴、手太阳、手少阳、手阳明、足太阴、足少阴、足厥阴、足太阳、足少阳、足阳明。此一称谓，一直沿用至今。

②《灵枢·寒热病》中有称臂阳明、臂太阴脉者，分别与《灵枢·本输》手太阴、《灵枢·经脉》足阳明之循行相吻合，惟手、臂之称谓有别。是此言"臂太阴"，即手太阴也。按十二经脉以足、臂相称者，今有长少马王堆汉墓帛书《足臂十一脉灸经》可证。故此，以上称谓皆另有所本。

（5）**经脉络属脏腑**：关于经脉络属之脏腑，《灵枢·经脉》言之甚详。凡手足三阳之脉，皆为属腑络脏；手足三阴之脉，皆为属脏络腑。如心主手厥阴之脉曰："起于胸中，出属心包络，下膈，历络三焦。"三焦手少阳之脉曰："布膻中，散络心包，下膈，循属三焦。"而《灵枢·邪客》手太阴之脉与心主之脉，则与此不同。手太阴之脉"内屈，走肺"，心主之脉"上入于胸中，内络于心脉"。据此所言经脉与脏腑关系的内容及表述行文，两篇有明显的不同。从而说明，两篇内容非出于一家之言而无疑。

（6）**根结与标本**：根结与标本，是《素问》与《灵枢》中有关经脉的两个既相近而又不尽同的概念。所谓根与本者，经脉所起之根本也。结与标者，经脉之枝端与终结也。但在有关篇文中，所言起止点，并不尽同。《素问·阴阳离合论》《灵枢·根结》二篇所言根结，基本上是一致的，当系同源。《灵枢·卫气》言经脉标本，与根结篇所言经脉根结之大义，亦大致相同，然异点颇多。就脉数而言，彼虽言三阴三阳脉，实只有足经，而此则尚有手经；就起点而言，彼言诸脉之根，皆为本经之肢端第一穴，亦即《灵枢·本输》所言井穴，而此所言本，有的为井穴，有的则在手足踝关节以上处；就终点而言，彼言足三阳之结，与此言之标，基本相同，而足三阴经，则两者皆不同。是则两者所本非出一家也无疑。

2. 腧穴

《素问》《灵枢》中论腧穴内容较多，但有的内容，显非出于一家之言，当系于不同学派。

（1）**经脉流注腧穴**：《灵枢·本输》篇论十二经脉在四肢肘膝关节之流注，阴经有出、溜、注、行、入五个关要处，分别命之曰井、荥、输、经、合；阳经有出、溜、注、过、行、入六个关要处，分别命之曰井、荥、输、原、经、合。《灵枢·根结》与《灵枢·本输》所言之经脉流注，除根穴与该篇所言井穴一致外，其不同处有以下几点：本篇仅有根、溜、注、入四项，此其一也；本篇所言溜、注二项，名虽同而穴不同，此其二也；本篇所言入穴有二，一为本经在肘膝关节以下之络穴，一为本经在颈部之穴，此其三也；本篇根穴，无五行相合，此其四也。从而说明，本文系经脉流注另一学家之所言而无疑。

（2）**背腧定位**：背腧定位，皆取背部脊椎骨为自然标志进行定位，但定穴部位，则不尽同。《灵枢·背腧》中云："胸中大腧在杼骨之端，肺腧在三焦之间，心腧在五焦之间，膈腧在七焦之间，肝腧在九焦之间，脾腧在十一焦之间，肾腧在十四焦之间。"此一背腧定位法，后世针灸诸书，亦大多以此为准。《素问·血气形志》中则以草度量法进行定位："欲知背腧，先度其两乳间中折之，更以他草度去半已，即以两隅相拄也。乃举以度其背，令其一隅居上，齐脊大椎，两隅在下，当其下隅者，肺之俞也；复下一度，心之俞也；复下一度，左角肝之俞也，右角脾之俞也；复下一度，肾之俞也。是谓五脏之俞，灸刺之度也。"《灵枢·背腧》云七椎之傍，乃膈俞之位，本篇云左角肝之俞，右角脾之俞，又四度则两隅之下，约当九椎，九椎之傍，乃肝俞也。本篇云肾俞，故二者之差，已不言而喻。

3. 针道

《素问》《灵枢》中论九针之总名及四时刺与五时刺，所言亦非尽同。今略述如下。

（1）**九针总名**：九针各具针名，在《素问》《灵枢》中，尽为一致。然对其总称谓，则有二种：一为小针。见《灵枢·九针十二原》；二为九针，见《灵枢·九针论》《素问·三部九候论》中。

（2）**四时刺与五时刺**：四时刺与五时刺不仅有四时与五时之别，在刺法方面亦不尽同。

①四时刺 《素问》《灵枢》中，共有五篇言及四时刺法，即《素问·诊要经终论》《素问·水热穴论》《灵枢·本输》《灵枢·四时气》《灵枢·寒热病》。详其内容，则诸多不同，或文同而时异，或文、时并异。如《素问·水热穴论》，不仅具四时刺法，而且有解文。其谓："春者木始治，肝气始生，肝气急，其风疾，经脉常深，其气少，不能深入，故取络脉分肉间……"从此解文中，尤可看出，四时刺法之所以有别者，当是立论不同也。凡此足以说明，上述四时刺法，非出于一家之言。

②五时刺 《素问·四时刺逆从论》篇题名虽言"四时"，而篇文内容，则增"长夏"内容，实为五时。按该篇文义，其刺法当为春刺经脉，夏刺孙络，长夏刺肌肉，秋刺皮肤，冬刺骨髓也。《灵枢·顺气一日分为四时》乃是以色、时、音、味、脏配春、夏、长夏、秋、冬及荥、输、经、合、井。故此言五时刺者，乃根据不同季节，分别刺五输穴中之相应穴也。此与上文《素问·四时刺逆从论》所言，又有所不同。

此其一则反映了古代医家由于对此一问题的不同见解而形成的不同学术流派，一则由于立论角度不同，故刺法亦异。

4. 卫气行

有关卫气之说，在《素问》与《灵枢》中论述较多。然对其循行之方式及线路，却不尽相同。主要有以下说法。关于运行周期，有三种说法，一为以一月为周期，见《素问·疟论》《灵枢·岁露论》；二为一昼夜运行五十周，见《灵枢·卫气行》《灵枢·营卫生会》；三为一昼夜运行二十五周，见《灵枢·卫气行》。运行方式方面，有以下三种：一为背腹周行，见《素问·疟论》与《灵枢·岁露论》中；二为日循三阳脉及阴脉周行，见《灵枢·卫气行》中；三为由太阳、少阳、阳明及阴分，各经水下一刻的时序周行，见《灵枢·卫气行》中。

5. 八正所在之应于人

《灵枢·九宫八风》与《灵枢·九针论》所言八风所舍之处不同，一者言九宫之应于人体，一者言九野之应于身形，就其部位、节气、方位模式看，其所示之部位，乃是两臂、两腿张开后，头南尻北之俯卧平面图。从大的主题思想方面看，则基本上是一致的，从八风伤人之内舍脏腑及外在肢体与八方应身形八部方面看，其总的指导思想，亦均在说明人与天地相应。但从具体内容方面看，则二者尽无相同之处。若《灵枢·九宫八风》之伤人内舍脏腑，就五脏而论，与五行配五方五时之义基本相同，然另加小肠、大肠及胃三腑，义则难详。似与九脏说（另外膀胱一腑）相似。而《灵枢·九针论》之所应部位，则纯系就方位而言。是故二篇内容，虽有相同或相近之处，但绝非一家之说。

6. 脏腑

脏腑在《素问》与《灵枢》中，论述之篇文较多。而且就其主要内容而论，基本上已经定型化，为中医学脏腑学说奠定了基础。但是，在诸多脏腑内容中，亦可看出，其含有不同学说之遗文。显示出其理论方面或体系方面的不尽一致。

（1）**脏腑系统**：脏腑系统，至少有九脏系统、十一脏系统、十二脏系统三种，略述如下。

①九脏系统：《素问·六节藏象论》："九分为九野，九野为九脏。"又《素问·三部九候论》："九分为九野，九野为九脏。故神脏五，形脏四，合为九脏。"关于神脏五形脏四之九脏说，至少在唐初已有二解，其中对五神脏之解，并无歧义。而对四形脏之解，则有二说，一者以为即大肠、小肠、胃及膀胱，一者以为即头角、耳目、口齿、胸中。后说，杨上善与王冰注，均出于《素问·三部九候论》文。又详"九脏"之说，古已有之。

详《周礼·天官冢宰下·疾医》："两之以九窍之变，参之以九脏之动。"郑玄注："两参之者，以观其死生之验。窍之变谓开闭非常。阳窍七、阴窍二。脏之动谓脉至与不至。正脏五，又有胃、膀胱、大肠、小肠。"若据此注，以心、肺、肝、脾、肾及胃、大肠、小肠、膀胱为九脏之说，至少已始于汉代。是则杨上善注，当是本于《周礼》郑注。此亦足可说明，古有九脏说之藏象系统。又前引《灵枢·九宫八风》所云八风伤人内舍之处，为心、肝、肺、脾、肾及大肠、小肠、胃八者，若以九脏说证之，仅缺一膀胱。然《灵枢·九宫八风》所论八风，仅为四正四隅八方，若加中央，数亦当九。膀胱不舍者，亦或应于中央。若然，则该篇所举脏腑之内舍者，或亦本于九脏说。

②十一脏系统：十一脏系统指肝、心、脾、肺、肾五脏与胆、胃、大肠、小肠、三焦、膀胱六腑共十一个脏器构成的藏象系统。此在《素问》与《灵枢》中，并无明确的表述，但是在有些篇文中，则有所体现。如《灵枢·本输》中仅言及二十五输，即心、肝、脾、肺、肾五脏之经，各有五输，而无心主之名。又《灵枢·本脏》言脏腑配合时亦云："肺合大肠，大肠者，皮其应；心合小肠，小肠者，脉其应；肝合胆，胆者，筋其应；脾合胃，胃者，肉其应；肾合三焦、膀胱，三焦、膀胱者，腠理、毫毛其应。"二篇所言脏腑配合，均无心主一脏，故三焦一腑无所合，而成为孤府。仅从"水道出焉"之角度，言及其"属膀胱"。是则说明其藏象系统，属于十一脏系统，与前五脏六腑输为同一体系。又与古经脉如长沙马王堆汉墓《足臂十一脉》与《阴阳十一脉》等，在脏腑与经脉关系方面，亦相吻合。可证古藏象学说，本有十一脏系统。

另外，《素问》与《灵枢》中，亦有多篇论述脏腑内容者，如《素问》之六节藏象论、五脏生成篇及《灵枢·邪气脏腑病形》等，均不曾言及心主一脏，亦或本于十一脏说。至于有些以五行、五时类例者，不言心主，当不在此例。

③十二脏系统：十二脏系统即上言十一脏系统，再加心主，或称心包络，亦或称膻中。说明十二脏系统之最明确者，为《素问·灵兰秘典论》提出了"十二脏"及"十二官"等概念，而且说明了十二脏的名称及功能。惟其所谓"十二官"，以脾与胃合为一官，故仅有十一官，然亦无害于"十二脏"之说。又"膻中"一脏之称名，与别篇称心主，心包之名不

同，详见后文，然不失其十二脏之数。是则本篇可视为言十二脏系统之最为完备者。

（2）心主、膻中与心包络：有人将膻中、心主与心包络之名混为一谈，然此三者所指似同，而义当有别。膻中之名凡四见，即见于《素问·灵兰秘典论》《素问·脉要精微论》《灵枢·海论》《灵枢·胀论》中，按以上四处言膻中，诸家说解不一，究其文义，可从两个方面加以论述。

就"膻"字之文义而论，据《说文·肉部》《史记·廉颇蔺相如列传》《晏子春秋》《礼记·郊特牲》等书考证，是知膻之本义，为去衣而露体。滑寿之训，义本有据，而丹波氏据《韩诗外传》文驳之，恐非是。古者所谓露体，露上体也。胸部适当上体之正，故据肉膻之义，指为胸部者，引申其义也。

就"膻中"而论，上述四文，义当有三。《素问·灵兰秘典论》所言，黄帝所问为"十二脏之相使"，岐伯之所答又分别命名为"十二官"。故"膻中"之名，应是一个脏器实体。然而从字义训释方面看，膻中应指胸中，本系部位名称。而此作脏器者，正如《灵枢·胀论》所云膻中为心主之宫城，故以膻中以借代心主。究其所以，必系源于藏象说之另一家言，此其一也。《素问·脉要精微论》所言，就胸这一大部位而论，可分为二名，左为膻中，右为胸中。因此，在尺肤诊的相应部位方面，胸中与膻中亦左右分属。故本文所言膻中，似与《灵枢·胀论》所言为同一概念，此其二也。《灵枢·海论》所言膻中，据上下文义，十分明确地表述了与胸中为同一概念，此其三也。

根据以上所论，膻中之名，在《素问》与《灵枢》中所指非一，从而说明，其学各有所本，非出自一家之言也。

（3）心之窍与肾之窍：《素问》与《灵枢》中所记心之窍及肾之窍有所不同，大致有二说。①《素问·金匮真言论》：心"开窍于耳"，肾"开窍于二阴"。②《素问·阴阳应象大论》："心主舌，在窍为舌。""肾主耳，在窍为耳。"

有关此一问题，如果从学术发展的源流进行考察，在先秦直至两汉时期，关于五脏之外窍，或谓五脏之外候，有多种说法。现存文献如《管子·水地篇》："脾生膈，肺生骨，肾生脑，肝生革，心生肉。五肉已具而后发为九窍，脾发为鼻，肝发为目，肾发为耳，肺发为窍。"其肾窍为耳，则与《素问·阴阳应象大论》同。又黄奭辑《春秋元命苞》文有云：目者肝之使，鼻者肺之使，耳者心之候，阴者肾之泻，口者脾之门户。凡此所言使、候、泻、门户等，实则应五脏之外窍，此与《素问·金匮真言论》所言五脏之窍正相应。又《淮南子·精神训》："形体以成，五脏乃形，是故肺主目，肾主鼻，胆主口，肝主耳。外为表而内为里，开闭张歙，各有经纪。"按此虽未明言外窍，实与外窍相关。详其所指，又另一家言也。《白虎通·情性》："目为肝之候，鼻为肺之候，耳为心候，双窍（按此当指前阴与后阴）为肾之候，口为脾之候。"按此说与《素问·金匮真言论》言五脏之窍尽同。

根据上文，不难看出，《素问·金匮真言论》所言五脏之外窍，乃出于另一家言。但在《素问》与《灵枢》别篇中所言五脏外窍，均与《素问·阴阳应象大论》为同一系统，而且成为藏象学外窍之主要学说。

（4）五脏六腑之外候与外应所在：五脏六腑之外候与外应，指五脏六腑内部变化，反映于躯体外部某些部位或器官的某种征兆也。《灵枢》于此，论凡有二，义不尽同。①《灵枢·师传》中云五脏之候，肺在肩、咽，心在髑骬，肝在目，脾在唇、舌，肾在耳。六腑之候，胃在骸（骸当为胲之假借）、颈、胸，大肠在鼻隧，小肠在唇与人中，胆在目下果，膀胱在鼻孔，三焦在鼻柱。凡此五脏六腑外候所在之处，视其好恶，以知吉凶也。②《灵枢·本脏》根据上文，本篇所言五脏之应，除共有之"色"与"理"外，心在髑骬，肺在肩、膺、喉、腋、胁，肝在胁、膺腹，脾在唇，肾在耳。其中心、肺、肝三脏，皆指脏器所处之外在部位。而脾、肾二脏，则指其外候之器官。从而说明，五脏外应，并非出于同一理论依据。六腑之外应，根据文中所谓"肺合大肠，大肠者皮其应"一段所言五脏及六腑与五体的关系，则大肠之外应为皮，小肠之外应为脉，胆之外应为筋，胃之外应为肉，三焦、膀胱之外应为腠理毫毛。

从以上两篇来看，《师传》篇所言外候与《本脏》篇所言外应，就五脏而论，互有异同。如心、肾二脏，所指尽同；肝脏则前者言其官目，后者则言部位，是二者绝不相同。就六腑而论，前者六腑各有其外候，后者则三焦与膀胱合应。其所在则前者指胸以上及面诸部，其相互间有何联系或学术上有何体系，现亦难详。后者则根据脏腑表里关系，六腑之应，即五脏所应之皮、脉、筋、肉、腠理毫毛。其中肾之腠理毫毛说，与《素问》及《灵枢》篇所言"肾主骨"说，亦有所不同。从而可见，《师传》篇所言五脏六腑外候与《本脏》篇所言五脏六腑外应，义本相同，或者说相近，但其所指，则异多而同少，故此二篇之说，当非出于一家之言。

7. 医学气象

医学气象学，约言之，可分为三种系统。一为六六之节系统，见《素问·六节藏象论》中，亦即六六三百六十之数据，然而，文中又提及"人亦有三百六十五节"及"大小月三百六十五度而成岁，积气余而盈闰矣"等义，说明本文计算岁时，是以三百六十五日为基本的时间依据和岁运周期。每年的时间节段，是按候、气、时、岁来划分，即文中所谓"五日谓之候，三候谓之气，六气谓之时，四时谓之岁"。按此说乃源于一年分二十四气之义。二为九宫八风系统，见于《灵枢》之九宫八风及岁露论二篇。此一学说的理论体系，是以所谓"文王八卦"方位（亦或谓"后天八卦"方位）为式，以八节（即四立、二分、二至）为序，以八风、九宫为名，以太一游日为候，论述气候之常与变，及其对人体的影响。太一游日，每年以冬至为始，出游于外八宫，每四十五六日为一小周期，三百六十六日为一大周期。三为五运六气系统，尽见于《素问》运气七篇大论。从历法方面看，主要有三点：一者，运气在历法方面用的是四分历，即一年的日数为三百六十五又四分之一日。此在六微旨大论中论"六气始终早晏"部分有所体现。此种推历方法，与古历如汉代"太初历"亦同。二者，计岁首法。岁首者，一年之起始也。一般计岁首者，以正月一日为始；若以二十四气论之，亦可以立春为始。而运气学中言岁首，据后世运气学家诸文献所记，则是以大寒日为始，较之以立春日为始者，提早一节，故近代有的学者称之为"运气历"，这一点与古代任何历法均有所不同。三者，每年对节段划分，既非按月，亦不按季，而是五运按五步法，将一年分为五个节段，六气按六陟法，将一年分为六个节段。五运五步，反映地气运行，是以木、火、土、金、水五步为序；六气六步，反映天气运行，是以风、热、火、湿、燥、寒六步为序。此亦与一般历法有所不同。

8. 文字气象

文字气象，指《素问》与《灵枢》诸文章之气韵与风格。今存《素问》一书，文字气象确非一格。约言之，有以下几种情况。

（1）**题名**：古人著述，本无题名，书之有题名，多为后人追题，或后所撰著。在古医籍中，亦有如是者，如长沙马王堆汉墓出土诸古医籍，亦无题名。今存《素问》与《灵枢》二书，均具题名，然题名之方式则不一。大致可分为以下两类。一为取篇文二三字或首句二三字为名，如玉机真脏论，文中有"每旦读之，名曰玉机"及"真脏脉见"等语。二为取篇文内容旨意或主要旨意为名，如《素问·上古天真论》《灵枢·邪气脏腑病形》等。

（2）**文体**：《素问》与《灵枢》诸文之体裁，大致有以下几种形式：一为散文，散文是《素问》与《灵枢》中运用最多的一种体裁，如《素问》之金匮真言论、阴阳离合论等不下数十篇，二为散文中兼有字数固定的韵句，有两种句式，即四字句与七字句，如《素问》之上古天真论、四气调神大论等，三为散文中兼有字数不固定的韵句。此种形式，在《素问》与《灵枢》中亦较多，如见《素问·上古天真论》《灵枢·论勇》中。结构有问答式与某曰式、论述式与陈述式。层次结构有单层次结构（即仅言及某一问题的某一方面，如《素问·刺齐论》）、多层次结构（即言及某一问题的多方面，如《素问·上古天真论》）、单题结构（即篇名仅含一个主题，其内容亦同题名，如《素问·脏气法时论》）、多题结构（即题名与篇文，均含两个或两个以上文义方面并非直接相联系的内容，如《素问·诊要经终论》）、一题多文（此指篇名仅具一个主题，而篇文内容，有多项不同意义者，如《素问·骨空论》）、同题异说（此指同一题名，篇文亦系同类内容，而其说则有异，如《灵枢·卫气行》）。就文字风格而言，有文气典雅者及文气质朴者之分。总之，《素问》与《灵枢》诸文，在文字气象方面，诸如命题方式、文章体裁、行文风格及结构等方面，均有较大差异。此亦足可从文字这一侧面，反映其不同学派，非成于一时一人之手。

辨析《素》《灵》中不同学派有以下重要意义：一为有利于对该书成编年代的探讨，二为有利于对学术源流的探讨，三为有利于对学术体系的探讨，四为有利于学术的实践与发扬。

六、《素问》《灵枢》之篇文组合

《素问》与《灵枢》二书，由于唐以前古传本，宋以后相继失传，故其篇文组合之原貌或接近原貌之情况，现已很难详明。先生据今存文献所提供之资料及现存传本，全面、系统、深入地探讨了《素问》《灵枢》的卷第及篇次组合情况、依托撰人组合概况、篇文内容组合概况、重出组合情况、缺文组合情况，认为从对《素问》与《灵枢》组合情况解析中，可知二书在成编前后及编纂时的一些基本情况，此对二书的原貌探讨，具有一定的意义。

（1）《素问》与《灵枢》之现存篇卷组合，均可体现其兼收并蓄，如二书中篇文，虽主要反映黄帝与六臣之论医，但又各有一定数量之篇文，无依托人。似此等不同文体之篇文，必非出于一家之言也。就依托人而言，其中虽大量依托为黄帝与岐伯之问答，但另有与伯高等五人之问答文，亦占一定的数量。此固与黄帝有关，然亦体现在黄帝诸臣中，亦非一家之言也。在黄帝与诸臣问答中，亦有诸多不同之学说存焉。如《灵枢·卫气行》之前部分，黄帝以"卫气之行，出入之合"问岐伯，后部分以"卫气之在身也，上下往来不以期，候气而刺之"问伯高。所谓"上下往来"亦指卫气之行也。故此两问之语虽有别，实皆指卫气行而言，然而岐伯与伯高之答，则各不相同，凡此类情况，文中颇不鲜见。总之，从《素问》与《灵枢》此一组合情况中可见，成编时收文内容，凡诸重要文籍，不妨杂合而治，具兼收并蓄之意。故《素问》及《灵枢》之原有内容，实则集此前医学文献之大成者。当然，在今存本中，亦有后人整复时所增补之后世文献，此则又当别论也。

（2）在今本《素问》与《灵枢》之篇卷组合中，可见有如下异同之处。一者二书均有一定数量不具依托人的篇文。今本《素问》为十一篇半（含四时刺逆从之前半篇），此类篇文，在数量上两书基本均等，或可反映成编时的特意安排。当然今存诸文，亦可有后世补入者，但亦不妨对原书基本情况的分析。二者，两书均是以黄帝与岐伯问答文为多，反映了原始文献的作者对古代传说黄帝与岐伯论医及岐伯善医的依托和崇尚黄老的思想。三者，两书内容，各有侧重，亦两相互补。如王注本《素问》，若不计运气七篇大论（按此当为后人所补，后有专论）文，余者当以阴阳、五行、脏腑、养生、诊法、医德等理论方面的内容为多，而《灵枢》中则以针道、经脉、病因病机、刺法、身形等为多，其起首一篇"九针十二原"即为针道，此《灵枢》之所以又称《针经》也。另一方面，二书内容又相为补充，如《素问》中言诊法之脉诊可谓详矣，而尺肤诊则在《灵枢·论疾诊尺》；论脏腑之内容不可谓不多，而犹有《灵枢·本脏》以补充之等皆是。而《灵枢》则固在突出针道，然针道方面有一重要内容——腧穴，却在《素问》之"气穴论""气府论""骨空论""水热穴论"等篇中，又《灵枢》中论刺法者亦有多处，然《素问》之"宝命全形论""八正神明论""离合真邪论"等，亦专论刺法者。因此可见，原《素问》与《灵枢》文，本系一整体文献不可分割的两个组成部分。二者在内容方面，既有区别又有联系，既有相同点又有不同处，是两书明显的特征。

（3）《素问》与《灵枢》的篇卷组合，虽体现了其既有联系又有区别，既有共同点又有不同处的特征，但是从内容的系统性和完整性来看，无论如何是不够合理的。如果作为一种编纂体例，完全没有必要把相同内容的篇文，人为的分编于两书之中，如上文所举《灵枢》原书，既要体现突出针道，何以将腧穴部分编入《素问》之中，又如《素问》一书中，诊法篇文，既多且详，何以又将尺肤诊及色诊等内容，编入《灵枢》之中。似此等问题，多不胜举。要解决此种矛盾，无论是此书的初编者，或后来的整复者，做些大致的调整和一般的归类，并不十分困难。然而在《素问》与《灵枢》之传本中，除《素问》一书王冰次注本之篇卷组合，较之全元起本更为系统些外，对于两书间此类问题，则依然如是。所以晋初皇甫谧氏曾慨叹曰"称述多而切事少，有不编次""文多重复，错互非一"，因而有《针灸甲乙经》之作。类似皇甫谧所指出的诸多问题，当然有些是后世传抄过程中所造成的，但是作为二书的基本情况，似可作出这样的设想，首先在该书正式成编前，或有一雏形早期文献，此种文献并非出于有目的的文献整理，只不过是一般的文献辑录，故显得漫无次序，又无章法，更不系统。此本虽经成编时加工及后人多次整复，然仍保存有原来的某些雏形。后世则以其为黄帝遗书，三坟旧典，故仍以存旧为本。从而说明，《素问》与《灵枢》之此一现象，似可证明，该书虽经后世多次整理，仍存有诸多早期成编时的文献痕迹。

（4）在《素问》与《灵枢》所具依托人的诸多篇文中，对依托人的安排，尚有以下几个特点。一者，就人数而言，《灵枢》多于《素问》。详《素问》一书，若不计运气七篇大论在内，则仅有黄帝、岐伯、雷公三人；且黄帝与雷公问答文，均在该书之最后七篇（全元起本则均在第八卷），集中连排。而《灵枢》则有黄帝、岐伯、伯高、少师、少俞、雷公等君臣七人，其篇文无一集中一家连排者，似此等依托人的安排情况，必系出于初编者之意。或意在体现《素问》一书，主要为黄帝与岐伯之所作，若雷公者，仅为传人而已，不得属于作者，此固皇甫谧之所以谓"雷公受业，传之于后"，义本于此。而《灵枢》一书，虽亦以黄帝与岐伯为主，而伯高、少师、少俞等所论，亦有十余篇之多，且有些内容，亦岐伯所不曾论及者，故《灵枢》一书，亦可为集体之作。二者，《灵枢》中体现黄帝医学水平之篇文，尤为明显。如果说《素问》中体现黄帝之医学水平，重在养生、阴阳及医德医风方面，而《灵枢》中在经脉、色诊等方面，更加突出。如经脉篇之论十二经脉及十二络脉，较之经别篇、经水篇及邪客篇等岐伯所论经脉，则岐伯所论，亦是相形见绌。似此等文，不仅体现了黄帝医学水平的高度，而且其对经脉学说，有重大贡献。此亦可见原撰人意在突出黄帝，用心之良苦。三者，《灵枢》雷公问诸篇设问之词。《素问》后七篇中黄帝与雷公问答文，多黄帝考问或责问之词，后为之说解，且文字亦较古朴晦涩。而《灵枢》中诸雷公问篇，多为雷公直问，虽雷公亦或自谦而称"细子"，然君臣问答，意甚平和，其文字亦较《素问》诸篇顺畅。故两书中虽均为黄帝与雷公问答文，似非出于一时一人之手。

（5）根据上文可见，《素问》与《灵枢》收文情况，大致有以下几点：一者，按文体类型而言，可分类为两类，一为依托黄帝君臣问答文，居篇文之大部分，此乃《黄帝内经》一书命名的基本条件，也是作者崇尚黄老的一种依托方式；一为无依托人之篇文，此类篇文，亦可说明，该书内容，并非尽为依托黄帝君臣之作，尚有无名氏之作若干篇，是为历史的真实面貌。但从学术方面看，两部分篇文，正可以互相补充，故其虽无依托黄帝君臣之名，作为一部集大成的综合性著作，亦必将其收入书中。二者，依托之人虽有黄帝君臣七人之多，然似难作科别或流别之分。从数量方面看，岐伯所论虽居多数，而其中亦多有同类内容或同一命题之不同学说，若强以其人为某一学派之代表，则岐伯自身已具多家说矣。余者如伯高、少师、少俞等，所论不多，虽有个别与别家不同之说，然其自身之文，数量较少，难以形成体系，亦难以作为学派的代表。故六臣者，作为医家而论，此固可也，若作为学派而论，则似为非是。至其真正作者，恐系出于方士或术数家之手。三者，今存《素问》与《灵枢》之篇序，某卷或某几卷，亦或某一部分之卷序，具有一定的系统性，但总的方面，在两书之间，或一书前后之间，缺乏系统的章法或体例。此种情况，固难免有后人对篇文的分合、对篇序的调整，但亦未必尽非旧貌，其中当不同程度地保留有初编时医学文献汇编或编辑的古朴之风。

（6）从篇文内容的组合情况看，大致可分为两类：一类是单项内容组合，此类篇文，在今本《素问》与《灵枢》中，仍占大多数。此种形式，比较符合一般的撰写体例。从字数方面看，文字亦比较简短，文风亦多古朴，比较符合早期医学文献的基本情况。在此类篇文中，另有一部分，虽篇题单一，篇文的内容较多，但从结构方面看，亦基本属于一整体组合。此在今《素问》与《灵枢》中，亦具有一定篇数。从字数方面看，篇幅一般较单项篇文为长。此种形式，似可认为，是早期医学文献从简单的感性知识，向复杂的理性知识发展的必然趋势。当然，这仅是就一种情况而论。此类篇文，其内容虽多，但有两个明显的特点，一是与篇文的中心议题，具有直接的或间接的内在联系，故可构成统一的整体；二是在结构方面，经过了一定的文字处理，使前后文之间及段落之间，得以前后过渡或互相衔接，使通篇文字不致有间隔或绝断之处，而形成一完整的篇文。此单项组合者也。另一类为多项组合，所谓多项组合，乃指二项及二项以上之内容组合之篇文。此类多项组合之内容，大致亦可分为两类。一类是题名与篇文均为多项。在今本《素问》与《灵枢》中，仅具双项组合者，亦即篇名与篇文内容，均包含有两项内容。此类篇文仅居少数。另一类是题名为单项，而篇文则为多项。其中有的篇文仅有两项内容，有的则有六七项之多，情况亦较复杂。此类篇文，也有两个明显的特点，一者从多项内容的意义方面看，其间并无直接或间接的联系，或有多项内容与中心议题，亦不相关；一者从结构方面看，文字间亦无应有的沟通与连接关系，大多为孤立成文，难以形成完整的文体。此类篇文在今本《素问》与《灵枢》中，亦占有一定的数量。

（7）多项组合诸篇文，一般地说，情况均较复杂。以篇名与篇文均系双项组合者而论，显系编纂所采用的一种特有的组合方式，其中有的当系成编前之早期文献，已是双项组合，而予以保留，有的或是早期文献，虽已抄撮成篇，并无题名者，当是编纂人根据篇文内容及古文献命名方式的一般规律而摘取两项内容中之某几字为名。因此，此类篇文，按一般情况，亦当系早期成编时原有文献的可能性为大。当然，亦不能排除原书散佚后，后人整复时仿其原有体式而整理成编的。

此类篇文中一题名而多内容组合者，情况尤为复杂。就编撰体例而言，此类篇文，均显得文无章法，义不衔接，甚至有问无答或有答无问等，情况不一，显得比较混乱。形成此类篇文的原因，可能有以下几个方面。一者，在成编时所用之古文献，有的纯系抄撮成篇，无特定编辑之义，故将几项内容，抄撮成文而已。其中有的或据其主要内容而命名。此种情况，在近年出土之古医籍中，有的即属此类文献。如1984年湖北省江陵张家山出土之汉简，有《脉书》者，名虽为《脉书》，而其内容则含有多项，当然是以经脉为主，故有是名，然在经脉诸条之前，尚有40余条，属病候类内容；在经脉之后，另有7条，属病机病候及治法诊法等内容。文与文之间，皆互不连接，故亦可独立成编。是此等文籍，亦当系先秦或秦汉间诸抄撮文献中的一种形式。故今《素问》与《灵枢》中保留有部分此类文献，亦属当时编纂工作之常情。二者，在成编时所用古文献中，定有部分含多项内容而无名之篇文，此种形式，在1973年长沙马王堆汉墓出土之古医书，亦可得到证明，据中国中医研究院马继兴研究员《马王堆古医书考释·出土概况》云："14种医书在出土时均分别抄录在丝绸织成的缣帛或竹简（木简）上，由于出土后部分医学帛书有较严重的破碎残损……经过反复多次地考察所作出的复原工作，其结果得以辨明，某些古医书由于内容较少，多被合写在一张帛上或一卷简内。"此亦充分证明在先秦或秦汉间，此种合抄无名文献的存在。故在《素问》与《灵枢》成编时，亦当收有此类文献，惟在入编时，当被整理人根据其主要内容而予以命名。三者，该书在流传过程中，有所亡佚和散失，除了亡失者外，留存篇文，必有错简断篇者，此等错简断篇之文若杂合一起，后人抄撮或整理时，有的难以复原，则难能就此而姑存篇文，有名者有依其旧，无名者，重为命名。以上仅是就此类篇文的一般情况，所进行的推断。当然，还可能有别的原因。但就目前所有的史料，只能出此大致分析。尚难做出最终和准确的回答。

（8）尽管上文对《素问》与《灵枢》之单题或双题而多项内容组合的篇文，进行了分析和推断，但仍有一问题，颇致疑焉。此即《素问》与《灵枢》中，既有相当多数单题单项内容组合之篇文，何以又有诸多单题或双题而多项内容组合之篇文。如果按单项组合篇文的方式分篇，多项组合之篇文，有不少是可以分为几篇而独立成文的，然则不曾如是。其中有一很值得注意的问题，即《素问》与《灵枢》初成编时的篇数问题。今存《素问》王冰次注本，虽为王冰整理时，在张公秘本的基础上，"兼旧藏之卷，合八十一篇"，恐亦不无根据。又今存宋史崧本《灵枢》及金元间尚存世之《针经》（见《东垣试效方》），亦皆为八十一篇。又今存《难经》一书，亦八十一篇，此书汉末张仲景《伤寒杂病论·序》称之为《八十一难》，可证该书原即八十一篇。详"八十一篇"之说，经文本已有之。如《素问·离合真邪论》："黄帝问曰：余闻《九针》九篇，夫子乃因而九之，九九八十一篇，余尽通其意矣。"又《灵枢·九针论》："黄帝曰：余闻《九针》于夫子，众多博大矣。余犹不能寤，敢问九针焉生，何因而有名？岐伯曰：九针者，天地之大数也，始于一而终于九……黄帝曰：以针应九之数奈何？岐伯曰：夫圣人之起天地之数也，一而九之，故以立九野，九而九之，九九八十一，以起黄钟之数焉。"是则说明"八十一"之数，乃取以应黄钟之数，"八十一篇"之说，古已有之。因此，似可认为，《素问》与《灵枢》初成编时，即当各为八十一篇。既如此，则二书实有一篇数之限。故诸多内容，若尽以专题专项设篇，必将大大超过八十一之数。因此，有些内容，不得不并合为一篇。此亦或一题多项内容篇文形成的原因之一。

（9）在今存《素问》与《灵枢》中，别有诸多重出之文。根据晋初皇甫谧《针灸甲乙经》序所云，时所见传世之本，亦且"文多重复"，足证此类重文，其来久矣。又据宋臣林亿等《素问》新校正所见南朝梁全元起本《素问》，亦多有重复之处。又王冰次注本《素问》自序称其所见本，亦有"前后重叠者"。此亦足以说明，该书之历代传本中，均有重文在焉。就《素问》与《灵枢》中之重文而论，大致有两种情况，一者题名相同，而内容不同或不尽同，凡此类内容，有些乃属同一命题之不同学说，故似同而非同，故不可以作重文论。另一种情况则文字方面虽有个别异文，余则尽同，有些内容，文字方面虽小有差别，或行文方式不尽相同，但从整段文字看，则基本相同或大致相同，故为重文而无疑。似此等重出之文，推其原因，亦当有以下几个方面。一者该书成编时所用之原始古医籍，非源于一家之手，故此类原始文献中的某些内容，或有相互重复者，被原样保留下来；二者该书诸多篇文，成编时亦非成于一时一人之手，故有些篇文中某些内容，出于文章的需要，而重复引用者，亦合于撰著之常例；三者，该书在历代流传过程中，亦经有散佚亡失之时，且多次经后人整复，其中有些内容，由于错简散乱者有之，或后人随意改移者亦有之，亦必形成重出之文。总之，在诸多重文中，既当有其原始之旧貌处，亦必有后来错乱处。不可一概而论。

（10）在今本《素问》与《灵枢》中，尚有部分明显的缺文，经与《针灸甲乙经》及《太素》相校，亦可证其缺已久。根据现有缺文情况分析，亦大致有以下几方面原因。一者，该书成编时所收古文献及编撰人引用之古文献，已自残缺不全；二者，该书曾有所散乱，某些篇文难以复原，文不相接，或以为缺；三者，篇文在流传过程中，某些内容有所脱失，难以复旧；四者，某些文字因保存不善或其他原因造成的残缺。

以上为《素问》与《灵枢》在组合方面之大致情况也。此对进一步探讨该书成编及演变或有以助。

八、《素问》《灵枢》之学说体系

《素问》与《灵枢》这一经典性综合性医学著作，就其覆盖面而言，包括有医学基础理论及应用的诸多方面。先生总结了《内经》中与医学及与医学有直接关系的诸多学说，如脏腑学说、经络学说等，现以脏腑学说为例，主要述及脏腑的基本概念、脏腑的基本系统、脏腑的基本功能及脏腑的功能系统。

（一）脏腑的基本概念

1.脏腑本义

脏腑二字，本作藏府。据先生考证，"藏"者，以其本于藏匿之义，"府"者，本于府为储藏之所也。藏府具人体脏腑之义者，本系引申义。随着文字的发展，为避免因引申字义太多而引起的混乱，遂有诸多形声字而加以区别。藏府之后作"脏腑"，即属乎此。

2.脏、脏腑、藏象

凡此三者，虽皆与脏器相关，然义不尽同。

（1）**脏**：脏有二义，一指五脏而言，如《素问》与《灵枢》中凡言五脏之"脏"皆是。二者，乃泛指体内脏器或脏而言。如《素问·灵兰秘典论》中所言脏腑十二官。

（2）**脏腑**：脏腑二字连称，在《素问》与《灵枢》中所见甚多。根据论述之内容，主要涉及五脏六腑。因此，上述诸所谓"脏腑"，基本上是五脏六腑的简称。

（3）**藏象**：藏象之称，仅在《素问·六节藏象论》中言及。该篇题名，据林亿等《素问》新校正，全元起注本亦同。又在该篇有文作"帝曰：藏象何如？"

关于"藏象"之义，历代注家，多有说解，诸家说解，首推王冰注："象谓所见于外，可阅者也。"简洁明了，马莳、张介宾等注，稍衍其文，义仍相本。至于吴崑、高世栻之注，不明"六节藏象"题名之义，强为之解，实失之矣。详《素问·六节藏象论》文，本为岐伯论天之五气与地之五味生养于人的道理，继而为黄帝与岐伯问答文，主要言及五本、五脏、五华、五充、五通，其中五本、五脏，属于五脏内部之神机变化，不得谓之象。所言五通，是为五脏与四时对应关系，亦不得谓之象。惟其五脏之华、面、毛、发、爪、唇四白，形见于外，有象可察，故得为脏之象。是则可见，本篇所言藏象，似仅当指五华与五充而言，至于脏腑之其他方面内容，不得谓之藏象。

脏器类称，当名"脏腑"。《素问》与《灵枢》（古名《九卷》或《针经》），传至汉以后，以其内容混乱，部居不清，遂有以事类相从，而重为编次者。因而逐渐形成了各类内容的相关类名。首次对该书进行分类编次者，为晋初皇甫谧《针灸甲乙经》，惟该书在分类方面尚未形成大类名称，其涉脏腑方面内容，仍以具指为多。唐代杨上善《黄帝内经太素》一书，乃将《素问》与《灵枢》全部内容，分其部居为二十一类，其中有关脏器方面的内容，作为一类，取名"脏腑"。其内容应包括脏器的各个方面。元人滑寿有《素问钞》一书，乃取《素问》与《灵枢》二书，撮其枢要，各以类从。全书计分为十四类。其脏器有关内容，取名"藏象"。该类所收内容，已涉及脏腑的诸多方面，而非仅言藏象者也。

自滑氏用此类名之后，明清以降，直至今日，影响颇大，沿袭甚多。如明张介宾《类经》一书，计分十二类，藏象位居第三；明李念莪《内经知要》，计分八类，藏象位居第五；清汪昂《素问灵枢类纂约注》，计分九类，脏位居第一。又近代编撰之中医学统编、中医学基础等专著及讲义类书，此部分内容，亦多袭用"藏象"之名。

就类名而论，杨上善之用"脏腑"，滑寿之用"藏象"，无疑已自成概念。若作为概念的词语，则应尽可能比较全面和准确地反映客观事物。从藏象与脏腑两个概念的语义比较可见，藏象之"脏"，可从广义之脏的广度加以使用，然而"象"字之本义，已是对"脏"的含义有所限制，也就是说，其含义应属脏之象。而脏腑这一概念，不仅可以从广义方面加以使用，也就是说，不限于五脏六腑，其他脏器亦可包含，而且对脏腑的有关内容，如体态、功能、外象、内形等，均无所限。因此，作为脏器的类名，或概念的词语，当以"脏腑"二字，尤为确当。

（二）脏腑的基本系统

脏腑系统，主要有以下几个方面。

1. 五脏五腑

关于"五腑"的问题，《素问》与《灵枢》中，原无此概念。然在脏腑系统诸文中，则可反映出有"五腑"之义。此在以下三个方面均有所体现。

（1）脏与腑是互相配合互相对应的关系，故与五脏相合者，亦有五腑：如《灵枢·本输》云：肺合大肠，心合小肠，肝合胆，脾合胃，肾合膀胱。是则说明，与五脏相合者，实为大肠、小肠、胆、胃、膀胱五腑而已。

（2）与奇恒之府相别者有五腑：如《素问·五脏别论》提出奇恒之府后，继云："夫胃、大肠、小肠、三焦、膀胱，此五者……此受五脏浊气，名曰传化之腑。"详本文完全是根据其功能之泻而不藏立论，故特另出此五腑，以与奇恒之府相区别也。

（3）《灵枢·四时气》有邪在腑之内容：即邪在大肠、邪在小肠、邪在胆、邪在胃脘、邪在三焦，其所言腑数，仅有五。所言五腑，又为三焦而非膀胱。亦或有五脏五腑系统之又一说也。

2. 五脏六腑

五脏六腑四字连称，在《素问》与《灵枢》中所见甚多。在《素问》中计有十二篇。关于"五脏"之说，兹不烦述。关于"六腑"问题，其具体器官与上说亦同，即胆、胃、大肠、小肠、三焦、膀胱。此五腑，均与五脏相配，前已详明。惟三焦一腑与五脏的关系，《灵枢·本脏》中提出肾脏，与三焦、膀胱二府相合，此在理论方面，亦自成系统。但是，在《素问》与《灵枢》中言"五脏六腑"诸篇，亦并非尽如上文所言。"五脏六腑"作为脏腑学说的概念，其所言"五脏"，有时亦非仅指肝、心、脾、肺、肾而已，如《素问·通评虚实论》《灵枢·本输》中所言五脏，实则亦含心包在内。五脏六腑四字，本是一个一般性组合词语，但出现频率高，五十余次，而且分布面广，故在脏腑学说中，作为脏腑系统之称谓，已具有概念化的意义。

3. 六脏六腑

六脏之称，《素问》与《灵枢》无此名，而《庄子·齐物论》中则有"六脏"之名。《素》《灵》中实有六脏六腑之内容，如《素问·灵兰秘典论》中言及十二脏之相使，已具六脏六腑之义。《灵枢·经脉》《灵枢·经水》中言及表里关系的配合模式中，说明了脏与腑的相互配合，已是六合，而不是五合，即肝与胆相合，心与小肠相合，脾与胃相合，肺与大肠相合，肾与膀胱相合，心包络与三焦相合。此即六脏六腑系统的配合方式。此一方式不仅是增加了心包络一脏，而且三焦一腑从理论体系方面论，已不是孤腑，也不是从属于膀胱而与肾相合之腑，而是与心包络相配合之腑。从而构成了一个三阴三阳手足十二脉六脏六腑表里配合的脏腑系统。从学术发展的角度论，此一系统，是对脏腑学说在认识上的不断深化和理论上的进一步完善，为中医学脏腑学说奠定了独特的理论体系。

4. 奇恒之腑

奇恒之腑说，出于《素问·五脏别论》。奇恒之腑，虽与某些脏有一定关系，然亦不如六腑与六脏之相对应配合，又其相互间，除脑、髓、骨外，在形体与功能方面，并无特定的联系。作为奇恒之腑，从某种意义上讲，仅是人体储藏精化之物的府库而已。故虽名为奇恒之腑，乃是与胃、大肠、小肠、三焦、膀胱五腑相区别而言。就其自身来说，无论在形体方面或功能方面，并不能构成一种系统，故不得与脏腑其他系统等观。

5. 五脏傍通

五脏傍通者，指以五脏五行为核心，与周围事物广为联系而构成的一种学术体系。"五脏傍通"之语，在今存古医学文献中，首见于唐孙思邈《千金要方》卷二十九"五脏六腑变化傍通诀第四"。《素问》与《灵枢》中，虽无"傍通"之名，然则有是类之文及近似之义。而《素问》与《灵枢》中，有关此类内容之篇有十余篇，尤以《素问》之《金匮真言论》与《阴阳应象大论》两篇最具有代表性，并具备了基本的理论框架与基本内容。如《素问·金匮真言论》以五方为纲，傍通诸事色、脏、窍、藏精、病发、味类（五行之类）、畜、谷、星、时、音、数（五行生成之数）、病之在（五体）等。又《灵枢·五味》言及五谷、五果、五畜、五菜、五色与五脏之傍通关系及脏病之食宜、食禁等。总之，据《素问》与《灵枢》诸篇有关内容，可见以下几点：一者，所言诸事，均与五脏五行相关，体现了以五脏五行说为核心的指导思想，或者说以五脏五行说为纲的理论与物质基础。二者，凡举诸事，皆可与五脏五行相类通或依附，故谓之会通或傍通。三者，凡与五脏五行相类通或依附者，大都可反映脏腑之生理与病理关系，五行生克关系及人与自然关系，体现"人与天地相参"的基本思想。但其中亦难免机械之论或臆测之说，则不尽合理或尽不合理。然亦不得因此而否定此一广泛的五脏五行傍通体系，自有其含有一定科学道理的理论基础与物质基础。四者，由于此一傍通体系，囊括了中医理论体系中的广泛内容，故其对中医生理、病理及诊断、治法等的推断与综合分析，具有一定的理论价值与指导意义。五者，根据上述诸篇内容，足见《千金》与《外台》二书中有关五脏傍通之内容，大部分源于《素问》与《灵枢》等经典医著，特出于后人综合之功与抄撮之力而已。

（三）脏腑的基本功能

《素问》与《灵枢》中，对于脏腑功能的论述，不仅注重了脏腑功能的特殊性，而尤为注重脏腑功能之综合作用与协同作用。以下就脏腑功能的几个主要方面的问题，聊为简述。

1. 脏腑功能之大别

据《素问·五脏别论》《灵枢·本脏》《灵枢·卫气》所述,可知脏者主藏,藏精气与精神者也,腑者主泻,传化物与行津液者也。此脏腑功能之大别也。

2. 脏腑功能概述

对脏腑基本功能之概要说明,在前文"五脏傍通"中,已有所举,如五音、五味、五色、五臭、五体、五志、五窍、五恶、五液、五脉等,均系从不同的方面,体现脏腑的功能,兹不复述。《素问》与《灵枢》中,概述脏腑功能者,尚有《素问·灵兰秘典论》述脏腑十二官;《素问·六节藏象论》述脏腑之基本功能、作用、属性等;《素问·五脏生成》述五脏之合、荣、主及伤、欲;《素问·脏气法时论》述脏气法时;《素问·刺禁论》述脏气要害;《灵枢·师传》述五脏六腑之候;《灵枢·胀论》述五脏六腑之畔界;《灵枢·五阅五使》述五脏五官;《灵枢·顺气一日分为四时》述五脏五变;《灵枢·本脏》述五脏六腑之应,以上为《素问》与《灵枢》中,概要论述脏腑功能的几个主要方面。类似此等篇文,虽尚可见,然亦多有所重复,兹不烦述。

(四)脏腑功能系统

《素问》与《灵枢》中不少篇文中,对人体生理活动的诸多方面,如水谷运化、精神活动、水液代谢、营血循行、呼吸气化、生育繁衍等,所涉及之脏腑,均有过程度不同的论述,先生对此类论述进行了综合归纳如下。

1. 水谷传化之府

据《素问·灵兰秘典论》《素问·五脏生成》《素问·五脏别论》《素问·经脉别论》《素问·脏气法时论》《素问·宣明五气》《灵枢·五味论》《素问·脏气法时论》《素问·太阴阳明论》《灵枢·营卫生会》《灵枢·邪客》《灵枢·胀论》《灵枢·平人绝谷》中有关水谷运化的主要经文,概言之,尽可说明以下几个问题。

(1)水谷入口,经咽、胃上脘、胃、胃下脘、小肠、大肠、魄门等脏器，其中之水液，有部分渗溢入于三焦、膀胱。另外通过脾的作用，共同完成水谷的运化，故上述诸脏器，是为水谷传化之府。

（2）其中三焦与膀胱二腑，又是水液代谢的主要器官。脾脏并具有与营血循行及精神活动等方面功用，将再述及。说明有些脏腑具有多方面功能作用，并非为单一的功能器官。

（3）诸器官既有其各自的功用，独立的运行方式，而相互之间，又必须协调一致地有序地工作，如肠胃之更虚更满等。因而又是一个完整的整体活动。一旦这种完整性和协调性受到某种干扰和破坏，即将处于病理状态。

（4）水谷经运化之后，其精华部分，经吸取后，输送于其他脏腑及人体有关部分。而有的则贮藏于脾脏，以备应用，对精气的输送，主要是通过脾足太阴脉与胃足阳明脉行至阴阳各经之脉。其水谷之糟粕部分，分别由魄门与膀胱泻出体外。

（5）水谷精气的供应，是对脏腑生理活动最基本的物质基础，故为五脏六腑之大源，又是人体生命活动的根本保证。无此物质保证，人的生命活动即当终止。故水谷运化系统的正常运行，对人体生命活动及各脏腑功能活动至关重要。

（6）水谷运化之府，虽包括诸多器官，而且是一项综合的生理功能，但脾、胃二者的作用尤为重要。故整个水谷之运化功能，常以"脾胃"二字代之。如言"脾胃为后天之本""土能生万物"等，义犹此也。

2. 水液代谢之府

据《素问·灵兰秘典论》《素问·经脉别论》《素问·上古天真论》《灵枢·营卫生会》《素问·太阴阳明论》《素问·逆调论》《素问·厥论》《灵枢·决气》《灵枢·胀论》《灵枢·五癃津液别》《灵枢·刺节真邪》中有关水液代谢诸文，说明以下几个问题。

（1）水谷虽同为仓廪之器所受纳，常并居于胃中，然其运化之机，并充养之用，亦各有所归，各有所出，各成系统，故水液之代谢，亦一府也。

（2）水液入口，经咽入胃，复经脾、肾、肺及大小肠、三焦、膀胱之运化，方得完成其新陈代谢。故上述诸脏器，亦皆为水液代谢之府。

（3）水之下咽，需赖胃之受纳，大小肠等之泌别，使转归水道，而不致停留胃肠之中，然水液之运化，尚需脾之作用，使水液得以输布；肺之气化，使水液得以敷布；肾之主宰，使水液运行有序，而不致泛滥。肾又为胃之关，调控启闭，使水分流而不乱。而又需赖三焦之通调，使水液运行于沟渎，渗灌于肌肤，而又得膀胱聚而藏之，其残余之部分，则泻出于体外。另外，有关水液之输送途径，又有经脉系统，故十二脉犹比之十二水，经脉之输送水液，一则为经脉自身之补给，一则供全身对水液之需求，故经脉亦兼具水液代谢之用。

（4）水液既是构成人体的重要物质，又是维持生命活动的重要物质，举凡脏腑、经脉、脑髓、肌肤等处，无一不需有水液之充盈与润泽。又如五脏所化之汗、涕、泪、涎、唾等五液，亦皆由水液化生而成。故水液之运化与代谢，为人体物质代谢一重要方面。

（5）关于汗、涕、泪、涎、唾等，虽亦属于水液之类，但与饮入之水而直接运化吸收分布于全身之水液不同，五液乃五脏所化之液，通过一定窍道而泌出于外。如汗为心之液，出之于皮腠毛窍；涕为肺之液，出之于鼻；泪为肝之液，出之于目；涎为脾之液，出之于口；唾为肾之液，出之于舌下。故此五液，通常以津液名之。以此五液，非由饮用水中汲取而来，乃是由脏气所化而出也。此又水液中特殊部分也。

（6）水液具有自身的诸多特点，如分布面广，流动性大，其本性属阴等。故既易因运行之阻滞而致蓄积，又易因局部损伤或关要失控而导致流失，如亡汗、亡血、大泻等，均可流失大量水液，形成阴阳失调。故水液代谢，对维护人体之阴阳平衡，关系至为重大。

3. 呼吸气化之府

《素问·灵兰秘典论》《灵枢·五癃津液别》《素问·六节藏象论》《素问·五脏生成》《素问·五脏别论》《素问·逆调论》《灵枢·营卫生会》《灵枢·决气》《灵枢·邪气脏腑病形》《灵枢·海论》《灵枢·邪客》中有关呼吸的内容，主要说明以下几个问题。

（1）呼吸气化之府，指肺及相关脏器与器官所进行的呼吸之气，及呼吸之气与水谷之气在体内之气化活动的脏器系统。呼吸气化之府，主要包括肺与肺系（又称"息道"）、鼻、喉等。若就气血之运行广而论之，诸如经脉、络脉与营卫等，亦不无关系。

（2）呼吸出入，是人体气化进行内外交换的主要形式。内者，内气也。内气者，人体受纳天地之气味而化生之气也。外气者，天地之清气也。吸入者，天地之清气也，呼出者，气化过程之浊气者，故通过呼吸出入，吐故纳新，以保持人体之气的新陈代谢。

（3）人体受纳之天地气味，必须经过一系列的气化过程，此种气化过程，主要赖气之生化作用。所谓"生化"，亦即物体的生机与变化。而此种生化作用，主要体现为气机之出入升降。如《素问·六微旨大论》："出入废则神机化灭，升降息则气立孤危。故非出入则无以生长壮老已，非升降则无以生长化收藏。是以升降出入，无气不有。故器者，生化之宇，器散则分之，生化息矣。故无不出入，无不升降。"在人体之气的生化及气机的出入升降中，肺脏的呼吸出入具有特殊的作用。当然，就生化的全过程而论，尚需有其他脏器或器官的作用。

（4）胸中为大气搏聚之处，故名为"气海"，实则当肺之处。此居上焦之位，心肺居于其中，卫气宣发于此。故气海者，既为大气搏聚之海，亦为大气生化之宇，又为气血运行之源。所谓搏聚之海者，水谷化生之气与吸入之气，皆汇于此也。所谓生化之宇者，汇于气海之气，犹大气生化之器也。所谓气血运行之源者，以脉得肺之朝，气得卫之宣发，则去其故而纳其新矣。亦如江河之有源头活水。

（5）就气之运行而言，主要有两个途径。一者，气血循行于脉中，散于诸络，渗于孙络，输于脏腑，以供人体之滋养。盖气之与血，相依而行，故后世有"气为血帅，血为气母"之说。实则血得气以行，气得血以载也。故气血之行也，血不得无气，气亦不得无血，二者相辅相成也。二者，卫气循行于脉外。此即所谓"上焦开发，宣五谷味，熏肤充身泽毛，若雾露之溉，是谓气"。此虽言"五谷味"，以其从上焦开发，自胸中而出，实则五谷所化之气及肺所吸入之天气也。详此气既得充贯于一身，脏腑之内外，实则阳气之主体也，犹人体之护卫也。

4. 营血循环之府

据《素问·五脏生成》《素问·经脉别论》《素问·脉要精微论》《素问·八正神明论》《素问·痹论》《灵枢·营卫生会》《灵枢·痈疽》《素问·调经论》

《灵枢·经脉》《灵枢·本脏》《灵枢·决气》《灵枢·五十营》《灵枢·营气》《灵枢·海论》《灵枢·卫气》《灵枢·动输》《灵枢·本神》中有关营血循环之内容，可知：

（1）营血循环之府，主要包含有心、肺、肝、脾及经脉（含络脉、孙脉等）等。心生血而主脉，肺朝百脉，肝藏血，脾藏营，脉为血之府。故上言诸脏气及器官，皆为营血循环之府也。

（2）人之营血，本源于先天，而滋养于后天。后天者，由饮食之水谷精气而予以补给。然水谷之精气，先转化为营气，乃入于肺中，由营气之变化而赤，是之谓血。故营之与血，虽同行于脉中，而又有所分别。

（3）营血为人生重要营养物质，行于脉中，通贯上下内外，五脏六腑，四肢百骸，无所不通，所谓"经脉者，所以行血气而营阴阳，濡筋骨，利关节者也"，实则营血之作用也。然营血之得循环不止，尚需赖气以行之。故亦常称之曰血气、气血、营气，皆含有气之义。气血运行于脉中，分属阴阳二性，气以血为基，血以气为用，血得气以行之，气得血以载之，二者相反而相成。也就是说，行于脉中之气，除具有一定养护作用外，尚有动力之用。

（4）营血在脉中运行，呈周期性回环状态。所谓周期性，是指营血的运行，按一定的流速，在一定时间内，行遍应行经脉，如此终而复始，一日夜行五十周，故曰周期性。所谓回环状态，是指营血的运行，按一定的经脉连接成的环状通道中流动，周而复始，如环无端，故曰回环状态。至其运行通道，《灵枢》中记述不一，如经脉篇所言为手足阴阳十二经脉相互连接；营气篇所言为十二经脉，并任、督二脉相互连接。而五十营篇所言，则为十二经脉，并任、督、跷脉，共十五脉也。此或古经各有所本。然其所论，皆循脉而行，则无歧义。若刺灸之气穴归属，据晋皇甫谧《针灸甲乙经》卷三所收古《明堂》文可见已按十四经归属气穴矣。故十四经说，或为针灸家所宗者多。

（5）营血在脉中运行，并非尽出于自身的功能，尚有诸多脏器之调节。由于诸脉皆属于心，心主脉，生血，故营血之运行，实由心以主宰之。肺行呼吸，藏气而朝百脉，故诸脉之朝于肺，由呼吸而行吐纳。呼以吐肺中浊气，吸以纳天之清气。故肺朝百脉者，使经气有所代谢也。肝藏血，犹血之府库也，具调节血液储量之功，脾藏营者，具调节营气储量之用。故二脏对营血流量的调控，均有重要作用。

（6）人之生也，无不与天地相参，与自然相应。营血之行，亦皆如此。故天温易行，天寒易凝，天暑易沸，月满则实，月空则虚等，旨在说明天地自然的变化，对营血的运行，均有一定影响。

5. 神志活动之府

据《素问·上古天真论》《素问·四气调神大论》《素问·阴阳应象大论》《素问·宣明五气》《素问·灵兰秘典论》《素问·六节藏象论》《灵枢·师传》《灵枢·经水》《灵枢·本脏》《灵枢·卫气》《素问·汤液醪醴论》《素问·脉要精微论》《灵枢·淫邪发梦》《素问·方盛衰论》《素问·阳明脉解》《灵枢·热病》《灵枢·癫狂》《灵枢·本神》《素问·解精微论》《灵枢·大惑论》中有关神志活动之内容，可知：

（1）神志活动即人的意识活动，意识是一个多层次结构的概念，故《素问》与《灵枢》中所言神志活动，亦具有多层次多结构之义。本文所言"神志"，乃是一个总的概念。若分而言之，如神、魂、魄、志、意及喜、怒、悲、忧、思、恐、惊、谋虑、决断、智等，均为神志活动的存在方式。凡诸不同存在方式，即所谓显意识与潜意识也。

（2）神志活动之府，主要含心、肺、肝、脾、肾及胆、脑等脏器。心藏神、肝藏魂、肺藏魄、脾藏意与智、肾藏志，胆主决断，脑亦神所居处。另有目者，为心神之外窍，亦心神之外候也。在诸多脏器中，以心为神志活动之主宰，故心为君主之官，神明出焉。也就是说神志活动是以心为主导，以其他脏器相辅佐的中枢系统。所谓"中枢"犹中心也。如汉扬雄《太玄·周》："植中枢，周无隅。"范望注："正午为中，枢立则运，言二极相当，为天杠抽运。"按此指天体运行中心。又《黄庭内景玉经》卷中："共入太室璇玑名。"梁丘子注："璇玑，中枢名。"按此指北斗之运行中心。脑在道家导引术中，居重要地位，为神所居处，但《内经》之学术体系，则是以五脏为核心，脑仅为奇恒之府，故虽亦为藏神之处，然非主宰之位。

（3）人之生命，受之于天地之气。而神明之源，亦禀于父母之精血。经云"故生之来谓之精，两精相搏谓之神"，义犹此也。然神志虽源于先天，亦赖后天气血营卫之滋养。故形敝血坏，则神坏而死。从而说

张灿玾

明，神由形而出，神寄形为用。形坏则神去，神去则形死。神既非鬼神之"神"，亦非是离开形体而独立存在的绝对精神，神志活动只不过是脏器功能之高级活动形式而已。是则充分体现了在形神关系方面的唯物主义思想。

（4）人之神志，虽禀承于先天，但仅是具有其生理性功能的基本条件。至于神志活动的成长与发展，则需通过人在自然界与社会任物、处物的过程。人们首先是通过各种感官如耳、目、口、鼻及皮肤而接触事物，由接而忆，由忆而志，由志而思，由思而虑，由虑而智。正体现了任物与处物的全过程，此与所谓"生而知之者上"的观点，适相反也。因此，经文此论，亦完全符合唯物主义认识论的观点。

（5）情感是神志活动的一个重要方面。情感，是人对外界刺激而产生的情志变化，如喜、怒、忧、思、悲、恐、惊等。此所言"思"，犹思念、怀念也。与"因志而存变谓之思"的"思"，义不相同。凡诸七情，乃感物而动，是人的正常情志活动，是人对不同客观事物的正常反应。然而，人们的此种反应，具有一定的限度，过则为灾。故七情有过，即为病因。至于七情伤及五脏，虽有专伤，如喜伤心、怒伤肝等，乃病之常形。然亦常因五脏间生克关系，而伤及别脏，乃病之变也。

（6）神志活动，对于养生及医疗，均有密切关系。在养生方面，经文提示"形与神俱而尽终其天年"，故特强调应信守"恬淡虚无，真气从之，精神内守，病安从来"的原则，"是以志闲而少欲，心安而不惧""嗜欲不能劳其目，淫邪不能惑其心"，如此则可"年度百岁而动作不衰"。此虽含有道家避世离俗的消极因素，但就养生而论，亦不无益处。又特强调四时调神等法，皆有助于养神。在医疗方面，医者不仅要做到自治其神，而且应注意开导病人之神。如《素问·宝命全形论》之所谓"治神"，《灵枢·师传》所谓"导之以其所使，开之以其所苦"，皆属此义。

6. 生殖化育之府

据《素问·上古天真论》《素问·阴阳应象大论》《素问·灵兰秘典论》《素问·五脏别论》《素问·骨空论》《灵枢·经脉》《灵枢·水胀》《灵枢·决气》《灵枢·天年》《灵枢·卫气失常》中有关生殖化育之内容，可知：

（1）生殖是人体必有的生育繁衍功能，此种功能，固需全身之生育状况以为基础，但自有其特有之脏腑及经脉等脏器以为专司。凡肾与女子胞、男女外阴器及冲、任、督等脉，均为生殖之府。化育者，人体之生成发育也。此指人之始生与出生后之成长发育的一般规律。人体之成长发育，必依先天与后天之物质基础以为保证，且与生殖功能的某些因素如天癸、肾精等有一定关系。

（2）生殖功能的形成，亦源于先天，禀承于父母之精血。特有天癸者，对男女生殖功能之形成、成熟与衰退，具有决定性的作用。故天癸之至与竭，是生殖功能成熟与衰退的决定性因素。然天癸之至与不至，又需以肾气之盛衰为先决条件，故肾气盛则天癸至，肾气衰则天癸竭矣。

（3）冲脉、任脉与督脉，与生殖功能有直接关系。就结构而言，女子之冲、任脉，皆起于胞中，又据《难经·二十八难》所言，冲脉起自气街，并于足阳明之经，而足阳明之经则下乳中。男子之冲、任、督三脉，皆起于少腹之下部。此处为精道、睾系之处。而冲、任二脉又上营口唇而生髭须。是女子之胞、男子之睾，皆生殖之器官也，男女之外阴，生殖器官之门户也。女子之乳与男子之须，生殖机能之外候也。

（4）人之始生也，由父母之精血交结而成，以母体为依托，赖母血以滋长，则脑髓血、脏腑脉道、筋骨肌肉，相继生成，且神气舍心，魂魄毕具，如是则形神俱备，乃成为人。待出生之后，营卫已行，脉道以通，水谷入胃，形乃自生矣。然其神志活动，虽有先天之禀赋，尚需赖后天之接物，逐步形成。

（5）人体的生长发育，由于内部生理因素及外部社会因素的影响，自有其一定规律。就生殖功能的影响而言，女子以七为数，自七岁而始，至七七而终，身体由壮而变老矣。男子以八为数，自八岁而始，至八八而终，亦由壮而变老矣。若按一般年龄段而言，以十岁为期，二十至三十为壮，四十至五十而渐老矣。故人之生长发育，亦有此两次较大生理变化。凡此论，皆人体成长发育之一般规律，在生活的各个方面，亦当适应其自身规律。

《黄帝内经太素》的研究

一、《黄帝内经太素》中的避讳问题

避讳是我国古代文献中存在的一个普遍性的问题，医学文献亦不例外。有时由于避讳造成文字混乱，会给后世读者带来很大的困难。正如清人黄本骥先生所云："避讳兴而经籍淆，汉唐以来，改复不一，至宋尤甚。淳熙文书式有一帝之名避至四五十字者，纷纷更易，传写易伪。"因此，对古代文献的整理研究，必须注目此事。现仅就《黄帝内经太素》中有关避讳问题，加以阐述。

1. 避李渊父李昞讳

避李渊父李昞讳，兼避嫌讳"丙"字，以"景"代之。如卷三《阴阳合》，"景主右手之阳明。"而他处作"丙"者，今本《太素》仍如本字。如卷十一《变输》："其日丙丁。"卷二十五《五脏热病》及卷三十八《痹论》中之"丙丁"等，亦皆如本字，是乃后人追改所致。

2. 避唐高祖李渊讳

避唐高祖李渊讳，以"泉"字代之。改太渊穴为太泉穴。如卷十一《本输》："肺出少商……注于太泉。"改渊掖为泉掖。如卷十一《气穴》"足少阳脉气所发者五十二穴……掖下三寸，胁下下至胠八间各一"，杨上善注："掖下左右三寸间，泉掖、辄筋、天池三穴。"但今本中亦有个别未改动处，如卷十九《知针石》："如临深渊。"注亦同。

3. 避唐太宗李世民讳

《避讳录》云："太宗世民……高宗以后至五代唐，世以代、系字代。如治世曰治代，世宗曰代宗是也。民以人、甿字代，如蒸民曰蒸人，富民候曰富人候。"《太素》经文中之世、民二字均不见改，惟在杨上善注文中，则以代、人二字代之。如卷二《顺养》"夫治民与治自"句，注云"人之与己"。卷十九《知祝由》"今世治病"句注云"今代之人，苦于针药，而疗病不愈者"。卷二十八《八正风候》"民少病"句注云"人少其病也"。又如《太素》缺卷卷二十一《九针要道》"后世"句注云"后代"等等，都不是属于文字方面的互训，而是因避讳所作的处理。又据《避讳录》云，为避嫌名，"书愍作愍或作愍，绁泄作洩洩……"今考《内经》中泄泻或外泄之"泄"字，《太素》中大都作"洩"，此正与《避讳录》所言同，惟今本中尚有少数作"泄"者，亦系后人抄录时有所回改所致。说明《太素》中对世民二字，虽正文不便改动，但在注文中，确实是作过处理，当然，据前人考证，并非所有唐代文献，对李世民之讳都做过改动，但《太素》注文，应当肯定地说是避过世民讳的。

4. 避唐高宗李治讳

《避讳录》曰："高宗名治，以理字或制字代……"今查《太素》中诸多"治"字，正文亦未作改动，但在注文中，则均以"疗"字与"理"字代之。凡属治则、治法等，均以"疗"字代，治诸事务者，均以"理"字代。如卷三首篇"故善治者"一段经文中有六个"治"字，注文中用了九个"疗"字。卷十九《知针石》"肾治于里"句注作"内理五脏，故曰里也"。缺卷卷十六《脉论》"不治"注作"不疗"。如此等等，足证其为避高宗讳而改。

5. 杨注中称老子为玄元皇帝

杨上善注文中称老子为玄元皇帝。如卷二《顺养》："天气清静光明者也。"杨上善注："天道之气，清虚不可见，安静不可为……玄元皇帝曰：虚静者天之明也。"《旧唐书·本纪》高宗乾封元年："二月己未，次亳州，幸老君庙，追号曰太上玄元皇帝。"是时为高宗十七年，唐朝立国已四十九年，说明《太素》注文中封老子的这一称号，定是出于高宗十七年以后之事。

6. 避秦始皇之名讳

关于"正"字之避秦皇名问题。卷十四《真脏脉形》："真脏见。"杨上善注："古本有作正脏，当是秦皇名正，故改为真耳。真、正义同也。"考今本《太素》中用"正"字处，尚有许多，亦有"真""正"二字并用处。如卷五《阴阳合》"寅者正月生阳""正月二月三月，人气在左"。卷九《经脉正别》中十二经脉之正。卷十五《色脉尺诊》"正邪之中人也"。卷十九《知官能》"下司八正""必端以正"。卷二十四《天忌》"四时八正之气"。《真邪补泻》中"真气"下"正气"并用，又云："释邪攻正，绝人长命。"卷二十八《三虚三实》"八正虚邪"。《八正风候》"八正之候""正月朔日"。卷二十九首篇"有正气，有真气……真气者，所受于天，与谷气并而充身也；正气者，正风也"。卷二十九《胀论》"致邪失正，真不可定"。如此等等，均不见有异文，亦不见杨氏再有注语。从以上所引经文来看，"真""正"二字，有的可以互为替代，有的无法替代，如"真气""正气"，完全是不同的概念，二者不能混同。又详王冰《素问》注本中，对引别本中异文，亦不见此说。又考《吕氏春秋》，系秦嬴政氏八年之作，其中亦多有用"正"字处，书中亦不见避讳，且"正"字又属兼讳，或系"临文不讳"之例。故杨上善氏所谓"正"字为避秦皇名之说，尚难定论。其所云"占本有作正脏者"，或系古流传别本中之误字。

7. 善、喜二字考

有关"善""喜"二字，《内经》本文用"善"字处甚多，如"黄帝曰：善"之"善"，"善恶"之"善"，"善病××"之"善"等；而《太素》中，诸如"黄帝曰：善"及"善恶"之类的"善"字，不宜更代，故尽与《内经》同。而用作"善病××"之"善"字，则多有以"喜"字代者。粗略计之，其用作"善渴""善病胀"等者，有30多处。其中尚有注文作"喜""好""多"者十余处。如卷三《阴阳杂说》"善胀"，杨上善注作"喜胀"，卷二十六《寒热相移》"善食"，杨上善注作"喜饥多食"。另有作"喜病××"者50处左右。《素问》《灵枢》中均作"善"，杨上善注中亦未见有作"喜"字解者。像这种两字互用者，若单从字义上理解，"善""喜"二字当然可以互训。而这里拿互训的道理去解释，似乎难以令人满意。因为对古经文的抄录是很严肃的事情，杨氏决不会随意妄改。从另外的角度考虑，那就有可能是由避讳所致。假设如此，其所避何讳，似有两种可能，一是避尊亲长辈中人之名讳，由于对杨氏的身世不详，也无法考证。一是经文底本避北朝东魏孝静帝元善见讳。按照这个思路去推断，则今本中"善病××"等之"善"字，原亦应作"喜"字。由于后人在传抄时随笔有所追改，因而形成了今本"喜""善"二字混用的现象。

以上主要说明《黄帝内经太素》中，避了唐代皇家李昞、李渊、李世民、李治四代之名讳，并遵照唐高宗十七年对老子的封号，称之为玄元皇帝。从而说明在古代医籍中，由于受到封建旧礼制的影响，必然存有避讳事，但因古医籍经过历代传抄或翻刻之后，有些避讳字已被全部追改或部分追改，往往形成文字方面的混乱，因此，在研读这些古代医籍时，必须注意到这一情况，免得在文字上发生误解。

二、《黄帝内经太素》的撰注年代

有关《黄帝内经太素》的撰注年代，历来有不同的说法，如宋林亿、高保衡等《重广补注黄帝内经素问序》谓《黄帝内经》"晋皇甫谧刺而为《甲乙》，及隋杨上善纂而为《太素》"。是以为杨上善撰注《太素》在隋时。明李濂《医史》与徐春甫《古今医统大全》亦同此说。《日本访书志》云："杨上善爵里时代，古书无证据，其每卷首题，通直郎守太子文学臣杨上善奉敕撰注。按《唐六典》：魏置太子文学，自晋之后不置，至后周建德三年，置太子文学十人，后废，唐朝显庆中始置。是隋代并无太子文学之官，则上善为唐显庆以后人。又按此书残卷中，丙主左手之阳明注云：景丁属阳明者，景为五月云云，唐人避太祖讳丙为景，则上善为唐人审矣。《医史》《医统》之说未足据也。"是以杨上善撰注《太素》在唐高宗显庆以后。《适园藏书志》云："《医史》《医统》云：杨上善隋大业中为太医侍御。是卷题'通直郎守太子文学'，与《医史》《医统》所云不同，按《唐六典》后周建德三年置太子文学十人，后废，隋代无此官，杨惺吾遂以上善为唐人。不知周隋相接，上善撰此书，尚在周时，故置旧官，至隋大业中为太医侍御，两不相妨碍。丙避为景，则唐人改唐讳，宋人改宋讳，尤旧书之通例。"是以杨上善注《太素》在北周时。以上三说，似各有论据，其中主要涉及《太素》中的讳及杨上善职衔的设置年代等。因此，要弄清杨上善撰注《太素》的年代，必须就这些问题及《太素》所涉及的其他问题加以探讨，方有可能推论出较为准确的年代。下面分别加以论述。

1.《太素》中有关避讳的问题

《黄帝内经太素》中对唐初几位皇帝，均有避讳。如避唐高祖李渊父李晒讳，兼避嫌讳"丙"字，以"景"代之；避唐高祖李渊讳，以"泉"

字代之，改太渊穴为太泉穴；避唐太宗李世民讳，杨上善注文中，则以代、人二字代"世、民"二字；避唐高宗李治讳，杨上善注文中，则均以"疗""理"二字代"治"字，凡属治则与治法者，均以"疗"字代，治诸事务者，均以"理"字代。

从避讳的角度来看，如果《太素》的撰注时间是在隋代，定当留下避讳的痕迹，隋代成书之《诸病源候论》中，避隋文帝杨坚讳之"坚"字处甚多。如卷七、卷八《伤寒病诸侯》，凡今传明赵开美本《伤寒论》中作"鞕"字者，《脉经》中均作"坚"字，而《病源》则作"牢"字。《避讳录》云："隋文帝名坚，以固字代……父名忠，以诚字代，兼避中字，以内字代，凡郎中皆去中字，改侍中为侍内，殿中侍御为殿内侍御。"然今《太素》中却不见有避"坚"、"中"者，如卷十四《四时诊脉》："秋脉如浮……其气来毛而中央坚。"卷十五《尺寸诊》："寸口之脉沉而横坚，曰胠下有积，腹中有横积痛。寸口脉盛滑坚者，病曰甚，在外。脉小实而坚者，病曰甚，在内。"注文亦如本字。用"中"字处，更是处处可见，如卷十四首篇九见，《四时脉形》六见，《真脏脉形》五见，《四时脉诊》四见，《人迎脉口诊》六见。从这一点来说，亦不支持林亿等所谓"及隋杨上善纂而为《太素》"的说法。

2.《太素》杨上善注文中称老子为玄元皇帝

唐天子尊奉老子之事，在《中国通史简编》第三编第七章第四节中论之甚详。此事始于唐高祖李渊，武德三年，利用晋州人吉善行编造的谎言，确定李渊与老子的祖孙关系，至武德八年，正式宣布三教地位，道第一，儒第二，佛最后。唐太宗李世民为了政治斗争的需要，利用道教徒。道教按照唐高祖兴道抑佛的既定方针继续得到发展。据《旧唐书·本纪》载，唐高宗乾封元年，"二月己未，次亳州，幸老君庙，追号曰太上玄元皇帝。"把老子的封号推上了极点。在《太素》杨上善注之中称老子为玄元皇帝者，如《太素》卷二《顺养》"天气清静光明者，藏德不上故不下，上下则日月不明"三句经文的注文之中有三次引用"玄元皇帝曰"。而且杨上善本人对道家与佛家学说也都有所研究。如《旧唐书·经籍志》道家有《老子》二卷、《老子道德指略论》二卷、《略论》三卷、《庄子》十卷、《三教诠衡》十卷、《六趣论》六卷等六种。在《新唐书·艺文志》中也有同类书的著录。在宋代郑樵著《通地略·艺文略第五·道家一》著录的书目中，尚有杨注《老子》二卷本与十卷本两种。说明《太素》注文中出现玄元皇帝的字样，一则是尊奉王命，一则是他本人对老子的尊崇，亦应在唐高宗乾封元年之后。

3. 关于杨上善通直郎守太子文学职衔的问题

由于林亿等人把杨上善说是隋人，因而后世根据隋无太子文学之职衔，便上推至北周时之说，似当进一步研究。考《旧唐书》卷四十三《职官一》正第六品上阶有"太子司仪郎"。正第六品下阶有"太子文学"。从第六品下阶有"通直郎"。注："文散官。"《旧唐书》四十四《东宫官属》太子左春坊"司议郎四人"。司经局"太子文学三人"。注："正六品。"《新唐书》卷四十六《吏部》："凡文散阶二十九……从六品下曰通直郎。"《新唐书》卷四十九《东宫官》詹事府设"司议郎"。左春坊设司议郎。注云："龙朔二年改门下坊曰左春坊。"龙朔系唐高宗十二年年号。司经局设文学三人。注云："龙朔三年改司经局曰桂坊……置文学四人。"上述职衔的设置时间及尊奉老子为玄元皇帝的时间，与《太素》注文中避讳帝名的时间如此相符，因而决不能只考虑隋无此官衔，便把撰注年代上推至北周。

4. "近代"一词的考释

《太素》卷十一《气穴》注文中有云："近代秦承祖《明堂》、曹子《灸经》等"之语。或以为凡言近代者，均是指此前数十年方为近代。查近代一词，乃是个模糊概念，没有绝对的岁数标志，以现在来说，谓数十年前事，可称近代，然百余年前事亦可称近代。如中国鸦片战争以来为近代史，而世界近代史期，一般以1640年欧洲资产阶级革命为开端，距今已三百余年。就古代对"近代"一词的使用来看，也有长短的不同。短者固屡见不鲜，而长者亦不无其例。如《三国志·吴志·孙登传》："权欲登读《汉书》，习知近代之事。"是指孙权叫孙登读《汉书》熟悉近代的事务。《汉书》所记为前汉之事，而前汉之末，距三国时，亦有二百余年，足证"近代"一词，非仅指数十年而言，亦可指一二百年前而言。秦承祖，据《太平御览》卷七二二《方术部三》医二引《宋书》云："秦承祖，生耿介，专好艺术，于方药，不问贵贱，皆治疗之。多所全获，当时称之为工手，撰方二十八卷，大行于世。"是知秦承祖为南朝刘宋时人。而刘宋至唐高宗时，仅二百余年，若以孙权欲孙登读《汉书》用语为例，则唐高宗时代称刘宋为近代，亦无不可。

5. 杜光庭《道德经广圣义》

杜光庭《道德经广圣义》云："太子司议郎杨上善，高宗时人，作《道德集注真言》二十卷。"据有关文献记载，杜光庭，唐括苍人，字宾圣，道号东瀛子。初喜读经史，工词章翰墨之学，懿宗设万言科选士，不中，入天台山为道士。僖宗幸蜀，光庭始充麟德殿文章应制。说明杜光庭在唐僖宗时已有一定造诣。懿宗离高宗时，尚不足二百年，杜光庭的说法应该是最有权威性的，结合《太素》注文之避讳及称老子为玄元皇帝之事，亦完全符合高宗时代，惟所指职衔与《太素》不同，这可能是杨上善曾先后任过不同的职务，无损于对时代的考证。至于所云杨注《老子》卷数与《通志略》不同，这在古书中由于各种原因导致卷数的差别是屡见不鲜的，更无碍于杜说的真实性。

6. 目录学分析

从目录学角度看，若《太素》撰注时代在北周或隋代，在《隋书·经籍志》当有所著录。如《诸病源候论》载为五卷（据《唐志》当为五十之误）。但今本隋志中并无杨上善的著作，相反，在《旧唐书·经籍志》与《新唐书·艺文志》中却著录了杨上善注《黄帝内经明堂类成》十三卷与《黄帝内经太素》三十卷。在道家类中也著录了杨上善有关老、庄的著作。当然新、旧唐书中著录的书目，也有不少是撰注于隋以前而《隋书·经籍志》中没有收录的著作。就是其中某些无准确年代可考的著作，也不能认为隋志未著录者，都是出自隋以后，但杨上善诸书著录于史志的时间和以上诸事是如此的相符，恐怕难以说是偶然的巧合。

7.《太素》讳字的分析

若谓《太素》中的讳字，或系唐人抄录时所改，且不妨看看唐以前存留著作的现实面貌。《新唐书》卷四十八《百官三》太医署项云："医博士一人，正八品上，助教一人，从九品上，掌教授诸生以《本草》、《甲乙》、《脉经》，分而为业。"宋代程迥《医经正本书·有店医政第一》云："生读

《脉诀》者，即令递相诊候，使其知四时浮沉滑涩之状，诸生读《本草》者，即令识药形状，读《明堂》者，即令验其图识孔穴，诸生读《素问》《黄帝针经》《甲乙》《脉经》，皆使精熟。"上述诸书，当时在太医署中是作为教科书使用，抄录之本定当对讳字有所避。然今存《素问》、《灵枢》、《甲乙》、《脉经》中未发现有避唐讳之痕迹，相反《素问》中却保留了梁代避"顺"字而改"从"字者多处。又如《诸病源候论》一书，虽经后人多次传抄翻刻，然其中避隋文帝杨坚之"坚"而改之字却依然存在。就《太素》来说，今日所见，亦系后人抄录本，并非原貌，虽有回改，但遗痕仍在。且抄录诸医书而改讳字如此之多者，尚未得见。故亦难支持《太素》讳字为唐人抄录时所改之说。

8. 对《医史》《医统》记载的分析

假如认定杨上善"通直郎守太子文学"之职衔为唐帝所授，那么这与李濂《医史》及徐春甫《医统》所谓"杨上善，隋大业中为太医侍御，述《内经》为《太素》"之说有无矛盾。按杨上善，史无传，故对其生卒年代及生平活动所知甚少，多系从其他文籍中之零星记载获悉。隋代旧臣，后仕于唐者甚多，如陆德明、颜师古、孔颖达、欧阳询、甄权等，皆仕于隋，且授予重要职衔，入唐之后，亦皆被擢用，且授以一定衔位。因而，杨上善仕隋为太医侍御，至唐又先后授以司议郎、通直郎守太子文学也是正常之事。不过以往没有细考杨上善有关活动年代，遂以为仕隋为太医侍御，即将其断为《太素》撰注年代。

根据以上各种情况的综合分析，在没有最可靠资料能证实撰注《太素》的确切时间之前，以上几点，均支持杨上善撰注《太素》年代，应属于唐，而不应属于北周与隋，其具体时间，当在唐高宗乾封元年（公元666年）之后。

《针灸甲乙经》的研究

先生作为《针灸甲乙经校注》的主编，对《甲乙经》进行了长期的研究。在整理研究过程中，翻阅了大量的文献资料，包括中医文献方面、古汉语方面、《内经》与针灸研究方面、中医整理研究方面的系列书，剖析了经文深层次的问题，解决了不少疑难问题，撰写了 5 万余字的"校注后记"。先生对《甲乙经》的研究，有颇多心得，今择其要，录于下。

一、《甲乙经》版本源流及现存版本考析

《针灸甲乙经》为针灸学术的经典性著作，然现存版本较为混乱，颇多失真之处。先生对其版本源流及现存本的一般情况进行了考证与分析，对该书原貌的探索颇为有益。

据现有文献记载，《甲乙经》的最早刊本，当始于北宋时。今存明·蓝格抄本末附"熙宁二年四月二十二日进呈奉行圣旨镂版施行"及高保衡、孙奇、林亿等衔名文，又有"熙宁二年五月二日"及王安石、曾公亮、赵富弼等衔名文，这大概是林亿等请示镂版印行及富弼等准奏的时间。但本次刊本，似已久不存世。明末清初藏书家毛扆，在《汲古阁珍藏秘本书目》中，曾有宋版影抄本的记载，但今亦佚，故宋刊本原貌，现已难考。

南宋有无刊本，未见记载。今存南宋中期成书之王执中《针灸资生经》中，有较多引《甲乙经》之文，与今存林亿等校定本，颇多出入。现以卷一之二十四穴引文为例。完全相同者，有上星、脑户、胃仓、胞肓、天鼎、玉堂、中封、解溪、巨虚下廉九穴；基本相同者，有云门、少海二穴；不同者有玉枕、脑空、风池、大椎、长强、大杼、肺俞、白环俞、天突、石门、侠白、环跳、合阳等十三穴，其中大多为刺灸分寸与壮数之差别。然而有的异文则不同，如大椎引文云："大椎下至尾骶骨二十一椎，长三尺，折量取俞穴。"今《甲乙》无此文；长强引文云："在脊骶端计三分。"又云："针二寸，留七呼。"今《甲乙》作"在脊骶端刺入三分，留七呼，灸三壮"，侠白引文云《甲乙》《铜人》皆云禁灸，今《甲乙》《铜人》皆作"灸五壮"。似此等文，则难以一般传抄致误所能解释。因而可以设想，在南宋时，或另有与林亿等校定本不同之传本存世，得为《资生经》引用，至其详情，现亦难考。

金元时期有无刊本，不得而知，现存刊本皆明以后者。到目前为止，所见文献记载及存世各种版本，有关《甲乙经》的传本，主要有以下三个系统。

1. 医统本

医统本，即《医统正脉全书》本。全书十二卷，一百二十八篇，无总目，各卷有卷目，有林亿等新校正序、皇甫谧序、序例，序例后有"晋玄晏先生皇甫谧集"文及高保衡、孙奇、林亿三人衔名，后书"明新安吴勉学校"。书中正文大都不冠原书名，然有少量加冠《素问》《九卷》等书名之经文若干条，另有类似按语、解语及引"杨上善云"诸文若干条，皆作大字正文，但也有部分类似按语性之文若干条，亦作小字注文。凡音释及新校正语，皆作小字。全书正文计有110162字。此后国内外诸刊本，大都本于此，兹不烦述。

萧延平氏《太素·例言》中有云，其校《太素》时，"《甲乙经》用正统本、吴勉学嘉靖刊本"。此所谓"嘉靖刊本"，具体情况不详，在校记中亦未见其与《医统正脉》本有何特殊异文，今亦下落不明。现惟中国中医科学院图书馆藏清末京师医局重刊《医统正脉》本，有余岩嘉靖本校文若干条。据其校记中可见，嘉靖本主要有以下几个特点。

从总体看，与医统本为同一系统，但也存有某些差别，如林亿等衔名后无"明新安吴勉学校"字样，目录页首行，医统本作"针灸甲乙经目录卷之一"，嘉靖本"针灸甲乙经卷之一目录"。从文字方面看，嘉靖本字较少，并有少量异文。今以卷一为例，共出校文二十条，其中显系嘉靖本误者二，如第七"手阳明内属于大肠"，嘉靖本"大肠"，作"太阳"。有属于通文者六，如第七"乌可以"作"恶可以"，第九"周"作"週"等。有属于医统本脱文者三，如"五脏大小六腑应候"一篇，医统本脱篇序"第五"二字，第十"三焦注胆"之"焦"字医统本原空，嘉靖本均具。有显系医统本误者六，如第五"肺下则逼贲迫肺"，"肺"误作"肝"；第七"足阳明内属于胃"，"胃"误作"肾"；又"不深弗散"，"散"误作"敢"，嘉靖本均不误。有属于一般性异文三条，其他各卷情况亦大致如此。从而说明，嘉靖本与医统本虽属同一系统，但文字方面优于医统本。至于此本是否为吴勉学校刊《医学六经》本不得而知，故对此本真情，尚待后考。

2. 正统本

明·英宗二年正统丁巳（公元1437年）重刊本。此本未见书目著录。现皆据残存卷一至卷三之抄本及重抄本得知其梗概。正统抄本最早为日本涩江全善等人《经籍访古志》著录，即"寄所寄楼"珍藏的三卷零本。其后于清末杨守敬氏校《日本访书志》也记有此书的抄本。萧延平氏校《太素》时所用正统本，亦云"惜不全"大概亦系此类抄本，现亦下落不明。

日本存本，现藏国立公文书馆内阁文库，于 1981 年收入《东洋善本医学丛书》，缩版影印发行。卷前皇甫谧序及序例，非手写体，似版刻体。序例后有长方形牌记，为"正统丁巳重刻"六字，双行排列，边框三线重栏，无林亿等宋臣衔名，目录页书"针灸甲乙经目录卷之一"，后列十六篇名，与医统本同。正文中无小字注文、音释及杨上善云等显系后人增补之内容。另与医统本不同处，则为文字方面之差别。三卷中，据初步统计，有 500 余处。其中除一般异文以外，大致有以下几种情况：一者卷三目录窜乱较甚，多与正文不符；二者经穴诸文无刺灸后易发病证，如脑户"不可灸，令人喑"，无"令人喑"三字等；一者无缺文说，如卷三第二十四言太阴脉"会于鱼际，数脉并注"下注云："疑此处有缺文。"而正统本"注"下有"此"字，义可安。详本文原出《灵枢·邪客》篇，《太素》在卷九脉行同异，然今《灵枢》《太素》本文均无"此"字，故正统本此文，颇当注意；一者保留古字多于医统本，如"迌"字，医统本尚有天窗、人迎、曲垣等穴，亦作"迌脉"。凡此等等，皆可以明显看出其与医统本之差别较大。

前言正统抄本，系依日本小岛尚真据以校医统本所出校记得知，原在医统本林亿等序页末，有小岛氏记曰："明正统本以赭笔校雠。皇甫谧序半面七行十四字，本文每半面九行行廿四字。原本未见，今据医学所储重抄本校。现殊可惜耳。"现据小岛氏所出校记与正统本抄对照分析，可证正统重抄本与正统抄本为同一系统。其卷三末脱申脉至昆仑一页，与正统抄本亦同。惟正统抄本与医统本不同处有 500 余处，而小岛所出重抄本校记不足 400 余条，两者相差 100 余条。从校记看两者大都相同，但亦有少数不同处。如皇甫谧序"仲宣犹不言"之"言"字，正统抄本同，而小岛校记云，正统重抄本作"信"，与嘉靖本亦同。出现这种情况，可能重抄本与原抄本间又出现了些异文，亦或所据抄本不同，至于小岛出校少的原因，可能是有些意义不大者未尽出，也有可能是疏漏之处。总之，此可证正统抄本，又派生出一些重抄本存世，但现亦难得。

关于对正统本的评价历来学者看法不同。《经籍访古志》与《日本访古书志》著录时均予一定评价，而小岛尚真则云："按正统本文字同异，间与此本（按：指医统本）注中所称一本相合，盖后人据宋臣注文校改者，非别有所本也。"今察医统本林亿等新校正文所谓"一作"或"一本"等反映别本校文，与正统本相同者实属少数。如卷一中三十余条，与正统本相同者，仅有数条。其余二卷，亦大致如此。故小岛氏此说，似难成立。或以为卷三中经穴多与《外台》同，或据《外台》等校改。今详正统抄本诸穴与医统本所存异文，与《外台》不同者，仍居多数，且有些差别较大者，医统本仅同《外台》。如足阳明脉所发之巨虚上下廉，不言脉气所发，而云大、小肠合穴；丝竹空、人迎、乳中、渊液、天府、地五会等穴，灸之易发病，医统本与《外台》亦相同或基本相同，故此说似亦难为准。仅正统本所据祖本，究在宋臣校定之前，拟或在后，看法不一。由于此本中无林亿等序及校本，故杨守敬氏认为是宋臣校定以前的本子；或以卷一第九中自"一日一夜五十营"至"五脏皆受气也"一段，医统本原有小字夹注云"此段旧在经脉根结之末，今移在此"为据，认为此系宋臣移改，故此本仍为宋臣校定之后。然而医统本中之注文，并非尽出新校正之后，有关这方面的问题，需另作论述。故此条注文，究竟出自何时何人之手，现亦难论定。从上述情况看，有关正统本的许多问题，现在还难以作出结论。总之，正统抄本中，确有许多可据校处。且有少量值得注意的异文，已如前述。当然，正统抄本中也有诸多讹文脱字窜乱之处及尚难解释的问题。

3. 蓝格抄本

蓝格抄本共十二卷，书末有"熙宁二年四月二十三日进呈奉圣旨镂版施行"及林亿等衔名与五月二日富弼等衔名文。末记清人戴霖及朱筠二氏跋文，此本后归陆心源氏，现藏日本静嘉堂文库。篠原孝市氏认为："这样的抄本，一般认为多见于明末清初。因此，可以推定，本书最后写成在这一时期。"现收入《东洋善本医学丛书》中，缩版影印。从内容方面看，蓝格抄本主要有以下诸多特点：

（1）在医统本中按凡例所示删除的黄帝问、岐伯答等字样，全都保留。

（2）某些虚词，如之、也等，较医统本为多。

（3）音释内容尤多，据初步统计，有250余字，而医统本中仅有30字左右。其中前后篇及同篇重复出现者特多。如卷二第一上音释，踝字有三处，顑字二处。

（4）大小卟互混的情况较为严重。原在医统本中，只有少量似应作小字者作大字，如引杨上善注及部分按语性条文，误作大字，而明抄本则除了少部分作小字外，也作大字。也有的一句校语，将首字与末字作大字，余者作小字等情况，造成正文与注文的混乱现象较为严重。

（5）段落的划分，也较医统本更为零乱，甚至有非首句而回行顶格者。

（6）个别篇目与医统本不同。如卷十一末篇，医统本作"寒气客于经络之中发痈疽风成发厉浸淫"上下两篇，而明抄本则作"痂疥上第九"与"寒气客于经络之中发痈疽风成发厉浸淫第十"两篇。然而"痂疥上"这个题目还很值得研究。从该篇内容看，全属痈疽，不曾涉及疥痂，仅在下篇有一条云："痂疥，阳溪主之。"且"上"字在此亦无着落，从而说明这个题目可能有误。

（7）可证医统本有注文误作正文者，如卷七第一中"热病头痛身重，悬颅主之"一条，明抄本作"《千金》有热病头痛身重，悬颅主之"；又卷十一第七"凡唾血，写鱼际补尺泽"一条，明抄本作《千金》云："凡唾血，写鱼际补尺泽。"证之《千金》，可知医统本原脱《千金》，遂将注文误作大字。

（8）卷三诸篇引《素问》王冰注诸校，医统本仅有少数加冠书名作《素问》或《素》者，大多数只言某某篇注，而明抄本则一律称《素问》某某篇注，且除少数作小字夹注外，大多作大字另行。

（9）较医统本少文、多文及讹字尤多，据篠原孝市氏统计，全书脱落或减少三字以上者有52处，增加三字以上者有44处，如卷十一第九上说"有所结，气归之以手按之坚"一段32字。卷一第一"五脏之所藏也"下增"至其淫泆离藏则精失，魂魄飞扬，志意恍乱，智虑去身者，何因而然乎？夭之罪与，人之过乎"一段35字。至于明显讹文别字则随处可见，兹不烦举。

（10）在卷一有八篇于首行正文之前加冠经文出典之字样，如精神五脏论第一，首行始作"此出《灵枢经》第二卷本神篇内"。又"《素问》

曰：怒则气逆"一段前，另行作"此出《素问》第六卷举痛论篇内后一段"。同篇中亦有未加者，如所具《素问》五脏生成及宣明五气之文等。

（11）正文多有与医统本校文所谓"一本"或"一作"等文同者。如卷一五脏变腧第二"经满而血"之"经"字，原校云："一作络"，明抄本正作"络"；"病在胃"之"胃"字，原校云："一作胸"，明抄本正作"胸"。然亦有与医统本尽同者，如卷一五脏大小六府应候第五中原校"一作"或"一云""一本"者，明抄本均同。

（12）从另一方面看，明抄本可以校正医统本之衍误讹脱处，亦复不少。故朱筠跋文云："此本讹字虽多，然其不讹处，视今本大胜，真古抄本也。"综观上述情况，明·蓝格抄本较医统本确有较大差别，并可反映出《甲乙经》早期传本面貌值得注意和研究探讨的一些问题。至于此本所据祖本为何，其与医统本何以有如此大的差别，增加之内容究系何时等，目前因限于资料，尚难作出具体而有说服力的判断。从总体分析，明抄本中虽有些无疑是后人在传抄时复加的内容和讹误较多，但就其可参考处，定有所本，非传抄人所能杜撰。故明·蓝格抄本实为研究整理《甲乙经》之重要参考本也。

上述三种传本，医统本流传最广，刊印次数最多，影响最大；正统本，现尚未发现其刊本的有关资料，存世少量残本，皆抄本；蓝格抄本为目前仅知的孤本。三种传本，差别较大，说明《甲乙经》在流传中，传抄日久，屡经后人笔削，出现了各种不同的传本，研习者必众本互参，力求其真。

二、《甲乙经》新校正基本情况解析

《针灸甲乙经》为针灸学术经典著作，自宋·林亿等校定之后，遂成传世定本。现存《医统正脉全书》本及明·蓝格抄本，均保留有林亿等之序文与校文。然由于林亿等校定前之传本均佚，且其校记又不似校《素问》于正文前有"新校正"或"臣亿"等标记，故对其基本情况进行解析，不仅可总结其校书经验，而且对探索《甲乙经》旧貌，也有十分重要的意义。

1. 林亿等新校正基本情况

从林亿等新校正序文看，说明以下几个问题：存世版本，已多简编脱落，文字错乱，义理颠倒；流传不广，习用者较少；林亿等参照多种善本医书，校对玉成，由国家颁行，广为流传。首先应肯定林亿等的这一贡献。

现据医统本粗略统计，《甲乙》中小字校注，有 500 余条。由于有些小字注文，并非尽出于新校正，故难以提出林亿等校注的确切数字。所出校记，大致有以下几种情况。

（1）旁据他书互校者，计有《太素》、《素问》、《九墟》、《九卷》、《灵枢》、《针经》、《黄帝古针经》、《难经》、《脉经》、《千金》、《千金翼》、《外台》、吕广《募俞经》、《铜人》等共 260 余条。其中据《素问》校者 200 余条，据《灵枢》校者仅 24 条。结合《素问》新校正引用《灵枢》亦较少，且特出"惜不全"之说，可进一步证实，时林亿等所见《灵枢》传本残缺较甚。这对探讨《灵枢》流传情况有重要意义。又引用《九墟》《九卷》等文，皆该书古别传本或衍化本也。新校正出他书校文，对今存传本有重要校勘价值。故新校正本引文，对古医籍的整理研究，确有重要意义。

（2）别本对校者，有 200 余条，其行文用语则称一本、有本、古本、一云、一作、又作、一曰等，如卷一第五用对校者 10 条，称"一作"者 5 条，"一云"者 2 条，"一本"者 3 条。详此类用语，与《素问》新校正亦同。这些用语称谓，似非尽为书写校记的随意性，当有对据校别本的区别用语。故这部分资料，价值较大，应予足够重视。如卷一第五"肾小则安，难伤，肾大则"下校："一本云耳聋或鸣，汗（原作"汁"，据明抄本改）出"此与今《灵枢·本脏》《太素·脏腑气液》亦均不同。而《千金》引经文，亦多有与《甲乙》不同处，说明唐以前医籍所载经文，已存有较多异文。又卷一第十五"面王以上者"下校云："王，古本作壬字。"今明抄本正作"壬"，此虽不可从，但亦可证明明抄本实有所本。有些别本异文属通文之类。如卷四第一中"绰绰"下校云："一本作绵绵。"绰与绵义通，柔弱也。此类情况，亦不少见。有的校文可进一步提供据改的依据。如卷四第一下"二阴二阳，病在肺，少阳"下校云："一作阴。"与《素问·阴阳类论》《太素·脉论》并同。是则据改的理由更为充分。有的校文，虽与今本均通，然于义犹切。如卷四第一下"腹胀便血"之"便"下校云："一作后。"对照下文"溲血"，则此作"后血"义更切。后血，大便血也。有的则是因避讳改字，如卷十二第四"辛颓鼻渊"下校云："一作洞。"此显系避唐高祖李渊讳改字。总之，新校正保留这部分别本异文，无论对现存《甲乙》，还是对所引别书现存本的整理研究都是很可贵的文献资料。

（3）引注旁校者，有130余条，大都集中在第三卷，其中主要是援引《素问》王冰注，而王冰注则主要是根据《甲乙》及《经脉流注孔穴图经》、《中诰孔穴图经》，尤以后二者多。详其引用二《图经》文从总体方面看，与《甲乙》基本为同一系统，故对《甲乙》之校勘，有较高学术价值。如卷三第三五处"不可灸"下校云："《素问·水热穴》注：灸三壮。"《外台》卷三十九亦云"灸三壮"。又《甲乙》卷五第一下所列禁灸诸穴亦无五处。是则可证此言"不可灸"者，当是涉下承光穴而误。又如卷三第三十四环跳穴"足太阳脉气所发，灸五十壮"下校云："气穴论注云："髀枢后，足少阳太阳二脉之会，灸三壮。"又详《素问·缪刺论》王冰注云："环跳者，足少阳脉气所发……可灸三壮。"《外台》卷三十九亦归于"胆人""灸五十壮"。是则说明有些腧穴，唐以前文献已存有明显的异文，而林亿等校注有未尽出者，或系疏漏。从上述情况说明，不管《甲乙》或王冰注所据之二《图经》，皆当本于古《明堂》，校读诸书，必当互参，以正其讹。

属于林亿等自按者，多为对经文或校文的说明及少数语词的释文。如卷一第十五"病生外者，先治其阳，后治其阴"下校云："《太素》云：病生于阴者先治其外，后治其内。与此文异义同。"此乃对异文的说明。又卷六第六"粗理者寒"下云："少肉者，寒温之症未详。"是对经文某些情况的说明。又卷七第一中"天柱二"下云："《甲乙经》原缺此穴，今按《灵枢经》文补之。"此是对补文的说明。又卷三第十九鸠尾穴条云："鸠尾盖心上，人无蔽骨者，当从上歧骨度下行一寸半。"此是对腧穴部位的说明。

2. 新校正的校勘方法

根据上述情况，尽可看出，林亿等《甲乙经》新校正的校勘方法，与《素问》新校正一样，使用了多种校法。概而言之，约有四焉。即以众本相校及引别书相校法，例见前；又以本书内容自校法，如卷一第九"与十分脏之四"下云："一作二。上文十分脏之八，此言十分脏之四，疑有误。"又以理相校法，如卷三第二十六论手少阴独无腧"皆如手少阴"下云："少阴少字，宜作太字。"结合《素问》新校正所备大量校勘资料分析，足证林亿等对古医籍的整理，无论在方法上，还是对校勘记的书写，都具有丰富的实践经验。在方法上，虽尚未加以概括，提到理论的高度，但与近人陈垣先生提出的对校、本校、他校、理校之四校法，义亦尽合。然亿等继承与发展前人经验，运用此等校书方法，自嘉祐中至今已近千年矣。其校勘记的书写，亦使用了一系列比较规范和简明扼要的行文用语，颇堪后人效仿。因此，认真研究和总结林亿等校书经验，对进一步发展校勘学理论和古医籍的整理，都具有十分重要的意义。

3. 新校正的不足之处

总结林亿等《甲乙经》新校正，首先应当肯定其功绩，然较之《素问》新校正，则有所逊色。从出校的情况看，其所见《灵枢》传本，固已不全，然而《素问》乃林亿等校定之本，所出校记，与两书实存异文相较，相差亦多。而且有的在《素问》中出《甲乙》校，而《甲乙》中并未出《素问》校。另外，校记中也有失误之处。在腧穴主治部分，多取《千金》相校而不取《外台》。详《千金·明堂三人图》曾明确交代云："今依甄权等新撰为定云耳。"而《外台·明堂序》则云："今依准《甲乙》正经。"故林亿等对腧穴及主治之校，不取《外台》者，实失之矣。

4. 小字注文似非尽为新校正语

在今存《甲乙》医统本系统诸版本中，凡林亿等新校正文皆作小字双行夹注。然细审诸小字夹注，似不尽为新校正语。如卷二第二"《难经》曰：督脉者阳脉之海也"一段下注云：《九卷》言营气之行督脉，故从上下，《难经》言其脉之所起，故从下上。所以互相发也。《素问》言督脉，似谓在冲。多闻阙疑，故并载，以贻后之长者云。"详："《九卷》言营气之行于督脉"乃指卷一营气第十。详上引卷二第二此文前原有小字注文云："督脉者，经缺不具，见于营气曰：上额循颠，下项中，循脊入骶，是督脉也。"此既云："经缺不具，见于营气……"自非谧语无疑。又所谓"《素问》言督脉，似谓在冲"，乃指此前一段加冠《素问》书名论督脉之文。是此注所云"多闻阙疑，故并载"，似是指《难经》及《素问》文与本经旧文并载，"以贻后之长者"。故此文似既非士安旧文，又非亿等校语。又卷一第一有所谓"经言若错，其归一也""此经互言其义，非有错也"等文；卷五第一上有"二者正同，于义为是""二者义亦略同""义亦略同""于义不同""五脏则同，经俞有疑"等文，均作大字正文。又详卷二第二有所谓"此谓冲脉与《九卷》异""亦与《九卷》互相发也"等文；卷二第一下有所谓"《九卷》言其动，《素问》论其气，此言其为五脏之主，相发明也"等文，虽有不同看法，但结合士安自序及全书体例等现有文献资料分析，我们仍然认为此非士安旧文。又细审上述诸文之气象与语义，似出同一人之手笔，不应有大小字之别，而今本有别者，当系传抄致误。然究系何时何人所为，在今《难经集注》保留的杨玄操注中，有一非常值得注意的注文。详《难经·四十二难》"故肠胃凡长五丈八尺四寸，此肠胃长短受谷之数也。"杨玄操注："据《甲乙经》言，肠胃凡长六丈四寸四分，所以与此不同者，《甲乙经》从口至直肠而数之，故长。此经从胃至肠而数，故短。亦所以互相发明，非有谬也。"此与前引卷二第四一段文，从文气到行文用语，何其相似之甚。再结合杨氏曾整理过诸多古医籍，如《八十一难经音义》《黄帝明堂经》《针经释音》《素问释音》及《医心方》卷二第二引杨氏对《甲乙经》的推崇语等历史情况分析，凡此类文字，很有可能是出于杨玄操之手。

三、《甲乙经》的主要贡献及对后世的影响

《针灸甲乙经》一书，是由皇甫谧撰集三部而成，在理论上也可以说是述而不作，故若将中医基础与针灸方面的基本理论及基本知识等对医学的贡献归之于是书，则失其实也。然就其弘扬《黄帝内经》学术，撰集是书的指导思想和编排特点及保存古医籍等方面的贡献而论，是极其伟大的，概而言之，主要有以下几个方面。

1. 弘扬《内经》学术

《黄帝内经》始由《汉书·艺文志》著录为十八卷。其后在今存两汉三百年左右文献中，未见著录与引用。晋初皇甫谧《针灸甲乙经·序》始云："按《七略》、《艺文志》，《黄帝内经》十八卷，今有《针经》九卷，《素问》九卷，二九十八卷，即《内经》也。"张仲景所言《九卷》与皇甫谧所言《针经》经后人考证，皆今存《灵枢经》之古传本也。自士安

提出此见，后来学者，言《黄帝内经》者，皆本此说。而近来学者，亦有提出《汉书·艺文志》著录之《黄帝内经》非此二书的见解。然就现有文献而言，尚难定论。又如仲景《伤寒论·序》所谓"勤求古训，博采众方，撰用《素问》《九卷》"及"上古有神农、黄帝、岐伯、伯高、雷公、少俞、少师、仲文"等语，其中除神农、仲文二名外，余者均在今存《素问》《灵枢》中出现，从而可以推想张仲景所见《素问》《九卷》与皇甫谧所见《素问》《针经》当是同书。又王叔和《脉经·序》云："今撰集岐伯以来，逮于华佗，经论要诀，合为十卷。"而正文中引黄帝与岐伯论医文，有的则明言出于《素问》《针经》（详见卷三诸篇），在今《素问》与《灵枢》中，亦均有对应之文，详《汉书·艺文志》医经类小叙云："医经者，原人血脉经络骨髓阴阳表里，以起百病之本，死生之分。而用度箴石汤火所施，调百药齐和之所宜。"今《素问》《灵枢》《甲乙》及《脉经》等引文，也与此叙义合，似较支持皇甫谧之说。又皇甫谧去汉不远，其所见闻，必有后来佚失致今人不得而知之文献，故其所云或有所据，恐非想当然语。当然，今存《素问》《灵枢》，距晋初一千七百余年，就从今存本在宋代林亿等校书已基本定型之时算起，也近乎千年，这其间屡经传抄翻刻，定与旧传本有较多变化。但这不应否定其基本内容的存在。即使由于战乱散失复经后人搜集整理，或有所笔削，亦如仲景《伤寒杂病论》散失后，经王叔和整理，又有所散失，但我们总须承认今存《伤寒论》与《金匮要略》为仲景《伤寒杂病论》内容。今《素问》（除王冰增补之运气七篇大论）及《灵枢》中基本内容，当系源于古《黄帝内经》。

2. 合三书，打破原经文篇序，使事类相从，易于寻览

皇甫谧《甲乙经·序》谓《素问》《针经》，虽原本经脉，论病精微，其文有理。"然称述多而切事少，有不编次"，故不易寻览。所谓"称述多而切事少"者，以经文所论，理论述说为多，临病实用者少也。故打乱三书界限及篇章次序，按事类编次，使之相从。如卷五"九针九变十二节五刺五邪第二"论九针之文，将《针经》九针论与官针二篇中有关内容合论，甚得其宜；又"针道第四"，将《针经》九针十二原、官能、寒热病、本输及《素问》宝命全形论、刺禁论、八正神明论等有关刺法内容合论，有利于读者分析比较；又如卷七以下各篇，将《针经》《素问》论病证诸文与《明堂》腧穴主治相并，体现了理论与应用结合，是可切于近事。当然，对有些具体内容的编排，并非十分完善。但是，在那样的时代，皇甫谧对经典医籍进行分类编排的尝试，这无疑是一种发明创造，后来对医经进行类编者，实受其启示焉。如清人黄以周于《旧抄太素经校本叙》云："《太素》改编经文，各归其类，取法于皇甫谧之《甲乙经》，而无其破碎大义之失。"诚如是也。

3. 保留《明堂》基本内容

《四库全书·总目提要》卷一百三云："考《隋志》有《明堂孔穴》五卷、《明堂孔穴图》三卷，又《明堂孔穴图》三卷。《唐志》有《黄帝内经明堂》十三卷，杨元孙《黄帝明堂》三卷，今并亡佚。惟赖是书存其精要。"又《黄帝内经明堂》黄以周叙云："顾《黄帝明堂》之文，多经后人窜改，而不见其旧。自皇甫谧刺取《甲乙》，而后秦承祖增其穴（杨注引其说，《千金方》亦引之）甄权修其图，孙思邈之《千金》、王焘之《秘要》，又各据后代之言，损益其间。今之所行《铜人经》，非王惟德所著三卷之文，今之所传《黄帝明堂经》，尤非杨上善所见三卷之旧。古之《明堂》，其文具及于《甲乙》，惜《甲乙》删其文之重，见《素问》存《九卷》，而其余以类分编，不仍元文之次。"古《明堂》三卷本，其佚已久，但据现有文献分析，虽其原貌，特别是体例方面难以断定，但其基本内容犹可认定，特以杨上善《黄帝内经明堂》残本提示的肺脏一卷为例，参照《千金》及《外台》明堂例"傍通"诸事，亦可为证，详见其内容，约含以下几个方面。

（1）经脉（含奇经八脉）及其发病，此与《针经》重，见《甲乙》卷二诸篇。

（2）五脏重量及形象（如肺重三斤二两，六叶两叶），这部分内容不见于《内经》诸篇，《甲乙》亦不具，或被删除。又有五脏藏神及脏之小大高下坚脆端正偏倾等，皆分别见于《内经》及《甲乙》有关篇中。

（3）六腑重量、长度及容量，据《千金》《外台》提供的数据，与今《灵枢》中所具部分内容不尽相同，《甲乙》则与《灵枢》同。

这两部分内容中提供的脏腑形态方面的数据对古代人体解剖的研究，

仍有重要意义。

（4）五脏六腑傍通诸项内容，如其行、其色、其时、其味、其日、其志、其气、其音、其声、其荣、其主、其液、其窍、其畜、其谷、其星、其数、其变动、其恶、其克、其生、其臭、其果、其菜、其脉等，与《黄帝内经》基本相同，大都见于《甲乙》有关篇中。如卷一第二论肝脏云："其气青、其时春、其日甲乙、其音角、其味咸。"卷六第九言五谷、五果、五畜、五菜等，均与《明堂》文基本相同。另《外台》尚有"年神傍通法""孔穴主对法""人神所在法"等内容，《甲乙》及《黄帝内经明堂》残卷中均不具。详《外台·明堂序》原云："《黄帝素问》孔穴原经脉，穷万病之所始。《九卷》《甲乙》及《千金方》、甄权、杨玄操等诸家灸法，虽未能远穷其理，且列流注及傍通，终疾病之状尔。"故此类内容，当出于后世，非源于《甲乙》，自非古《明堂》旧文。

（5）脏腑经脉流注出入。这部分内容，《甲乙》与《黄帝内经明堂》均在腧穴项内，如《甲乙》卷三第二十四："肺出少商，少商者木也。手太阴脉之所出也，为井。"《千金》《外台》虽单列，然义均同。又详《灵枢·本输》言经脉流注，仅十一脉，其所言心脉，实手心主脉，而《甲乙》及《外台》则十二脉俱全，是则说明关于经脉流注问题，古《明堂》已进一步完善。

（6）腧穴，见于《甲乙》卷三，这是现存中医古籍最完整系统地保存古《明堂》有关腧穴的名称、部位、刺灸方法及主治病症的惟一文献资料。

（7）刺灸禁忌。这部分内容，《甲乙》与《千金》载文基本相同。《外台》因不言刺，故仅载禁灸诸穴。从此类内容并可看出，具体腧穴的刺灸禁忌，《明堂》较《内经》增加了许多穴位。

根据上述情况，似可说明，《甲乙经》基本保存了古《明堂》主要内容。

4. 形成了针灸学术的经典性专著

据皇甫谧序言所云，鉴于《素问》《九卷》虽"论病精微""原本经脉"，但"其论遒远，然称述多而切事少"，故特将《内经》与《明堂》，选其精要，合为一书，以成完璧。使针灸之道，既有理论可遵，大法可循，又有穴位可察，主治可用。成为一部针灸学术理论与应用相结合的重要医学文献。故是书问世之后，即受到医学家的高度重视，一直奉为针灸的经典性著作。后世言针灸者，必称《甲乙》，良有以也。清代《四库全书提要》所谓："至今与《内经》并行，不可偏废，盖有由矣。"此言亦非过誉。

由于《甲乙经》的学术价值较高，故对后世影响也较大。不仅被医学界赞赏和习用，亦曾得到官方的重视。如《魏书·崔彧传》："彧少尝诣青州，逢隐逸沙门，教以《素问》《九卷》及《甲乙》，遂善医。"又如《北齐书·马嗣明传》："马嗣明，河内人，少明医术，博综经方，《甲乙》《素问》《明堂》《本草》，莫不成诵，为人诊候，一年前知其生死。"可见在南北朝时期，《甲乙》已受到医人的高度重视。隋人萧吉撰著之《五行大义》，曾较多地引用了《甲乙》与《素问》内容，是以二书并重也。又《医心方》卷二第二引唐人杨玄操云："皇甫士安，晋朝高诱（按《外台·明堂序》作秀），洞明医术，撰次《甲乙》，并取三部为定。如此则《明堂》《甲乙》是圣人之秘宝，后世学者，宜遵用之，不可苟从异说，致乖正理。"孙思邈《千金方·大医习业》亦云："凡欲为大业，必须谙《素问》《甲乙》《黄帝针经》《明堂流注》等诸部经方。"由于医家之倡导，后得官方立法，曾列《甲乙》为医家必读书之一。如《新唐书·百官志》云："医博士一人，正八品上，助教一人，从九品上，掌教授诸生，以《本草》《甲乙》《脉经》，分而为业。"《医经正本书·有唐医政第一》云："太医令掌诸生医疗方法，其属有四，皆有博士以教之，其考试登用，如国子监之法。诸生读《素问》《黄帝针经》《脉经》，皆使精熟。博士一试，医令、承并季试也。"可见唐代不仅选《甲乙》为教授诸生之教材，而且列为考试课程。又唐代医著中如孙思邈《备急千金要方》《千金翼方》、王焘《外台秘要》、杨玄操《难经》注，杨上善《太素》注、王冰《素问》注等，都曾不同程度地引用过《甲乙经》，足见其影响之大。

宋代医学，无论在医学著作或医学教育方面，对《甲乙经》一书，均较重视。如《太平圣惠方》卷一"叙为医"云："夫为医者，先须谙《甲乙》《素问》《明堂》《针经》，并须精熟，然后涉猎诸书。"王惟一《铜人腧穴针灸图经》亦云："凡针灸避忌法度，谨按《灵枢》《甲乙经》。"并多处引用《甲乙经》文。宋政府在古医籍整理方面，校正医书局曾将《甲乙经》列为重点校正书目之一。在医学教育方面，并列《甲乙》为必修考试科目。如《宋史·选举志》云："神宗时始置提举判局官及教授一人，学生三百人，设三科以教之，曰方脉科、针科、疡科。凡方脉以《素问》《难经》《脉经》为大经，以《巢氏病源》《龙树论》《千金翼方》为小经，针、疡科则去《脉经》，而增《三部针灸经》，常以春试。"陈言《三因极一病证方论·太医习业》亦云："医者之经，《素问》《灵枢经》是也；史书，即诸家本草是也；诸子，《难经》《甲乙》《太素》《中藏》是也。"亦列《甲乙》为医学必读之书。在医学著作中，如《圣济总录》《幼幼新书》《针灸资生经》等，都较多地引用《甲乙经》文。其中如官修《圣济总录》引文有二百余条。

宋以后，在医学理论方面，有《素问》《灵枢》多次刊行，流传较广。在针灸方面，虽多遵《铜人》，但《甲乙经》对针灸学术的发展，仍有较大影响。如元人滑寿《十四经发挥》卷末云："以上杂取《素问》《难经》《甲乙经》《圣济总录》参合为篇。"明、清时期的一些针灸专著或类书中针灸部分，如高武《针灸聚英》、杨继洲《针灸大成》、楼英《医学纲目》等，均是在继承《甲乙》《铜人》的基础上发展而成。特如《医学纲目》，在刺灸通论及腧穴主治方面，较多地引用过《甲乙经》。其中腧穴主治，据粗略统计有五百五十余条。有些内容与今存医统本不尽同，必系采用宋刊或明初善本，对校勘今本，有较大价值。明、清两代，适应医家需要，对《甲乙经》曾进行多次刊行。清代又将此书收入国家编修的《四库全书》内，并在《提要》中给予较高评价。民国期间及中华人民共和国成立后，均曾多次印行，有些大型类书，如《中国医学大成》及《中国医药汇海》等均收有此书。至今，《甲乙经》一书，仍不失为学习与研究《内经》及针灸的重要参考文献。

《甲乙经》对国外医学亦有较深远的影响，特别是对日本与朝鲜影响较大。自南北朝至隋唐，随着中外交流的日益频繁，不少医学文献传到了日本和朝鲜，《甲乙经》即是其中之一，公元七世纪初，日朝廷仿唐医事制度，制定医药职令，如《大宝律令·疾医令》规定医生通用教科书为《甲乙》《脉经》《本草》《小品方》《集验方》等。至天平宝字元年（公元七五七年），天皇敕令重申，医生学习《太素》《甲乙》《脉经》《本草》等。至平安朝时代，仍据《大宝律令》，以学习我国医学为主。其中《大同类聚方》百卷，即以《素问》《黄帝针经》《甲乙经》《脉经》《本草》《小品方》

等为蓝本编纂而成。朝鲜的医事制度，历史上也曾仿效隋唐，设医学、置医博士，以《素问》《难经》《甲乙经》《本草》等为教本，教授学生。其他如西欧一些国家的针灸，也多源于我国医学。《甲乙》一书，亦属重要的学习与参考文献，近些年来，亦曾有人在对《甲乙经》进行翻译，足见其对是书的重视程度。

以上说明《甲乙经》不仅对我国医学的发展有卓越的贡献，而且在国际上对传播中医学术，也有深远的影响。当然，我们对《甲乙经》的历史地位和社会影响的肯定，决不意味着承认该书在学术上完整无缺，尽美尽善。至于俞正燮《癸巳类稿·持素篇》所谓："谵颠倒是非，六艺所传，核之三古，得谵诈伪。又复窜改医经，绝人性理，《甲乙》所列，杂以《难经》，文复义悖，乃引《易》曰：'观其所聚，而天地之情可见矣。'岂非寒食散发，逆理背常之书乎。"如此全面否定，甚不切近于事，不足为辨。

《难经》的研究

一、《难经》的名称与撰人

《难经》一书，《史记·扁鹊传》中不曾言及，《汉书·艺文志》亦未著录。《隋书·经籍志》及引梁代书目，虽有《黄帝八十一难》及《黄帝众难经》之名，但均未著录撰人，直至《旧唐书·经籍志》始著录为秦越人撰。现存本皆署曰"卢国秦越人撰"。然考之古代文献，其名称与撰人问题，存在许多矛盾。

就名称而言，有《八十一难》《黄帝众难经》《黄帝八十一难》《黄帝八十一难经》《难经》等。这里有一个值得注意的问题，就是自南朝萧梁以下，书名多加有"黄帝"二字，或示其源流关系。

有关撰人一事，早期如《帝王世纪》云："黄帝有熊氏，命雷公岐伯论经脉，傍通问难八十一为《难经》，教制九针，著《内、外术经》十八卷。"后如梁之《黄帝众难经》《隋志》之《黄帝八十一难经》，皆不著撰人，至《旧唐书·经籍志》及《新唐书·艺文志》始明确标明为秦越人撰。

迨至《宋志》复云扁鹊注《黄帝八十一难经》，注云：秦越人撰。又有宋王应麟《玉海》之秦越人《黄帝八十一难经》注引王勃序曰："《八十一难经》，医经之秘录也、岐伯授黄帝，黄帝历九师以授伊尹，伊尹授汤，汤历六师以授太公，太公授文王，文王历九师以授医和，医和历六师以授秦越人，秦越人始定立章句，历九师以授华佗，华佗历六师以授黄公，黄公以授曹夫子元。"此序现载宋李方等编《文苑英华》。据《新唐书·王勃传》云："（勃）常谓人子不可不知医，时长安曹元有秘术，勃从之游，尽得其要。"是此王勃序，即唐人王勃所作；曹夫子者，曹元也。勃言不知何据，虽近乎荒唐，然亦在说明，《难经》与托名黄帝之医学有渊源关系。

从上述诸文反映的情况分析，关于《难经》的名称虽记述不一，实指一书，似无异议，八十一难之数，亦符合古医籍惯例，如《素问》《灵枢》皆八十一篇者，取九九八十一之义也。至其撰人，据现有文献所载，乃自隋唐时始认定为秦越人撰。

二、《难经》所解之经似非《黄帝内经》

《难经》一书，为解经之作。至其所解何经，前已言过，从早期本书命名均冠以"黄帝"二字，已可见其端倪，示其渊源。似在标明《难经》所解，犹黄帝之经也。明确回答这个问题的，似为杨玄操氏。今存《难经集注·杨玄操序》云："《黄帝八十一难经》者，斯乃勃海秦越人之所作也……按黄帝有《内经》二帙，帙各九卷，而其义幽赜，殆难究览。越人乃采摘英华，抄撮精要，二部经内，凡八十一章，勒成卷轴，伸宣其道，探微索隐，传示后昆，名为《八十一难》。"本于此义，故《宋史·艺文志》竟直书为"扁鹊注《黄帝八十一难经》二卷，秦越人撰"。今有《难经集注》本所谓十家注者，亦连秦越人，方得十家之数。又《郡斋读书后志》云："采《黄帝内经》之精要，凡八十一章，编次为十三类，其理趣深远，非易了，故名《难经》。"这大概可代表较为通行的看法。然而元明间人的吕复，则提出不同的意见，其谓："《难经》十三卷，乃秦越人祖述《黄帝内经》，设为问答之辞，以示学者，所引经言，多非《灵》《素》本文。盖古有其书，而今亡之耳。"随后之徐春甫，亦沿用吕氏说，他们的基调，一方面承认"祖述《黄帝内经》"，另方面又指出"所引经言，多非《灵》

《素》本文，盖古有其书，而今亡之耳"，因此，这个问题，还有作进一步探讨的必要。

要研究这个问题，仍需从《难经》本文中去探索答案。详《难经》设问之辞，主要有三种类型。一者为"经言"类，共有二十六难，占八十一难总数近三分之一。一者为书言类，仅六十三与六十四难，均称"《十变》言"。"《十变》言"在三十四难的答辞中首先出现，日本滕万卿《难经古义》注："《十变》，古书篇名。"究是篇名还是书名，当然还可以研究，但这个思路是对的。一者为径言类，所谓径言，即既不引经，也不引书，直接提出问题，共有五十三难。

在"经言"类与径言类中，有一个共同的现象，就是有些问题，见载于《黄帝内经》，有的问题与《黄帝内经》文异而义同，有的问题则题同而义异，有些问题，不见载于《黄帝内经》。现以"经言"类举例，七难言三阳三阴之至，《素问·平人气象论》有三阳而无三阴。十五难曰："经言春脉弦、夏脉钩、秋脉毛、冬脉石，是王脉耶，将病脉也。"《素问·平人气象论》有此文。七十四难："经言春刺井，夏刺荣，季夏刺俞，秋刺经，冬刺合者，何谓也？"《灵枢·顺气一日分为四时》作"冬刺井，春刺荣，夏刺俞，长夏刺经，秋刺合。"十九难所谓"脉有逆顺，男女有恒"及二十难所谓"脉有伏匿"等，《黄帝内经》无此文与此义。十七难与二十一难所言"经言"之文，均见于《脉经》引"扁鹊诊诸反逆死脉要诀"。

从上述情况说明，若认定《难经》所解为《黄帝内经》，则诸多疑义，难以解释。根据这一情况，特别是十七难与二十一难中的"经言"，又与《脉经》卷五引扁鹊文相合之例，不妨提出这样的思路，《难经》所解，有可能是《扁鹊内经》或《扁鹊外经》中的部分经文。这里又有另一个问题，即既设想为《扁鹊内经》《扁鹊外经》，为什么尚有相当一部分经文，见载于《黄帝内经》。已如前述，《扁鹊内经》《扁鹊外经》很有可能与《黄帝内经》《黄帝外经》同为托名之作，时人在编纂该书时，均使用了当时存世的相同素材，如经脉、刺灸等等，因而有些问题，则可见载于两书中，另外如《脉经》《千金》等古医籍证引扁鹊著作，亦有可能系《扁鹊内经》《扁鹊外经》或其他扁鹊佚著中内容，现已难考。

三、扁鹊著作的文献研究

扁鹊是我国古代一位伟大的医学家，曾对我国医学成长有过重大贡献，对后来医学的发展有着极大影响，特为《史记》传中仅收的两名医学家之一。但由于在西汉时期，对有关扁鹊的资料，已有所散佚，故《史记·扁鹊传》中有许多疑点。虽经历代学者多方考证，至今尚难定论，而围绕扁鹊著作的文献研究，也尚有许多问题，需要进一步探讨。这对于扁鹊医学思想和医学发展史的研究，无疑是一个重要的前提，今仅就扁鹊著作文献研究方面，作些初步探讨。

1. 志书与目录书著录之扁鹊著作

历代史志及目录著作，自《汉书·艺文志》始，著录扁鹊著作较多，今仅举宋以前者为例。

《汉书·艺文志》医经类有《扁鹊内经》九卷、《外经》十二卷。经方类有《泰始黄帝扁鹊俞附方》二十三卷，此书无疑系他人编纂，合三人之方为一书，然其取材，当时定有扁鹊方书之专册存世。

《隋书·经籍志》有《黄帝八十一难》十二卷，附记"梁有《黄帝众难经》一卷，吕博望注，亡。"此二书均不著撰人。又有《扁鹊陷冰丸方》一卷、《扁鹊肘后方》三卷、《扁鹊偃侧针灸图》三卷：凡此诸书，皆《汉志》所不载。

《旧唐书·经籍志》及《新唐书·艺文志》均著录有《黄帝八十一难经》，并首次注明为秦越人撰。

《宋史·艺文志》有秦越人《难经疏》十三卷，不著撰人；《扁鹊针传》一卷，扁鹊注《黄帝八十一难经》二卷，秦越人撰，《扁鹊脉经》一卷，《扁鹊疗黄经》三卷，又《枕中秘诀》三卷。

《通志·艺文略》有《黄帝八十一难经》二卷。注：《唐志》注秦越人，《难经疏》十三卷，候自然撰；《扁鹊针传》一卷，《扁鹊偃侧针灸图》三卷，《扁鹊陷冰丸方》一卷，《扁鹊肘后方》三卷，《扁鹊秘诀》一卷，《扁鹊疗黄经》一卷。《通志》所载，明显看出，系综合前书著录诸书而兼收之也。

其他目录著作中则未见新作，仅就《汉志》《宋志》中著录扁鹊著作已达十种之多。而且同其他著作一样，有一个共同的现象，即《汉志》中著录诸书，后皆不见，而后世著录诸书，又不见于前世，且宋代诸目录中著录之著作为最多。这就向我们提出了一个很重要的问题，即究竟哪些著作确与扁鹊有关，哪些是出于伪作。

2. 古籍引用扁鹊著作及扁鹊著作传文

在古医籍中多有引用扁鹊著作书名及著作传文者，现仅举宋以前诸古医籍为例。

《史记·扁鹊仓公列传》中曾言扁鹊得长桑君禁方，并记有扁鹊言"病有六不治"。但不曾记扁鹊有何著作。又在仓公传中，则云公乘阳庆传给仓公有黄帝、扁鹊之《脉书》《五色诊病》等书，又云："臣意即避席而拜谒受其《脉书》（上、下经）、《五色诊》、《奇咳术》、《揆度》、《阴阳》、《外变》、《药论》、《石神》、《接阴阳》、《禁书》。"此中是否《脉书》有黄帝、扁鹊之别，拟或其他诸书亦有黄帝、扁鹊之分，现已难考。但有一点可以肯定，就是这些医著，在《黄帝内经》中，大部分有所提及或引用，可证《史记》为言之不谬也。

《伤寒论·张仲景原序》："撰用《素问》《九卷》《八十一难》《阴阳大论》《胎胪药录》，并《平脉》《辨证》，为《伤寒杂病论》合十六卷。"这是就现有文献中《难经》名称的第一次出现。

《脉经》卷四第五有"扁鹊曰，脉一出一入曰平……脉俱绝死矣"一段940余字，论脉行长度及五损脉，不见于《难经》。卷五：扁鹊阴阳脉法第二，论三阴三阳脉；扁鹊脉法第三，论平脉与病脉；扁鹊、华佗察色要诀第四，论察面、目、唇、舌、爪等以知病；扁鹊诊诸反逆死脉要诀第五，论诸死证共30余条。其中有两大段，与《素问·大奇论》文基本相同。且这两段文字在《千金方》中引用时均无。这就提出了这样的问题，究竟是王叔和引用扁鹊此文时就连同这两段长文，还是选取《内经》之文而附载于扁鹊文后，这一问题的探讨，对研究扁鹊学说与《内经》的渊源关系，有着十分重要的意义。

《千金方》引文。《千金方》中引扁鹊曰较多，今举其要者如下：自卷十一至卷二十论脏腑诸病的十卷中，如肝脏脉论第一："扁鹊曰：肝有病则目夺精虚，虚则寒，寒则阴气壮，壮则梦山树等。实则热。热则阳气壮，壮则梦怒。"又"襄公问扁鹊曰：吾欲不诊脉，察其音，观其色，知其病生死，可得闻乎？答曰：乃圣道之大要，师所不传，黄帝贵之过于金玉。入门见病，观其色，闻其呼吸，则知往来出入吉凶之相，角音人者，主肝声也……"此段文字，明显看出，夹杂有后人行文，如"方在第×卷中"等，有宋刊《千金方》无此等文，可证。其他文是否均为扁鹊曰文，尚待进一步考证。以下各脏同此例，惟无"襄公问扁鹊曰"至"则知往来出入吉凶之相"一段浮文。看来这一段浮文，统贯于五脏之首。此文在体例上，颇与《内经》黄帝与岐伯等问答体相似。很有可能是源于早期托名扁鹊著作之传文。又筋极第四"扁鹊曰：筋绝不治九日死，何以知之？手足爪甲青黑，呼骂口不息；筋应足厥阴，足厥阴气绝则筋绝。引卵与舌，筋先死矣。"又卷十二胆腑脉论第一："扁鹊曰：足厥阴与少阳为表里，表清里浊，其病若实，极则伤热，热则惊动精神而不守，卧起不定，若虚则伤寒，寒则恐畏，头眩不能独卧，发于玄水，其根在胆，先从头面起肿至足。"

其余各脏腑，均同此例。另外卷二十七养性序第一有"扁鹊云"一段560余字，谈养性之要。卷二十八扁鹊诊诸反逆死脉要诀第十四一段，与《脉经》卷五第五大同小异，已于前述。

《千金》引用诸文，均不见载于《难经》，说明隋唐时期署名扁鹊之著作，尚在多有。

又有《外台》中有少数方治，大都自别书转引，《医心方》中亦有所引用，但为数不多。

从以上诸书引文看，在唐以前，确实存有一些署名扁鹊之著作，内容亦相当广泛，诸如藏象、经脉、诊法、证治、针灸、养生等方面，均有所论，其文不见载于《难经》，与《内经》亦有诸多不同处。

3. 对几个主要问题的设想和推论

鉴于对扁鹊文献领域，古籍所载，前后不一，诸家论证，众说纷纭，现仅就其中的几个问题，根据现有文献，提出几点看法。

（1）扁鹊应有著述。根据《史记·扁鹊仓公列传》所记，首先是扁鹊曾接乃师长桑君之《禁方》，并明言"乃悉取其《禁方》书，尽与扁鹊"，这说明不是口授，而是一种有形的载体，以扁鹊之为医，名闻天下，随时随地应变，过邯郸为带下医，过洛阳为耳目痹医，入秦为小儿医，不会终身独守《禁方》，定当有所发展，应有方书以传于世。又仓公传中所言扁鹊《脉书》，应是《脉书》中一种，据江陵张家山汉简《脉书》分析，此所言《脉书》包括病证、经脉、预后病机、脉诊等内容，故扁鹊《脉书》当为以扁鹊署名之综合性医书也。

（2）《扁鹊内经》与《外经》或为托名之作。《史记》选扁鹊仓公作传，定是当时在医学人物中影响最大、原始资料较多的两家。在仓公传中，详记当时许多医学著作。又在仓公诊籍中，记述有《脉法》《热论》等书。定系当时医学著作之主要而有代表性者，仅此而已，而且与今存《黄帝内经》中记述的一些古医籍名，大都能相吻合。然而《汉志》中，特出黄帝（内、外经）、扁鹊（内、外经）、白氏（内、外经）医经三家。盖《汉志》原本于刘向父子之《七略》，刘氏父子后于司马迁作《史记》百年上下。故诸多研究《黄帝内经》者，早已有人提出其成书的条件与背景，认为很有可能系时之好者，集诸医著，汇为一编，托名黄帝，遂为著录。根据这个设想去推论，《扁鹊内经》《扁鹊外经》，也很可能另外有人也利用当时存世之医著，或加以扁鹊之医著，汇集成编，托名扁鹊，亦被著录，所谓《白氏内经》《白氏外经》者，亦或若是。

根据《汉志》对医经类叙录所云："医经者，原本血脉经络骨髓阴阳表里，以起百病之本。死生之分，而用度针石汤火所施，调百药齐和之所宜。"说明医经诸家内容，大体皆属于此。似此等巨著，不管托名于谁，绝不是某个人的发明创造，而是一种时代的产物，《扁鹊内经》《扁鹊外经》也同样如此。再者，正由于医经三种，可能内容有些类同，故惟《黄帝内经》得以传世，余者则佚而不存，也符合古医籍流传存佚的一般规律。

（3）后世著录诸多扁鹊著述，必有伪作。梁启超先生在《中国历史研究法》第五章第二节，谈到"鉴别史料之法"时，曾云："其书前代未著录，或绝无人征引而忽然出现者，十有九皆伪。"这一条对于我们研究扁鹊著作，有一定参考意义。正如前述，扁鹊著作，在汉以前文献中仅有的几种，后皆佚失，然自隋唐至宋代则出现了数种，是很值得怀疑的，且在古医籍中，已知系托名前人或当代名人或托名神仙隐士者，自不鲜见。先生曾考查了某图书馆收藏署名晋·皇甫谧《黄帝神圣工巧甲乙经》的抄本二卷著作，经检阅，即时发现，从首页署名皇甫谧的序到二卷内容，都可看出其行文用语及编排内容，不仅与《针灸甲乙经》毫无关系，而且是一本为时较晚的伪作。就《宋志》所载扁鹊《疗黄经》而论，在《汉志》中原有《五脏六腑瘅十二病方》四十卷，然不著撰人，后则佚失，诸书不录。《隋志》中亦无疗黄专集著录，而《宋志》忽出扁鹊《疗黄经》三卷，另又有张仲景《疗黄经》一卷，又有蒋淮《疗黄歌》一卷。似此等书，不能不引起怀疑，所谓扁鹊及张仲景之《疗黄经》很有可能均系伪作。又如《隋志》载扁鹊《陷冰丸方》一卷，陷冰丸义，前人无释，颇似一丸药名，详《后汉书·臧洪传》有云："恐贼乘冻而过，命多作陷冰丸，以投于河。"则"陷冰丸"者，当是用典，或乃治沉寒痼冷诸方，名之为《陷冰丸方》，因疑此书，亦后人托名之作。故有关著录与征引扁鹊诸书，难免真伪相间也。

张仲景著作的研究

一、仲景著作的文献研究

仲景学术，为中医学一灿烂明珠，其影响之大，推行之广，实属罕见。千百年来，仅就其理论、应用及文献研究等方面的著作，也称得上是浩如烟海，汗牛充栋。但由于仲景著作年代久远，其学术博大精深，故仍有许多问题尚待进一步加深研究，探索源流，辨别真伪。先生仅就仲景著作文献研究方面的三个问题，在前人的基础上，研究如下。

1. 仲景著作之考证

仲景著作问世之后，深得时人赞许，然经三国兵变，即已散佚，幸得晋·王叔和整理，方得再出。后复经永嘉之乱，又遭兵劫，此后辗转传抄，遂失庐山真面目矣。故后世史志著录及医籍征引种种，名目繁多，称谓不一，亦难免真伪相间。现举宋以前之主要者如下。

（1）《隋书·经籍志》有《张仲景方》十五卷；张仲景《评病要方》一卷，并附记梁有《辨伤寒》十卷；张仲景《疗妇人方》二卷。另有《五脏论》五卷，不著撰人。

（2）《旧唐书·经籍志》有《张仲景方》十五卷（注：王叔和撰），又有《五脏论》一卷，不著撰人。又《伤寒卒病论》十五卷，还有《五脏论》一卷，不著撰人。

（3）《新唐书·艺文志》有王叔和《张仲景药方》十五卷，又《伤寒卒病论》十五卷，还有《五脏论》一卷，不著撰人。

（4）《郡斋读书志》有《金匮玉函经》八卷（注：汉·张仲景）；《仲景伤寒论》十卷。

（5）《直斋书录解题》有《伤寒论》十卷，汉长沙太守南阳张机仲景撰，其文辞简古奥雅，又名《伤寒卒病论》，凡一百一十二方；《金匮要略》三卷，张仲景撰，王叔和集，林亿等校正。

（6）《崇文总目》有《金匮玉函要略》三卷，张仲景撰；张仲景《口齿论》一卷。

（7）《通志·艺文略》有张仲景《脉经》一卷；《张仲景方》十五卷；张仲景《评病要方》一卷；《金匮玉函》八卷；《金匮玉函要略》三卷；张仲景《五脏论》一卷，又《五脏荣卫论》一卷，不著撰人；张仲景《口齿论》一卷；张仲景《疗妇人方》三卷；张仲景《伤寒论》十卷（注：晋·王叔和编次）。《通志》所载，显系综合以前诸书著录而兼收之也。

（8）《宋史·艺文志》有张仲景《脉经》一卷，又《五脏荣卫论》一卷；张仲景《伤寒论》十卷；《金匮要略方》三卷（注：张仲景撰，王叔和集）；张仲景《疗黄经》一卷；又《口齿论》一卷；《金匮玉函》八卷（注：王叔和集）；张机《金石制药法》一卷；《金匮方》三卷，不著撰人。

从上述书目著录仲景著作中，可以看出一些很值得注意的问题。如以数量论，愈后愈多，《隋志》仅有四种，而《通志》则有九种之多，著作名称，亦前后不一，雅俗不同。早期称《张仲景方》或《张仲景药方》等，后世则有《金匮》《玉函》等雅号。前书不著撰人的著作如《五脏论》，后世则署为张仲景撰。前世不曾著录之著作如《口齿论》，而宋代书目又有新增。如此等等，疑问颇多。前人也曾作过考证，如《后汉书艺文志考》云："按仲景诸书，晋·王叔和为之论集，乱其原本，自后分并次序，一任医家之颠倒，名目众多，至不可诘难，然循流溯源，叔和去汉犹近，欲寻仲景之迹，舍叔和其何能明。欲叔和所论集，则自以《隋志》为得实。考《隋志》载仲景书……共四种二十八卷耳。而《宋志》所载，其目倍于《隋志》……计之得七种（按未包括《金石制药法》等），而《隋志》《疗妇人方》《评病要方》尚不及也。则仲景书已有九种矣。不解其故，因取今所存《金匮要略》，反复观之，恍然悟曰：《宋志》所载之六书，即《隋志》所载之《仲景方》，实一书。观其所载《脉经》一卷、《五脏荣卫论》一卷、《金匮要略方》三卷、《疗黄经》一卷、《口齿论》一卷、《金匮玉函》八卷，合之适符十五卷之数，可证也。今其书则杂糅于《金匮要略》中……试以《宋志》十五卷，合以《伤寒论》十卷、《平病要方》一卷，而析出《要略》中疗妇人方二卷，非仍二十八卷之旧乎。"似此强合《隋志》二十八卷之数，则与别书著录之卷数，难以尽相契合，究其内容，亦乏实证，故难以尽信。根据古代文献流传演变的历史特点，众书目著录诸仲景著作，特向我们提出了这样一个重要问题，即著录诸书，究竟哪些确系仲景著作，或与仲景著作有关，哪些有可能是出于假托之作。

梁启超在其《中国历史研究法》第五章第二节，谈到"鉴定史料之法"时曾云："其书前代从未著录，或绝无人征引而忽然出现者，十有九皆伪。"这对于研究仲景著作，颇有参考意义。如今存《伤寒论》及《金匮要略》诸内容，不仅前世书目中均有著录，自晋·王叔和《脉经》以下诸要籍中，亦皆有征引，是其真也无疑。而其他著作，则颇多疑处。如《五脏论》一书，宋以前史志虽有著录，均不著撰人，然《崇文总目》及《通志》等则标明为张仲景撰。又详《敦煌古医籍考释》收敦煌卷子有张仲景《五脏论》甲、乙、丙、丁四种传本，特以甲本与乙本存文较多。今以甲本为例，其中有一段文中有"陶景注经"、"雷公妙典"、"仲景其方"、"雷公《药对》"、"口侠正方"（注：疑应作"宋侠正方"。宋侠，北齐人，撰有《经心录》，见《隋书·经籍志》；又旧抄本作"桐君药录"）、"刘涓子秘述"、"淮南葛氏之法"（按：此当指葛洪之法。葛本晋丹阳句容人，在南朝齐至陈时，设淮南郡于当涂，句容应在此辖区内，此当出于该时人手笔，故称"淮南葛氏"）、"《集验》之方"（按《集验方》为北魏、北周时姚僧垣撰）等语，且特据"仲景其方"一语，则《五脏论》文，显非仲景自述。又征引上述诸家，皆东晋及南北朝时人也。且其下限，及于南朝宋时，故疑张仲景《五脏论》，或出于南朝末期人手笔，复经隋唐时人抄录。当然，其中也或有仲景这方面著作遗文，是此书当系假托之作，故《医方类聚》引《五脏论》中"医人"内容，虽见于敦煌卷子，然字、句方面，多有差异，且不署撰人，或别有所本，亦可为证。又如《宋志》所载张仲景《疗黄经》一书，《汉志》原有《五脏六腑瘅十二病方》四十卷，然不著撰人，后则佚失，诸书不录。隋、唐诸志中，亦无疗黄专集著录，而《宋志》中，忽出张仲景《疗黄经》一卷，另又有扁鹊《疗黄经》三卷，蒋淮《疗黄歌》一卷。似此等等，不能不引起怀疑。且就今存《伤寒论》、《金匮要略》而言，本有治黄之专篇及专方存焉，何再出《疗黄经》一卷。故此书亦系宋以前好事者，集历代疗黄诸方及时人之法，假托为仲景之作。又如《宋志》著录张仲景《口齿论》，在《新唐书》中仅有邵英俊《口齿论》一卷，别无他家口齿类著作；又详古医籍征引，如《外台》牙齿病援引诸家方论近二十种，《医方类聚》齿门援引诸家方论近六十种，均无仲景《口齿论》方。故是书亦疑系后人假托之作。凡著录愈后出者，这种可能性愈大。而早期如《隋志》中著录别书，是否系后人摘取仲景著作有关内容编纂成册，或仲景确有是作，现亦难考。从而说明历代书目著录之仲景著作，定有真伪之别。至于清人补、续之《后汉书·艺文志》所列仲景著作，皆系搜集后世著录辑补，更难为凭。

2.《伤寒杂病论》传本研究

据今存《伤寒论·张仲景序》，该书原称《伤寒杂病论》，原书早佚，今所见者，多系宋以后传本及宋以前古医籍传文。现举其要者如下。

（1）《脉经》传文：卷七为伤寒内容，卷末附记云："治伤寒形证所宜进退，王叔和集仲景评脉要论。"卷八、卷九为杂病及妇科内容。

（2）《千金》传文：孙思邈曾云："江南诸师，秘仲景要方不传。"故《千金》仅有伤寒条文四十余条，杂病若干条，散见于各病中，应是当时仲景著作散传于社会者，仅此而已。

（3）《千金翼》传文：孙思邈自云："论曰：伤寒热病，自古有之，名贤睿哲，多所防御，至于仲景，特有神功，寻思旨趣，莫测其致，所以医人未能钻仰……今以方证同条，比类相附，须有检讨，仓促易知。"可证思邈此时已得伤寒之全，然重为编排，非原书之次矣。

（4）宋臣林亿等校定《伤寒论》：林亿序称："总二十二篇，证外合三百九十七法，除复重定有一百一十二方。"

（5）宋臣林亿等校定《金匮玉函经》：林亿等自疏云："《金匮玉函经》与《伤寒论》同体而别名。欲人相检阅而为表里，以防后世之亡逸，其济人之心，不已深乎！细考前后，乃王叔和撰次之书，缘仲景有《金匮录》，故以《金匮玉函》名，取宝而藏之之义也。"本书内容，正如林亿等所云："与伤寒论同体而别名。"而晁公武氏却以为即《金匮玉函要略方》，此误也。《金匮玉函经》自卷二至卷八，与《伤寒论》内容虽大致同，然亦颇多异处。卷一《证治总例》一篇，三言张仲景曰或仲景曰文，且兼言"地水火风"及"四百四病"等佛家用语，则显非仲景之作。故就其主体而言，或系《伤寒论》别传本，复经后人增"证治总例"于前，而成此篇也。

（6）**宋臣林亿等校定《金匮要略方论》**：林亿等自序云："翰林学士王洙在馆阁日，于蠹简中得仲景《金匮玉函要略》三卷，上则辨伤寒，中则论杂病，下则载其方，并疗妇人以其伤寒文多节略，故所自杂病以下，终于饮食禁忌，凡二十五篇，除重复合二百六十二方，勒成上中下三卷，依旧名曰《金匮方论》。"据此则王洙所得《金匮玉函要略》三卷本，有可能为宋以前《伤寒杂病论》传本之一。其辨伤寒部分，或因"文多节略"，且与林校他本《伤寒论》传本大致同，故不曾再校进呈，惟将杂病部分新校问世。然从林亿等自序及今存《金匮要略》与《脉经》卷八、卷九内容对照，可见有如下几个问题值得注意：从内容方面看，虽大致同，然篇目及条文则有增减分合处。如《脉经》第一为"平卒尸厥脉证"，《金匮》第一为"脏腑经络先后"；《脉经》第四为"平霍乱转筋脉证"，今在伤寒论第十三"辨霍乱病脉证并治"；《脉经》"平黄疸寒热疟脉证第九"，《金匮》则为"疟病第四"及"黄疸病第十九"。其他如文字及条数等，亦互有差异，但从总体分析，似可认定《脉经》卷八所载，主要源于《伤寒杂病论》中杂病内容。《脉经》卷九为妇人病，此与《金匮》妇人病三篇内容差别较大，《金匮》条文，大都见载于《脉经》，而《脉经》中却有相当多条文，不见于《金匮》。据上述情况，并回顾《隋志》著录仲景著作，不妨提出如下设想：①原王洙所得《金匮玉函要略》，证与方分立，妇人病诸方证与杂病分立；②据此体例及今本《金匮》妇人病诸篇条文情况分析，似可认为，仲景该书早期传本中，不包括妇人病，而王洙所得本，或后人摘取部分疗妇人病方附载书中，故在卷下；③《隋志》著录《张仲景方》十五卷、《评病要方》一卷，疑即《伤寒杂病论》早期传本，若按方证分立之例，十五卷者当是论证，一卷者，或系载方；④《脉经》妇人病诸篇内容，或即《隋志》著录张仲景《疗妇人方》二卷。宋人郑樵曾谓：

"书有亡者，有虽亡而不亡者。"据此说，似可大致认为，《脉经》卷七、卷八含《伤寒杂病论》内容，卷九含《疗妇人方》内容。是原书虽亡，其主要内容亦存《脉经》中。

（7）《太平圣惠方》传文：该书卷八有《伤寒论》传文若干条，多有与宋臣诸校本不同处，以其成书在北宋之初，故颇有参考价值。

（8）敦煌医学卷子《伤寒论》残文：此虽为数不多，以其出于唐以前，参考价值亦较大。

（9）日本康治本《伤寒论》：据书末记系唐德宗贞元乙酉年写本，日本康治二年（当南宋高宗三年）沙门了纯重抄本，惜仅存64条50方。康平本《伤寒论》，末记康平三年（当北宋仁宗三十八年）二月十七日侍医丹波雅忠。此或系北宋以前旧本，然书末附记80余字，现缺近半，故难推其原委。综览全文，其篇目及条次，与宋臣校本大致同。惟无"辨脉法""平脉法"及诸"可"与"不可"等篇内容。且多有将正文作小字夹注或旁注者，与《脉经》等早期医籍传文亦均不同。又据后记"可令近四部之教习（下缺一字）也"之义，疑系后改写本，以为教经之用，恐非古传真貌。

另有近世始出之长沙与桂林古本《伤寒论》，细审藏者之序及附增内容，学者多疑系假托之作，恐非长沙旧文。

总之，《伤寒杂病论》虽佚，然就今存古文献而论，当以《脉经》《千金翼》及王洙所得旧藏本，或更接近原书内容。至其条数之多少及文字差异，亦传抄中互有存亡所致也。

3.《伤寒论》内容与体例探讨

上述几种《伤寒论》传本及传文，体例差异较大，今举其要者，做一初步探讨。

宋臣林亿等校定本，主要包括辨脉法、平脉法、伤寒例、辨痉湿暍脉证、辨三阴三阳病脉证并治、辨霍乱病脉证并治、辨阴阳易差后劳复病脉证并治及诸"可"与"不可"凡二十二篇，仍保留十卷本。

《金匮玉函经》主要包括证治总例、辨痉湿暍、辨脉、辨六经病形证治、辨厥利呕哕病形证治、辨霍乱病形证治、辨阴阳易差后劳复病形证治、辨诸"可"与"不可"病形证治、辨热病阴阳交并生死证等，共计八卷。卷一证治总例显系后人编撰，已如前述，然其"论热病阴阳交并生死"与《脉经》卷七论热病诸篇相比，则有一共同之处，即均有《素问》刺热篇或评热病论及《灵枢·热病》部分经文，另有较多条文，则《内经》亦不具。

康平本《伤寒论》主要包括"伤寒例""痉湿暍""辨三阴三阳病""霍乱""辨阴阳易瘥后劳复病"等。

《脉经》卷七主要包括第一至第十七，为汗、吐、下、温、灸、刺、水、火等诸"可"与"不可"，热病阴阳交并少阴厥逆阴阳竭尽生死证、重实重虚阴阳相附生死证、热病生死期日证、热病十逆死日证、热病五脏气绝死日证、热病至脉死日证、热病损脉死日证等。

《千金翼》卷九、卷十主要包括太阳病用桂枝汤法，用麻黄汤法，用青龙汤法，用柴胡汤法，用承气汤法，用陷胸汤法，杂疗法；阳明病状，少阳病状，太阴病状，少阴病状，厥阴病状，伤寒宜忌，发汗吐下后病状，阴阳易病已瘥后劳复。此虽系孙思邈重新编排，但肯定会保留古传本之某些原型，如辨三阳三阴病，宜忌总篇中诸宜与忌（即《脉经》言"可"与"不可"）等。

从以上诸书篇目及体例看，差别较大，对此探讨如下。

"伤寒例"究竟是不是原书内容。首先有明人方有执提出"削伤寒例"，并大肆抨击王叔和，兼及成无己。以为叔和编述，为作伪之罪魁，无己注解，朦胧为训，"伪不容有，无之可也，既应无之，削之足矣，故从削。"详观今"伤寒例"文，有所谓"今搜采仲景旧论，录其证候诊脉声色，对病真方有神验者，拟防世急也。"此显非仲景语，当系叔和为文。然言语中明言"搜采仲景旧论"，则"伤寒例"中诸论，似非叔和杜撰也。且文中诸多引《阴阳大论》文，与仲景自序撰用《阴阳大论》之义亦合。又《脉经》卷末记云："治伤寒形证所宜进退，王叔和集仲景评脉要论。"其中有"脉损"诸条，亦见于"伤寒例"中。此末记虽系后人追记，亦可证明前人早已认定"伤寒例"等文，原属仲景旧论，叔和集之而已。

"辨脉法"与"平脉法"，古传本不一。如《金匮玉函经》有"辨脉"而无"平脉"，康平本《伤寒论》则二篇均无。后世注家，多有删除者，方有执则并二篇为"辨脉法"，且移于辨诸病之后。其谓"此篇已下，皆叔和述仲景之言，附己意以为赞经之辞，譬则翼焉，传类也"。

又云："夫传不可以先经，论脉亦无先各脉而后平脉之理，皆非叔和之旧，其为后人之纷更明甚。"观方氏此论，实失之矣。详《脉经》卷五"张仲景论脉第一"诸论，今具《伤寒论·平脉法》，足证叔和不敢自僭，特标明为张仲景论脉。又《脉经》卷一第十二"言迟者风也"至"针灸数十百处乃愈"一段，"平脉法"中亦具此文。结合《伤寒论·序》所谓"撰用《素问》、《九卷》并《平脉》、《辨证》"语义分析，似可认为"平脉法"与"辨脉法"，不仅为《伤寒论》内容，而且有师承或有所本，并非仲景杜撰。序言之《平脉》《辨证》，当系古医籍之缩语，方有执释平脉为平人之脉，误之甚也。平与评同，又与辨通，故平脉释评脉或辨脉之义均通。

《伤寒论》中有无《素问》《九卷》内容。仲景自序明确言云"勤求古训，博采众方，撰用《素问》《九卷》"，而今存古传本中，大多不具今《素问》《灵枢》具体内容，故后世医家，颇有异议。然《脉经》卷七"病可刺征第十三"论热病诸文，均见于《灵枢·热病》；"病不可刺证第十二"文末有小注云："出《九卷》。""热病生死日证第二十"诸文，均见于《素问·刺热》及《灵枢·热病》；又"重实重虚阴阳相附生死证第十九"中，亦有文见于《素问·通评虚实论》。卷末附记云："王叔和集仲景评脉要论。"此文究系宋臣校文误作大字正文，或宋以前人附记，现亦难考，但可说明，附记者亦认为《脉经》引此《内经》原文，乃仲景旧文。又《金匮玉函经》卷六"论热病阴阳交并生死证"中，亦有《素问·评热病论》及《灵枢·热病》部分经文，亦或另有所本。且《伤寒论》别篇中亦有少量《内经》原文。因而，此等经文，很有可能系仲景撰用者。若此，则与仲景序言之义亦合。另外，《脉经》卷七尚有较多有关热病条文，既不见于《素问》《九卷》（今《灵枢》）中，亦不见于《伤寒》《金匮》中，惟《金匮玉函经》卷六中，尚保留少量条文。又详《脉经》卷七第一有两条云："右二首出医律。"第十八中有若干表明条文出处之小字标目，如"右热病阴阳交部"、"右少阴部""右厥阴部""右阴阳竭尽部"等。第十九，一云"右重实重虚部"，一云"右阴阳相附部"。上述诸文，当系叔和自语。凡此标目，究系另出别书，抑或仲景书中原有此目，现亦难考。特如"少阴部"有十条，"厥阴部"有七条，今均见于《伤寒论》少阴与厥阴篇中，比较支持后说。综观上述诸言语，对仲景撰用《素问》《九卷》情况的考证，似可提供一定的文献依据。

汗、吐、下等诸"可"与"不可"，是否《伤寒论》旧文？详《伤寒论》古传本及古医籍传文，大都具此内容，惟日本康平本无。然后世对此文颇多非议。如元人王安道云"夫叔和增入者，辨脉、平脉与可汗、可下等诸篇而已。其六经病篇，必非叔和所能赞词也"及明人方有执复云"凡痉湿暍、辨脉上下篇、可汗不可汗、可吐不可吐、可下不可下、发汗吐下后诸证，皆叔和分经及述经外之余言，附以己意以撰次之"。夫安道在前，有执在后，执此以诋毁叔和者，代有其人。探讨这一问题的关键，似在于分辨宋臣林亿等校定之两种伤寒古传本，即《伤寒论》与《金匮玉函经》，在诸"可"与"不可"诸篇首的一段按语，该文云："夫以为疾病至急，仓卒寻按，要者难得，故重集诸可与不可方治，比之三阴三阳篇中，此易见也。又时有不止是三阴三阳，出在诸可与不可中也。"此文两书虽同，然篇目及具体内容差别较大，《玉函》特多出若干内容。则说明本文非出于宋臣之手。详析重集之义，一者寻按易得，一者使"不止是三阴三阳"之条文有所归属。然重集者究系何人，似非叔和莫属。既云"集"，则决非自撰。又详西晋皇甫谧曾云："近代太医令王叔和撰次仲景遗论甚精。"谧与叔和同时代人，去仲景甚近，其为言也，足可为证。是此所云集者，近谧所谓撰次遗论之义也。从而似可认为条文内容，不管源于何书，叔和撰集之时当出于仲景遗论中也。

二、《伤寒》《金匮》方对方剂学的贡献

中医方剂，源远流长，然汉以前医方，所存甚少，今存医方中已臻完备者，惟张仲景《伤寒》与《金匮》方。

1.《伤寒》与《金匮》方的渊源

方剂之学，古有"伊尹为汤液"之说，而世无所考，或亦传说中事。《汉书·方技略》有"经方"一类，共十一家二百七十四卷。从数量方面看，有方之多，亦可谓盛矣，而后皆亡佚。近世有出土医书如《武威汉代医简》及马王堆汉墓帛书《五十二病方》等，当系古方之遗存者。又《史记·仓公传》载有下气汤、火齐汤、柔汤、半夏丸等，虽其内容已无所考，然其为医方也当无疑。今存《素问》《灵枢》中亦载医方数首。就上述有

文可见诸方，从方剂学的角度论，虽已具有方剂的雏形，尚未达到完备的程度。而仲景医方，较之上述诸方，在命名、配伍、加减、用法、运用等诸方面，已有极大发展。然而此类医方，是否完全出于张仲景之手，以史学的观点看，似不可能。因而，仲景所出医方，当源于以下几个方面。一者，在汉代存世诸多方书中，已有完备之方剂。这从王叔和《脉经》中保留之不见于《伤寒》《金匮》的数十首方名及《金匮》引侯氏黑散等方，似可得到证实。二者，仲景之学，原有师承，有的医方，可能出于师长之手。三者，仲景继承前人经验，结合自家体会，自制医方若干。这应是《伤寒》、《金匮》方的三个来源。

2.《伤寒》《金匮》方的类型

在仲景医方中，从方剂的组合方面看，有单方，如一物瓜蒂汤、狼牙汤、鸡屎白散、文蛤散等，皆以 1 味药组成，并立以方名。有复方，如桂枝汤、麻黄汤、芍药甘草汤、大青龙汤、桂枝芍药知母汤、温经汤、侯氏黑散、鳖甲煎丸等，皆由两味以上药物组成。其中最少者如芍药甘草汤，仅有 2 味，鳖甲煎丸则有 23 味之多。有合方，如桂枝二麻黄一汤、桂枝二越婢一汤、桂枝麻黄各半汤等。

从应用方面看，有内服方，占诸方之绝大多数。有外用方，如王不留行散云"小疮即粉之"；小儿疳虫蚀齿方"以槐枝绵裹头四五枚点药烙之"；又如治马坠及一切筋骨损方"煎汤浴衣被盖复"等。有导药方，如蜜煎导大便方。有坐药，如蛇床子散方；治温中坐药，"如枣大，绵裹内之"；又如矾石丸方，"炼蜜和丸枣大，内脏中"等。

从剂型方面看，有水剂，如诸汤方。有丸剂，如肾气丸以蜜为丸，竹皮大丸以枣肉和丸，干姜人参半夏丸以生姜汁糊为丸，鳖甲煎丸以药汁为丸，乌梅丸以饭泥为丸等。有酒剂，如红蓝花酒方酒煎。有散剂，如诸散方。有栓剂，如诸导药、坐药等。

以上情况，尽可反映汉末方剂的发展，已达到比较高的水平。

3. 典型方的分析举例

在《伤寒》《金匮》方中，有诸多方证俱全而又有代表性的典型方例，今仅举两例加以分析。

（1）桂枝汤例："桂枝三两去皮、芍药三两、甘草二两炙、生姜三两切、大枣十二枚擘。上五味，㕮咀三味，以水七升，微火煮取三升，去滓，适寒温服一升，服已须臾，啜热稀粥一升余，以助药力，温覆令一时许，遍身絷絷微似有汗者益佳，不可令如水流离，病必不除。若一服汗出病瘥，停后服，不必尽剂；若不汗，更服依前法；又不汗，后服小促其间，半日许令三服尽；若病重者，一日一夜服，周时观之，服一剂尽，病证犹在者，更作服；若汗不出，乃服至二三剂。禁生冷黏滑肉面五辛酒酪臭恶等物。"

此方有明确的主治，有方名，有药味且注明制法，有计量，有煎法，有服法，且特说明根据病情，用不同服法，有将息法，有禁忌等，可以认为是一首完整的方剂。

（2）**小柴胡汤例**："柴胡半斤、黄芩三两、人参三两、半夏半升洗、甘草炙、生姜各三两切、大枣十二枚擘。右七味，以水一斗二升，煮取六升，去滓，再煎取三升，温服一升，日三服。若胸中烦而不呕者，去半夏、人参，加栝楼实一枚；若渴，去半夏，加人参，合前成四两半，栝楼根四两；若腹中痛者，去黄芩，加芍药三两；若胁下痞硬，去大枣，加牡蛎四两；若心下悸，小便不利者，去黄芩，加茯苓四两；若不渴，外有微热者，去人参，加桂枝三两，温覆微汗愈；若咳者，去人参、大枣、生姜，加五味子半升、干姜二两。"

本方除具有桂枝汤的某些特点外，又特具有加减诸例。表明方中原有药味，可根据病情有所增减，亦可根据病情增加药味。似此类医方，在两书中有十余首，充分体现了辨证施治的特色。

4. 方与法并举

仲景书中诸方，有相当一部分具有方与法并举的特点。在《史记·仓公传》诊籍中，虽对病机分析已较详明，然而其施治诸方，尚未标明所行之法，至于近年出土古医籍诸方，就更谈不上了。从而说明仲景书中方与法并举，意味着法与方的紧密结合，这对治疗学的发展，无疑已达到了一个新的高度，而且是在理论上不断充实和完善。在《伤寒》方中，诸多可与不可之方，皆体现了方与法的关系，今再举《金匮》数例。如：虚劳用大黄䗪虫丸，言"缓中补虚"；腹满用大黄附子汤，言"以温药下之"；痰饮用肾气丸，言"当从小便去之"；用大青龙汤，言"当发其汗"；黄疸用大黄硝石汤，言"当下之"；妇人病证用桂枝茯苓丸，言"当下其症"；妇人乳中虚用竹皮大丸，言"安中益气"。从而说明仲景时代之选方用药，已充分体现了法的指导作用。

盖治病之法，在《内经》中已有较多论述，而仲景之为是书也，乃"撰用《素问》《九卷》"等古文献，并能灵活地加以运用，也可以算得理论与实际结合之楷模也。

法是根据病机而确立。病机者，病情演变之机制也。方药者，根据法来选定，方是法的具体体现，法是方的组合原则，则药乃方的组合物体。从而说明理、法、方、药是一个完整的整体，也是中医辨证施治的具体体现。此亦《伤寒》《金匮》方得以久用而不衰之原因所在。

5. 方剂的基本要素

从《伤寒》《金匮》诸多比较完备的医方中不难看出，对方剂组合结构及有关事项，也就是说对方剂的基本要素或者说基本内涵已经具备。根据分析诸方，概而言之，当为以下诸项。

（1）**方名**：如桂枝汤、麻黄汤等以主药命名；桂枝芍药知母汤以几味主要药命名；麻黄杏仁石膏甘草汤以全部药命名；承气汤、理中汤等以功效命名；四逆散、四逆汤等以主治命名；青龙汤、白虎汤、真武汤等以某种作用的象征命名；侯氏黑散以方源传入命名；葛根加半夏汤以原方名并加药命名；桂枝麻黄各半汤以两方合并命名。

医方从无名方过渡至有名方，是一大发展。它说明药物治疗已从纯经验的水平，向理论方面迈进了一大步。方名，可反映该方的功效、主治、主要药物或方源等有关问题，特别是一些反映功效主治之方，闻其名即知其用。

（2）**主治**：说明该方的适应病证，这是对医方在实践中多次运用的经验。《伤寒》《金匮》方不仅有明确的适应证，而且在适应证中，有典型适应证、一般适应证及应变适应证等不同情况，反映了用方时对证与变证的辩证关系。

（3）**药物**：药物是方剂的最基本的要素，是区别于非药物性医方的主要标志。各方名均有其固定药物，具有相对的稳定性。由非固定药物医方逐步过渡为固定性药物医方，是对医方运用经验的进一步升华，是对治疗目标更加明确的表示，是理论指导的进一步规范化，是对药物性能体验的更加深化，也是方剂发展的重要标志。

现《伤寒》《金匮》所收医方，除个别无名方及《金匮》第二十四、第二十五中用于解毒诸简便方外，均已有固定药物组成。

（4）**计量**：药物计量，表示该药在该方中的地位、作用及一般用量或特殊用量。如麻黄一药，麻黄汤为 3 两、桂麻各半汤为 1 两，桂二麻一汤为 16 铢，桂二越一汤为 18 铢，大青龙汤为 6 两，麻杏石甘汤为 4 两，桂枝芍药知母汤为 2 两（计量同者不举）。以上情况足以说明麻黄在不同方剂中，因计量不同而有不同的功用。另一方面，有时因主药用量的改变，则可改变医方的效用，甚至方名亦更。如桂枝去芍药加附子汤与桂枝附子汤，药味全同，惟前者桂枝 3 两、附子 1 枚，后者桂枝 4 两、附子 3 枚；前者用于太阳病大下之后若微寒者，后者用于风湿相搏，身体疼烦。两方差别完全反映在计量上，故方剂之计量，对一首医方颇具重要意义。

（5）**制法**：制法指以何法将药物制好，供人使用。制法与药效有直接关系，同一药物因不同制法可发生不同的药效。《伤寒》《金匮》诸方制法颇为丰富，丸散汤饮亦多不同，今以汤剂为例，如麻黄汤之先煎麻黄；大承气汤之后入大黄；大、小柴胡汤之去滓再煎；大黄黄连泻心汤与附子泻心汤之水渍法；防己地黄汤之地黄绞汁给予药酒渍等，体现了制法的多样化，使药物达到预期的效力。如大黄与余药同煎与后煎，显然有不同药效，故药之制法，在方剂学中，则具有重要意义。

（6）**服法**：服用方法，也是直接关系药效的一个方面。在两书中诸方，仅以汤剂为例，一般均以分 3 次或 2 次服用。如桂枝汤分 3 次服，桂枝越婢一汤分 2 次服，也有的是顿服如干姜附子汤。但尤为重要的是同一医方，结合不同服法则药力有别，如《伤寒论》太阳上篇第 29 条"若胃气不和谵语者，少与调胃承气汤"，乃少少温服之。而太阳中篇第 70 条发汗后"不恶寒但热者，实也，与调胃承气汤"，乃顿服之。又如前引桂枝汤之服用方法等，均足以说明不同服法的意义所在。又如诸散剂，有以白饮服者，如五苓散；以沸汤服者，如文蛤散；以浆水服者，如蜀漆散；以酒服者，如天雄散。因服用时取不同饮料，产生不同的作用，故服用方法亦不可忽略。

（7）**禁忌**：书中医方言禁忌者，首推桂枝汤云："禁生冷黏滑肉面五辛洒酪臭恶等物。"后有葛根汤方起例云："余如桂枝法将息及禁忌，诸汤仿此。"是知桂枝汤方之禁忌，乃对伤寒病而言，故后言诸汤皆仿此。又《金匮》侯氏黑散云："禁一切鱼肉大蒜，常宜冷食，自能助药力在腹中不下也，热食即下矣。"此言"热食"，乃对该方药力有所影响，故当禁忌。又如《伤寒论》白散方云："不利，进热粥一杯；利过不止，进冷粥一杯。"此亦明言不利者禁冷粥，利过者禁热粥，此亦方之禁忌也，是则说明医方除对疾病有某种禁忌外，对医方亦有一般禁忌，如生冷黏滑腥臭等物及特殊禁忌，特别是某些特殊禁忌，必作方剂组合结构内容之一。

6.方的加减与药的加减

仲景遣方用药之灵活，在两书中已可窥见一斑。如对方的加减，一首桂枝汤，经加减增损之后，化裁之方则有 10 余首之多。又如《金匮》卷中治痰饮咳嗽方，由小青龙汤化裁而为桂苓五味甘草汤、苓甘五味姜辛汤、桂苓五味甘草去桂加干姜细辛半夏汤、苓甘五味加姜辛半夏杏仁汤、苓甘五味加姜辛半夏大黄汤等 5 方。其中变化之妙，运用之巧，实开活用成方之先河，为辨证施治之典范。

在药物加减方面，其方名不变而增减药物之例亦不鲜见。如小青龙汤、小柴胡汤、真武汤、通脉四逆汤、四逆散、理中丸、防己黄芪汤、三黄汤、厚朴七物汤、当归生姜羊肉汤、白术散等，均有随证加减之法。

总之，仲景在运用成方时绝非固守不变，而是体现出一个"辨"字，即辨证用方；一个"活"字，即随证活用。

7.《伤寒》《金匮》方对方剂学发展的影响

《伤寒》《金匮》方之所以经久传世而不衰，首先是由于其疗效可靠，故江南诸师常"秘而不传"，唐孙思邈早年未曾得见亦深以为憾。在仲景方影响下，方剂学有了长足的发展。

后世组合之新方，多仿前世经验，出现极多组成合理、法度严明、主治明确、结构规范之传世良方，以原方结构基本思路为基础，衍化出较多类新方，如桂枝汤类、麻黄汤类、柴胡汤类，有一方而衍化为几十方者。从原方中裁出部分药物，别为新方者，如从芎归胶艾汤中别出之四物汤，从肾气丸中别出之六味地黄丸等，独具经法。存世诸方，绝大多数为经典性处方，后世以善用仲景方者为经方大家，并在原主治的基础上推广运用，并扩大了治疗的范围。

在药物配伍方面，受仲景方用"对药"的影响，后世医家对"对药"的使用，创立了许多新的经验。

仿仲景方成方增损加减之例，有不少问世新方亦附有药物加减之法，如李东垣补中益气汤方后云："若病日久者，权立加减法治之。"共列加减法24例，皆是李氏经验之谈。

总之，《伤寒》《金匮》方，对发展方剂学的贡献是巨大的，对其进行总结，不仅在于充分肯定与发扬其成绩，而尤在于临床遣方用药时，应谨遵法度，并灵活地、创造性地加以运用。

三、张仲景妇科文献研究

仲景先生作为一代医学大师，垂法于万世，后人尊之为"圣"，良有以也，其伤寒杂病遗论，早已蜚声海内外，并奉为医学之经典，功不待言。仲景于妇科文献方面的情况，研究如下。

1. 仲景妇科文献的提出

今存《金匮要略》卷下有妇人病三篇44条，涉及妊娠、产后及妇人杂病等多种病证，然而据某些古籍所载，仲景著述之妇科文献，似不止于此。概言之，有以下几个方面理由。

（1）上有所承：详《伤寒论》仲景自序，言其撰用《胎胪药录》一书，近人余嘉锡先生云："《胎胪药录》，妇人婴儿方书也。胎谓妇人胎脏，胪与颅皆从卢得声，古字通用，即颅囟也。仲景所举《素问》《九卷》《八十一难经》《阴阳大论》，皆周秦以前书，则《胎胪药录》当亦其类。"注云："《汉志》有《妇人婴儿方》十九卷，此或其别名欤？"余氏此说，虽《胎胪药录》是否即《妇人婴儿方》，尚难考定，然其谓乃"妇人婴儿方书"之说则甚是。是则说明仲景妇科文献是上有所承的。

（2）下有传人：《太平御览》卷七百二十二引《何颙别传》曰："卫汛好医术，少师仲景，有才识，撰《四逆三部厥经》及《妇人胎脏经》、《小儿颅囟方》三卷，皆行于世。"又南宋中后期之张杲《医说》与周守忠《名医蒙求》中，亦均有类同之说，惟"汛"与"沈"，疑形近相误。如《医说》云："卫沈不知何郡人也，仲景弟子，知书疏，有小才，撰《四逆三部厥经》及《妇人胎脏经》、《小儿颅囟经方》三卷，皆其所制，知名当代。"注："出《仲景方》。"此明出典，尤为重要。详《张仲景方》在《隋书·经籍志》、旧《唐志》中，均有著录。《旧唐书·经籍志》并云为"王叔和撰"。又《医说》载张伯祖文，亦云："出《仲景方》序论。"据上述诸说，《张仲景方》一书，原系王叔和撰集，疑原有王叔和"序论"一文，或介绍仲景事迹及有关内容。叔和去仲景甚近，故其言卫沈师承仲景之事，尤为可信。是则说明，仲景确将其妇儿医方或著述，授之于卫沈。

（3）**史有著录**：《隋书·经籍志》著录有张仲景《疗妇人方》二卷。此后诸史志，虽亦有《妇人方》，然未有署仲景之名者。或隋以后已亡佚，亦或并合于其他有关著作中，现已难考。

从上述情况分析，仲景于妇科病方面，是在继承前人的基础上，另有自己的著述，并传于其弟子卫沈。至于《隋书》著录之《疗妇人方》，究竟是出于仲景自撰，或由后人再撰，尚难断定。但不管怎样，历史上曾有过仲景先生治疗妇人之方书行世，是不容置疑的。

2. 现存《金匮要略》及妇人病考

《金匮要略》一书的问世，当然是出于林亿等人之后。观该书宋臣序得知，乃王洙于馆阁蠹简中所得《金匮玉函要略方》三卷，"上则辨伤寒，中则论杂病，下则载其方并疗妇人"，宋臣等"自杂病以下终于饮食禁忌，凡二十五篇，勒成上中下三卷，依旧名曰《金匮方论》"，详王洙所得本及林亿等整理本之正名，均有"要略"二字。按"要略"应是对"烦杂"而言。从这个意义上讲，是否在于说明，书之内容，原已不全，或有所删节，故特加"要略"二字，就治妇人病之内容而论，林亿等序称王洙本之排列，上卷伤寒，中卷杂病，下卷"载其方并疗妇人。"从这一排列顺序看，似应作这样的设想，"疗妇人"这部分内容，并非《金匮玉函要略方》据本原有，或为后来传抄人从传世仲景《疗妇人方》中抄录而增附于书中，故顺次于方后。

又详"金匮"与"玉函"等雅号，对仲景书并无特殊意义。特今本《金匮要略方论》林亿等序后，尚有另行低格佚名"仲景金匮录岐黄《素》《难》之方，近将千卷，患其混杂烦重，有求难得。故周流华裔九州之内，收合奇异，捃收遗逸，拣选诸经筋髓，以为方论一编"一段，颇多疑义。首句句读，有作"仲景《金匮》，录岐黄《素》《难》之方"者。详《隋书·经籍志》有《金匮录》二十三卷，注："京里先生撰。"而《宋史·艺文志》《崇文总目》及《通志艺文方略》均有未署撰人之五卷本《金匮录》。此《金匮录》与本文所言有无关系，虽难断定，而从文例看，若作"仲景《金匮录》"，则与下句"岐黄《素》《难》之方"，恰成对文，于义为顺。若作此文，义固可安，然考之古籍，疑尚未释。如今存《肘后备急方·葛仙翁自序》云："余既穷览墆索，以著述余暇，兼综术数，省仲景、元化、刘、戴《秘要》《金匮绿秩》《黄素方》，近将千卷，患其混杂烦重，有求难得。故周流九州华夏之中，收合奇异，捃拾遗逸，选而集之，使种类殊分，缓急易简，凡为百卷，名曰《玉函》。"又《抱朴子·内篇》卷十五云："余见戴霸、华佗所集《金匮绿囊》、崔中书《黄素方》及百家杂方五百许卷，甘胡、吕傅（疑为博之误）、周始、甘唐通、阮河南等，各撰集《备急方》，余究而观之，殊多不备，诸急病甚尚未尽，又浑漫杂错，无其条贯，有所寻按，不即可得。余所撰百卷，名曰《玉函方》，皆分别病名，以类相续，不相杂错。"从葛洪两文分析，《金匮绿秩》与《金匮绿囊》，当是一书，秩与帙通，书衣，故秩与囊义同。然著者究系何人，从文字间尚难断定。但不管怎样，在葛氏之前，确有一加冠"金匮"二字含仲景著述内容的医书存世。金匮二字，惟宝贵珍藏之义，这与后来孙思邈"江南诸师，密仲景要方不传"之叹尤合。又详《周礼·天官冢宰下》贾公彦疏云："案张仲景《金匮》云：神农尝百草。"说明唐代尚存加冠"金匮"二字书名之仲景著作，惟所出引文，今《金匮》不具，疑当有别。或今本脱，亦可为前说之证。又若将葛文与今存《金匮》佚名之文并观，何其相似乃尔。然葛文"九州之中"之"中"字，此作"内"，当是避隋文帝杨坚父"忠"之兼讳。然而书中诸多"坚"字，何以不避杨坚讳，这从唐人杨上善注"太素"如正文"治"字不避李治讳，而注文改作"疗"字之例，或可得到解释。这大概是古人处理经文讳字的一种方式。因疑《金匮玉函要略方》一书，或系隋人节选《金匮绿囊》与《玉函方》中有关仲景医方，另抄录部分治妇人方附于书后，并摘取葛氏《玉函方》序部分文字，略作改变，赘于书前而成，仍保留"金匮"与"玉函"原文，另加"要略方"字样，以示节略，因得是名。以其文多节略，传抄较易，故得流传于世。适至宋代，遂密藏官府，疑王洙所得本，即此书也。复经林亿等整理，删除伤寒，以诸方附之文下，并将治妇人方连于杂病后，保留原佚名之文，仍仿旧义，取名《金匮要略方论》，遂成定本，流传至今。

3. 王叔和《脉经》治妇人病考

今详《脉经》一书，收载仲景著作内容较多，其中卷九中九篇，除最末一篇为"平小儿杂病证"外，余者乃为妇人病。

关于王叔和编撰张仲景遗著之事，前人褒贬不一。晋人皇甫谧曾云："近代太医令王叔和撰次仲景遗论甚精。"近人余嘉锡则云："以余考之，王叔和似是仲景亲授业弟子，故编定其师之书。"然后世诋毁叔和者，亦颇有其人。我们认为前者为是。特如皇甫谧，与叔和基本上属同时代人，其言尤可信。从《脉经》载文看，叔和撰次仲景遗书，似皆忠于原著或实录。如《脉经》卷七、卷八、卷九三卷中收载内容，一般也认为源于仲景之学，然而也有的将不见于今存《伤寒》《金匮》者，归为叔和自撰。先生认为前者为是。

从今存《金匮》与《脉经》有关妇人病的条文相较，自数量上看差异较大。《脉经》共出 116 条，而《金匮》则仅有 43 条。其中与《脉经》相同或基本相同者有 36 条，《脉经》不具者有 7 条。而《脉经》余出条文尚有 70 条。这 70 条中，除第一篇诊妊娠法与第八篇诊死生法《金匮》中全无外，其余几篇之内容，均与《金匮》条文混编。就是《金匮》中不具的条文，从文字气象等方面看，也可以说是基本相同或完全相同。关于《金匮》中不具的条文，主要有两种类型：一者，纯理论性条文而无方治者，一者以问曰与师曰之问答体及但云师曰之条文，《金匮》中大都不具。而这种形式的条文，在今存《伤寒论》的某些篇，却占有不同程度的数量。如平脉法篇共有文 40 条左右，而此类形式即有 21 条。有的篇中"师曰"作"答曰"，义亦同。在《金匮》杂病诸篇也有此类条文若干。这种条文的所谓"问"与"师"曰，究是虚设还是实录，从历史的情况和条文内容分析，应属实录。也就是说，是由仲景弟子记录乃师的亲授或师徒问答的实录。从这一点看，也比较支持余嘉锡先生的观点，这个记录者应包括叔和在内。因此，《脉经》中收载的这部分治妇人病的条文，其谓叔和撰集仲景之学术则可，若以为是叔和自家学术，则未之可也。从而似可认为，这部分内容，大致有三种情况，一者不加冠别词的条文，应是出于仲景自著。当然，在仲景自著中必有仲景承接其前人论述的内容；一者但冠"师曰"的条文，当是出于仲景口授的实录；一者加冠"问曰"或"答曰"的条文应是师徒问答的实录。但不管什么形式存在的条文，均属于仲景之学。

4. 仲景对妇科方面的贡献

根据上述情况分析，仲景在妇科方面的著述，就今存文献而言，应包括《金匮》卷下"妇人妊娠病""妇人产后病"及"妇人杂病"三篇与《脉经》卷九的第一至第八篇。实有条文 120 余条。

从历史的情况分析，仲景在妇科方面，亦有所师授或继承。这部分内容，本皆含于《伤寒杂病论》中。此书散失后，或由其弟子或再世传人，将遗文所得实录单编独行为《疗妇人方》，唐以后再度佚失。叔和则将其所得编入《脉经》之中。当然，今存《脉经》，已非叔和旧貌，其间脱误错讹之处，亦所难免。

从两书仅存 120 余条条文分析，仲景妇科学术之贡献，主要有以下几个方面。

重视对怀妊的诊断及男性与女性的诊别。《脉经》所载，较之《内经》，又增加了新的内容，后来的《诸病源候论》中，诸多类同的条文，很可能是源于仲景著作。至于这些方法的科学性和实用价值，当然还需要做些深入的研究和检验，方可做出准确的判断。

分经养胎学说的形成。在马王堆汉墓帛书《胎产书》中，虽已有十月养胎之法，但未提及与经脉的关系，而《脉经》则记有十经应十月养胎之说，并指出"手太阳少阴不养者，下主月水，上为乳汁活儿养母"的理论。后世分经养胎说，基本上源于此。

保留了许多传世的经典性医方。如下方桂枝茯苓丸之用于胞宫有瘀血诸症。治漏下半产之芎归胶艾汤，后世从中提出归、芎、芍、地命名之四物汤，为理血之祖方，亦为治血之基本方。治妇人妊娠常服之当归散，后世并以其中之芩、术为安胎圣药。治转胞之肾气丸后人去桂附命名为六味地黄丸，成为补肾之基本方。其他如治脏躁之甘麦大枣汤、下瘀血之抵当汤、温暖胞宫之温经汤等方，至今仍视为常效方。足见该书所存古方之价值所在。

对病机与疾病的精辟见解。如"带下有三门，一曰胞门，二曰龙门，三曰玉门。已产属胞门，未产属龙门，未嫁为玉门"，明确指出带下病所在非一，故治当有别。又如新产妇人三病——痉、郁冒、大便难的病机论述，都是很有道理的。对妇科急重病证的预后诊断，都具有重要参考价值。体现了正虚邪实者多死，正盛邪衰者则生的机制。当然，彼时所谓死证，今则不一定皆死。

从学科体系看，仲景妇科内容，已基本形成了妇科病的四大门类，即月经病、胎前病、产后病、杂病等，虽然今存本中所列病种及方治尚不多，但其基本框架，已具雏形。

另外，在《脉经》卷九第二第27条云："师曰：若宫里张氏不差，复来相问。"林亿等校注云："臣亿等详此文脱误不属，无本可校，以示阙疑。"从宋臣校注可知，此文原已脱误不全。然从余文中可见，此非一般叙述，而是有里籍与姓氏的病案实例。再结合其"师曰"与"问曰"等条文内容分析，足可证明这是仲景先生与其弟子结合具体实例所作的病机分析与病案讨论，更具有实际的价值。故从现存文献记载论，似可认为《史记·仓公传》最早记载了病案，则《脉经》中当是最早记有病案的讨论者。

总之，仲景先生不仅在伤寒方面有卓著成就，在妇科方面贡献亦大。且曾由后人整理，单编独行。今存《金匮》与《脉经》中有关妇人病的内容，当属仲景。从学术方面看，已具妇科的雏形，幸存诸文在病机与方治方面，都具有重要的应用价值。

中医文献学的理论研究

中医文献学，作为一门专业文献学，是近些年来开创的中医学的一个新学科。在中医文献学的理论研究及学科建设方面，尚有许多急待研究的课题。先生在多年从事中医古籍整理研究的过程中，积累了丰富的实践经验。先生对中医文献学的诸多理论问题进行了深入的研究，发表了许多有关的学术论文并出版了专著。其中最能代表先生学术思想与学术成就的是，1998 年由人民卫生出版社出版的专著《中医古籍文献学》。

先生认为中医文献学应该是中医学的基础学科，中医文献学一方面要指导文献的整理研究，一方面还要为中医学理论的完善和临床应用服务。在《中医古籍文献学》中，先生对诸多中医文献学的理论问题进行了深入而系统的论述，为中医文献学的学科理论建设做出了杰出的贡献。

中医文献学的性质与特点

先生根据一般文献学的原则，对中医文献学的性质与特点进行了系统的阐述。先生认为中医文献学既是一般文献学的一个分支，自然是在一般文献学的基础上，结合中医学的专业特点，分化出来的一种专业文献学；是运用一般文献学中带有普遍性的理论、知识、原则、方法等，说明中医文献的有关问题；是在对中医文献具体研究和总结前人整理研究中医文献经验的基础上，进一步论述或说明中医文献中的有关问题。

就目前中医文献研究的实际情况而论，其研究对象，仍以古典文献为主，因而中医的文献学，实则为中医古典文献学。其形成的基础、包含的内容及目的意义，仍在于中医古代文献的整理研究与应用。

先生认为，中医古典文献学应是：①根据一般文献学的原则，说明中医文献学的性质与特点；②结合历史学知识及古代医籍，说明中医文献历史发展的源流与流别；③根据古代文献体式的情况，说明中医文献的体式与结构；④借助目录学的知识，说明中医文献著录情况；⑤借助版本学知识，说明中医文献载体情况；⑥结合古代文章学的知识，说明中医文献的文体；⑦利用文字学的有关知识，说明中医文献文字方面的有关问题；⑧借助文献整理研究一般方法方面的知识，说明中医文献的校勘、注释、辨伪、辑佚等有关问题；⑨根据古今整理研究中医文献的已有成果与经验，进行系统的总结概括；⑩从大量中医古代具体文献中，提示其自身的客观规律。凡此等等，应是中医古代文献学研究的主要内容。

中医文献历史发展的源流与流别

先生将中医文献分为上古医学文献、周秦医学文献、两汉三国医学文献、两晋南北朝医学文献、隋唐五代医学文献、宋金元医学文献、明清医学文献七大部分，结合历史学知识及古代医籍，对中医文献历史发展的源流与流别进行了系统研究与说明。

一、上古医学文献

此所谓上古时期，乃指殷商以前的历史时期。在上古时期，由于去古已远，未能留下实证，仅从先秦及两汉时期遗存之古代文献中，有追记上古与医学有关之事，亦多属与医事及医林人物有关之传说，难能成为信史。但是，随着人们的生产活动和疾病的侵扰，也必然和自然地会产生医疗活动，故后来许多文献所追记之事，亦当可反映我们的祖先或部族在医疗方面的一些情况。根据现有文献记载及出土文物考证，反映上古医疗活动，主要有以下几种形式。

1. 后世文献追记之传说

在先秦及汉晋文献中有诸多有关上古医事之记载，如《素问·汤液醪醴论》"上古圣人作汤液醪醴，为而不用"，《吕氏春秋·勿躬》"巫彭作医"，《淮南子·修务训》"神农……尝百草之滋味，水泉之甘苦，令民知所避就，当此之时，一日而遇七十毒"，等等。先生认为在当时，或有更早的文献可据。

2. 后人著述依托上古者

先秦及汉人之著述，颇有托古之风，诸多后世之作，常托名于古。《淮南子·修务训》云："世俗之人，多尊古而贱今，故为道者，必托之于神农、黄帝，而后能入说。"如《汉书·艺文志》著录之《黄帝内经》《外经》《泰始黄帝扁鹊俞拊方》《神农黄帝食禁方》等书，借上古帝王如神农、黄帝、舜、禹等与其传说中大臣等之问答，皆系后世依托古人之作。先生认为在上古时代，由于生产力比较低下，虽然人们在生产和生活的过程中，必然地会有一定的医疗活动和医学知识的积累与传授，但尚难以留下传世的文献，这符合历史发展的客观规律。

3. 出土文物考证

从目前出土的 10 万多片 5000 多字的甲骨文字中可知，虽无专门的医学文献，但其中不乏与医学有关的内容，如人体部位名称有首、目、口、齿等，疾病名称有头病、耳病、腹病、龋等。

4. 上古医疗技术推议

先生根据出土文物及有关文献追述之史料推断，上古时期的医疗技术，可能采用了以下几种方法：①针石治疗；②药物治疗；③祝由治疗。

5. 上古医疗技术的传播方式

先生认为在上古时代，主要是以口传心授、世代相传之方式传授与传播知识。

先生认为：上古时代，乃是中医文献的源头所在。由于上古时代，人们尚未创造出相应的文字与记录文字的载体，故那时记载各种知识的是一种特殊载体——人。各种知识，尽在人们的记忆之中，故知识的传授与传播，主要以口耳相传的方式流传。后世诸书记载诸上古医事之文献，一则可能出于世代相传，一则撰人有意托古。然皆可反映上古时代某些医学实际情况。

二、周秦医学文献

从周朝立国至秦覆亡，历经八百余年。这一时期，无论是医学专用文献还是其他文献收载之医学内容，数量明显增多。特别是自春秋至秦的二百年间，由于学术上的百家争鸣，各种学派十分活跃。因而反映在文献方面，不仅著录医学文献之图书范围广，而且数量多、质量高。周秦医学文献反映在以下几个方面。

1. 医事制度方面的文献

如《周礼·天官冢宰上》"医师上士二人、下士二人、府二人、史二人、徒二十人"、《周礼·天官冢宰下》"医师掌医之政令，聚毒药以供医事"等文献，均记载有当时的官方医事制度、医学分科以及疾医、食医、疡医、兽医的职责及考绩办法等内容。

2. 医林人物方面的文献

如《史记·扁鹊仓公列传》记载了扁鹊里贯、生平以及为赵简子、虢太子、齐桓侯治病的具体经过，《左传·成公十年》《左传·昭公元年》记载了医缓、医和之事迹。先生认为在这一时期的医林人物文献中，多有真伪相掺者，当有所明辨。

3. 医学著作方面的文献

先生认为在今存古医籍及历代史书经籍志、艺文志及官、私修目录书中著录之古医籍，署名为周秦间人之著作者，大都为依托之作。如《黄帝内经》及《黄帝外经》、《扁鹊内经》及《扁鹊外经》等。经近代诸多学者考证，似皆成编于汉代前期。然周秦时期，亦当有大量医学文献闻世，可反映于以下几个方面。①今存古医籍引书。如《素问》《灵枢》《难经》等医书中所引之《五色》《脉变》《揆度》《奇恒》《热论》等古医籍。②今存文史古籍引书。如《史记·仓公传》记载公乘阳庆曾传授《脉书》《药论》《上经》《下经》《五色诊》《奇咳术》《揆度》《阴阳》《外变》《石神》《接阴阳》等"禁方书"于仓公淳于意。③出土文物古医籍。近年来出土的长沙马王堆汉墓古医书、江陵张家山汉墓出土古医籍、安徽阜阳汉墓出土简书等，均有引自周秦时期的医籍。④古籍文物载医论、医言。在诸多古籍或文物中，尝载有医论、医言或医学铭文等内容，对医学文献的研究，具有十分重要的意义。

根据该时期的有关文献资料不难看出，该时期的医学文献，较之前一时期，有了较大的发展。先生将其主要特点概括如下。

第一，就医学文献的范围而论。从基础理论到临床应用，以及养生、术数、房中、医事制度、医林人物等各个方面，都曾有过不同形式的文献问世，为后来医学文献的全面展开，开创了道路。

第二，就文献形成的时期而言。在周代前期及中期，因尚处于封建社会的初期，经济文化发展情况，尚未达到较高水平，故医学文献为数亦不多，加之亡佚者众，故史记亦少。至春秋以后，特别是从战国至秦这一时期，由于学术界的空前活跃，促进了学术的大力发展，遂有大批量文献著作的形成。因而，也影响和带动了医学文献的发展。故此一时期的医学文献，根据古籍著录和出土文物的考证，均可证明为数较多。为汉代医学文献的整理研究和医学著作的进一步发展，奠定了良好基础。

第三，就学术水平而论，有两个明显的特点。一是认识上的深化。反映在对医学的各个方面，均有了比较深刻的认识，如对病因方面的认识，已能从神学观念的影响中解脱出来，从气候变化及情志变化等主客观因素中去认识病因，形成了科学的病因观念。又如对人体之形体与脏腑、经络等生理与形态方面的认识，也逐渐形成了系统化、具体化的水平。另一特点是学术上的理论化。在总结实践经验的基础上，把诸多感性知识，加以系统化、条理化、理论化。特别是在针刺方面，从经络、腧穴体系的建立，到治疗原则及针刺手法等重要学术问题，均已初步形成了自身的理论。又如脏腑学说，也初步形成了以五脏为系统的脏腑学说等等。在说理方面，则借助阴阳、五行学说及"人与天地相参"的整体观念等等，以阐明人体的生理、病理、病因、病机、诊法、治则及人与自然的关系等方面的基本道理。为医学理论的进一步提高与发展，形成了框架体系。这从今日存世的《素问》《灵枢》反映先秦医学内容中，即可充分体现到这些特点。

第四，就学术流别而论，亦充分体现了百家争鸣、多学派并存的特点。在先秦时期，随着科学文化的迅速发展，曾有过百家争鸣的局面，形成了多种学说并存的情况。这也是学术发展的必然趋势和人们认识社会与认识自然的必然经过。此时期的医学文献，也充分反映了这一特点。这从西汉时期刘向父子校书之《七略》，后被班固加以简化而编入《汉书·艺文志》中的"方技略"中，即可充分显示出来。如"医经"一类，就其论述的内容来看，大致相同，然而有"七家"之学。就今存《素问》《灵枢》的具体内容来看，同一命题，亦含有多家学说。如"经脉"一类，有手足十二经系统，有十一脉系统，就其称谓而言，有"手足"之称，有"臂足"之称。就经脉走向而言，有外向性者，有内向性者。就经脉流注而言，有出、溜、注、行、入说，有根、溜、注、入说。如此等等，不胜枚举。均可反映该书对先秦时期各种不同学说及不同流派之内容的兼收并蓄。

第五，就学术发展的情势而言，亦显示了继承与发展的问题。人们对客观事物的认识，总是由简单到复杂，由初浅到深入，由不完善到完善的继承与发展的过程。这在该时期的中医文献中，也有充分的体现。如病因方面，从《左传》记医和所谓"阴阳风雨晦明"六气说，到《黄帝内经》的"风热火湿燥寒"六气说；如经脉方面，从马王堆汉墓古医书《阴阳十一脉灸经》及《足臂十一脉灸经》，到《黄帝内经》十二经脉；在脏腑方面，从九脏说，到五脏说等，均可反映学术上的不断深化、不断完善，在继承的基础上不断发展，在多学说的基础上逐渐求同等学术方面的源流关系。

第六，就古医籍的形式而言，反映了从单篇别行向多篇并行的发展趋势。先秦古籍，由于当时的载体及抄写条件尚非简便易行，故该时书籍，多为单篇别行，此在诸多医籍中，如上述《素问》《灵枢》及《史记·仓公传》中记载诸古医籍，大都属于此种形式。亦即以一篇之文，即作为一本书的单位，单独传行。又从近年出土之古医籍，亦可得到证明。如安徽阜阳出土之汉简《引书》及马王堆汉墓诸古医籍，大都属于此种形式。但有个别书之内容，亦非一个主题。如阜阳汉简《脉书》，其十一脉内容，与马王堆《阴阳十一脉灸经》甲、乙两本，根据文字之比较，除有少量异文外，内容基本相同，应是同一祖本之不同传抄本。然《脉书》在十一脉正文之后，尚有七段数百字。其第五段中有"砭有四害"之文，与马王堆古医书《脉法》文的内容大致相同。但二者文字差别较大，且前后文亦颇不一，故不可能源于同一祖本，必为两种不同系统的抄本。这部分内容，马王堆古医书是在《阴阳十一脉灸经》之后，整理小组别立其名曰《脉法》，而《脉书》除含此部分内容外，尚有"祝死徵""六痛""脓多少""相脉之道""治病之法"等内容。因此，便不能单纯以为是取不同篇文抄录在一起的问题，应当带有综合多篇编纂并行的性质。因此，可以证明书的形式已由单篇别行向多篇并行及综合编辑的形式过渡。以上几点，应是该时期文献的主要特点。

三、两汉三国医学文献

从汉朝立国到三国统一归晋，历时 470 余年。这一时期是各种文献事业发展的辉煌时代，值得提及者有两大方面，一是对汉前及汉初文献，进行全面系统地研究；一是在前朝文献的基础上，创造和发展形成了一大批新的文献。在医学文献领域，体现在以下几个方面。

1. 书目著录医书

《汉书·艺文志·方技略》著录医书共有医经、经方、房中、神仙 4 个门类，36 家，868 卷。先生认为：①此类医书，皆系刘向等校书时整理过的主要医籍，并非西汉时秘府之全部库存医书，当然更不是西汉时期之全部医籍。②根据其他五略著录内容分析，凡知其撰人或传人者，皆有所注明，而"方技略"诸书，则无一注明者。又凡汉人作品，除注明撰人之方式外，有的则以姓名为书名。有的则以姓氏为书名冠词。据此推知，恐"方技略"中著录诸书，其原型当然可能有汉代佚名所依托者，然有相当部分皆系接受秦王朝旧藏及武帝以来搜求之前朝旧籍。③班固继其父所修之《汉书》，并未另行编纂"艺文"部分内容，仅是将刘向父子校书所撰之《七略》，"删其要，以备篇籍"。因而，"方技略"著录之书，恐难能反映西汉时期医家著述之基本面貌。④刘向等所校诸书，根据总结其校书具体方法，并不是单纯地在文字方面的比勘异同，实际上是进行了一次古籍整理工作。也就是说对书名、篇章、部居、文字等，均有程度不同地加工整理。从而说明，有些医籍，恐系出于此次校书时的重新编纂而综合整理。因此，此中诸多著作或其所据祖本，亦当系前人遗著。

2. 古籍援引医书

现存汉代古籍中援引之医书，有两种情况，一者可能为前朝遗著，一者可能为汉人撰著。今从《史记·仓公传》《汉书·楼护传》《后汉书·方术列传》《太平御览·方术部·医二》等诸书所引医书情况可知，汉代及三国时存世医书及时人著述甚多，而不见于著录者，尚不知几许。然后世大部亡佚，故不见于书目著录。

3. 医籍引见诸书

汉代医书，存世甚少。即使晋初医著，亦仅存《脉经》《甲乙经》二书。然先生通过分析《伤寒论》《脉经》《针灸甲乙经》三书对医学文献的援引情况，认为汉代及三国时期存世之医籍，大致有三种情况：一者，汉以前医学旧籍存世仍多；二者，汉人根据或使用前朝医学文献，综合编纂之医籍；三者，时人编纂之医籍。总之，此一时期医学文献存世尚多，惟后来大都亡佚，传世者极少。

4. 存世医籍

汉代及三国时期医籍之存世者，现能确定或基本能确认者，已寥寥无几。如《黄帝内经素问》《灵枢经》，是否即《汉书·艺文志》著录之《黄帝内经》，近人提出了诸多质疑，但在尚无确证之前，仍当据皇甫谧说，维持旧论。至于从今存《素问》《灵枢》之内容看，至少可以认为其基本内容，在汉代传本中，已皆具备而无疑。

《神农本草经》一书，本系依托之作，既无撰人，《汉书·艺文志》又不曾著录，故对其成书年代众说纷纭。先生通过诸多考证认为，《神农本草经》应以汉代成书之说为是，并认为此书初成于前汉而终成于后汉之世。故当汉末至三国时，复有《吴普本草》等。《神农本草经》原书早亡，今存辑本，皆明清以来，学者据《太平御览》及《证类本草》等有关文献辑复。《本草经》一书，是对汉及汉以前药物治疗经验的概括和总结，象征着本草学已开始形成，故后世奉之为本草的经典著作，对后世影响很大。

《难经》一书，现存本皆署曰"卢国秦越人撰"。然考之古代文献，《史记·扁鹊传》中不曾言及此书，《汉书·艺文志》亦未著录。《隋书·经籍志》及引梁代书目，虽有《黄帝八十一难》及《黄帝众难经》之名，但均未著录撰人，直至《旧唐书·经籍志》始著录为秦越人撰。关于《八十一难》之名，在今存文献中，首见于《伤寒论》张仲景序。先生据现有文献及《难经》的内容分析认为：《难经》一书，或出于汉人佚名依托之作。其所解之经，并非《黄帝内经》，当是另一家言。其中有诸多问题，如诊脉"独取寸口"、"三焦有名无形"说、"命门"说，均可体现另一学术流派的不同学说，也是汉代医学基础理论的一个特点。

《伤寒论》和《金匮要略方论》的今存本，均为宋臣林亿等校定本，它们基本保存了张仲景《伤寒杂病论》的主要内容。此书的问世，具有划时代的意义，具有承前启后的作用，体现了理论与实践相结合的精神，创立了辨证施治的体系，对后世医学的发展产生了巨大的影响。

5. 古籍援引之医论、医言

古代援引汉代医籍或医家医论与医言者，亦较多。如《后汉书·方术列传·郭玉传》、《韩诗外传》卷一第二十章、《后汉书·方术列传·华佗传》、《易纬通封验》卷下、《春秋元命苞》、《白虎通·情性》等均有所援引。其中对脏腑的记载，足可看出，其与今存《素问》《灵枢》之脏腑学说，虽有相同或相似之处，然亦有诸多不同之处。似可证明，在汉代医学文献中，有关脏腑的学说，并非全属一个体系，而是具有多家不同的学派。反映了人们对脏腑的认识，从多方面与多角度的经验总结，形成了不同的学说，对探讨人体生理与病理变化，推动学术的发展，具有一定的促进作用。

6. 出土文物医学文献

近代出土的汉代古医籍或古医籍残文，均有重要文献学价值。如长沙马王堆汉墓医书、安徽阜阳汉简古医书《脉书》与《引书》《流沙坠简》《武威汉代医简》等，对考证汉代医学文献，均提供了实物证据。

7. 医林人物方面的文献

两汉三国时期，医林人物就古代文献记载者，较之汉以前尤多。

8. 道教医学文献

道教始于东汉后期。道教形成之后，为宣传和传播教义，需要一定的理论、学说与神仙不老之术。为能切实做到养生长寿、导引行气，自然需要与医学结合，因而形成了道教医学所具有的特色。《太平经》《参同契》作为道教早期古籍，其中有关医学之内容，已具有道教的某些特色。《太平经》已突出了对精、气、神的论述。《参同契》之内养与炉火，则是继承先秦以来，养生法与黄白术（即丹术）的成就，加以发展而成。

总之，两汉三国时期医学文献，是一个十分辉煌的时代，它具体反映了这一时期医学发展的伟大成就。主要表现在以下几个方面。

（1）**理论基础的建立与学术体系的形成**：中医学术，在直观的感性经验的基础上，经过长时期的总结，特别是受先秦时期阴阳五行学说被广泛运用于各个学术领域作为说理工具的影响，中医学亦借用了阴阳五行学说作为自己的理论基础，说明人体生理、病因、病机、诊法、治则等有关问题。两汉三国时期文献，在继承先秦医学成就的基础上，体现得尤为完备。从而说明，中医学术已从感性知识，发展到理性阶段，建立了以阴阳五行学说为主体的理论基础。

在学术体系方面，亦从多家学说的发展中，形成了以五脏六腑及十二经脉为主体的脏腑经络学说，并根据"人与天地相参"的指导思想，及"阴阳五行"的理论基础，形成中医学术体系的框架结构，为中医学术的发展，奠定了坚实的理论基础。这在汉代最终成编的"医经"类书中《黄帝内经》是最富有代表性的著作。

（2）**一批经典性著作的问世**：在汉代最终形成及汉代形成的大量著作中，今日犹存世的一批著作，如上述诸书，虽经后人多次整理及辑复，难能尽复旧貌。但就其内容来看，应当说，基本上属于原作。这一批文献之所以能够存世而流传至今，绝非偶然。主要是由于它是该时期学术水平最高、应用价值最大的代表性著作。它不仅对中医学术的发展具有重要的指导意义，而且对中医当前和今后的继承发扬仍有重要的学术价值。故后世奉之为经典，良有以也。

（3）**辨证施治的奠基之作**：辨证施治是中医治疗学中的一大特色。它把治疗从直觉的感性阶段上升到理性阶段。体现了治疗学中理法方药的完整过程。辨证，意味着说理与立法；施治，意味着遣方与用药。张仲景撰用之《辨证》一书，当属此类著作，《隋书·经籍志》著录之《辨病形证》，或即此书之传本。又张仲景医书，犹充分体现了辨证施治的法则。从辨病到辨证，从六经辨证到脏腑辨证，从同病异治到异病同治，从方剂变化到药味加减，均可充分显示这一法则的运用。故仲景著作，是在总结汉代及汉以前治疗经验的基础上，对中医治疗学的一个飞跃，是辨证施治的奠基之作，为中医治疗学的发展打下了良好的基础。

（4）**方剂的完善与成熟**：医方的运用，由来已久。《汉书·艺文志》著录"经方"有经方十一家，二百七十四卷。然皆亡佚，不得详知。今所见者，惟《素问》《灵枢》中仅具数方，特有近年出土之汉简医方，如马王堆医书《五十二病方》及《武威汉代医简》，从诸多古医方看，概犹"经方"之属。类此诸方，皆无方名，惟言主治何病证等。故仍为纯经验之记录。然仲景医书，乃博采众方（亦或合《汤液经法》等方书），故所存诸方，大都具方名、主治、药味、用量、煎法、服法及加减、禁忌等，说明对诸多医方，经多次运用调整，严密的选汰，合理的配伍，已形成一批定型的处方，予以命名，而成为有名方。此乃医方发展的一大进展，象征着医方的完善与成熟，为方剂学的发展奠定了基础。故梁·陶弘景赞曰："张仲景一部，最为众方之祖宗。"

（5）**一批专科、专病及综合性著作的形成**：在汉代及三国时期成书的文献中，有一批属专科性或专病性医书。在专科性医书中，针灸如郭玉之《针经》、托古之《明堂孔穴针灸治要》等；妇科如卫汎之《妇人胎脏经》；儿科如卫汎《小儿颅囟方》；本草如托古之《神农本草经》、张仲景撰用之《药录》、吴普的《吴普本草》等；按摩如《汉书·艺文志》著录托古之《黄帝岐伯按摩》；诊法如张仲景撰用佚名《平脉》等。在专病性著作中，如《汉书·艺文志》著录之《五脏六腑痹十二病方》《五脏六腑疝十六病方》《五脏六腑瘅十二病方》《客疾五脏狂癫病方》《金创瘛疭方》等。综合性著作中，如《汉书·艺文志》著录之《妇人婴儿方》，为两科合著；又有张仲景撰用之《胎胪》，据近人余嘉锡先生考证认为："妇人婴儿方书也。胎谓妇人胎脏，胪与颅皆从卢得声，古字通用，即颅囟也。"是说有一定道理。此中最有代表性者，为张仲景《伤寒杂病论》，实为一部多学科综合性医学著作。惜早已亡佚，幸存者惟仲景书经后人多次整理之《伤寒论》《金匮要略》二书。这批医籍的问世，不仅说明中医学术的发展，已及较高水平，而且在文献著述方面，亦具有重大成就。

（6）**针灸学术的成熟及文献的形成**：针灸作为一种治疗技术，固是在较长实践中逐渐发展起来，并且逐渐由经验而概括为理论。如果说《素问》与《灵枢》为针灸学术的发展提供了理论指导，而《明堂》一书，则是在理论的指导下，为针灸学术的应用提供了范本。因此，汉代针灸学术的成熟，主要表现在以下几个方面：一是经络系统的建立，说明人们对经脉的认识，已达到系统、全面和完善阶段；二是腧穴体系的建立，包括名称、部位、归经、针刺深度等，说明人们对腧穴的认识，已相当深化；三是针刺手法的运用，已根据中医理论，提出了诸多可操作性原则与方法；四是腧穴的主治与禁忌，已进行系统总结。而《黄帝内经》有关针灸学术方面的众多论述，及《明堂》一书的问世，正充分体现了以上几点，说明针灸学术已臻成熟阶段。

（7）**本草学的创立**：据现有文献足资考证者，先秦时期尚无"本草"之名，亦未发现有本草方面的专著，而《汉书·艺文志》亦无著录。故《神农本草经》一书，据近代学者考证，倾向于该书成编于汉代者日多。"本草学"者，中医药物之学也。《本草经》一书，它不仅记录了每一药物的功效、主治等，而且对药物理论方面的问题，亦有所论述，而且概括出某些共同性与规律性的内容，说明人们对药物的认识，已不是简单的感性知识的阶段，而是逐步向理论方面发展。故《本草经》的问世，象征着本草学的创立。

（8）**传世医学文献的整理与著录**：如果说先秦时期传世医书尚多以单篇别行的形式出现的话，到了两汉时期则经过官方或个人的整理，而发展为较多的综合性医书。西汉刘向校书，是首次由官方组织的大规模的文献整理，其中"方技"部分，由侍医李柱国担任。最后由刘向父子著录，形成了《七略》，后被班固删选其要，编成《汉书·艺文志》，此为今存首次对文献之著录，也是医学文献的首次著录。个人整理今存世者如张仲景书，其自序云："乃勤求古训，博采众方，撰用《素问》《九卷》《八十一难》《阴阳大论》《胎胪》《药录》，并《平脉》《辨证》，为《伤寒杂病论》合十六卷。"是知该书，从某种意义上讲，也是一次文献整理工作。当然，仲景之书，并非单纯地对已有医学文献的编辑，而是吸收已有文献，结合个人经验进行的整理工作。

（9）对"房中"与"神仙"学术的重视：从《汉书·艺文志·方技略》著录之方技书，不难看出有两个特点，一者就门类而言，医经、经方，与房中、神仙并列四类，足见其在方技文献中的地位；一者就家数与卷数而言，医经、经方合共十八家，四百九十卷；房中、神仙合共十八家，共三百九十一卷，亦近半数。足见其存世文献及整理入目者之多。详自古王室贵族，一方面过着荒淫奢侈的生活，一方面又追求神仙不老之术，在秦汉两代帝王如秦皇、汉武等，尤重此事。此正是统治阶级在个人追求中的矛盾现状。为了迎合统治者的需要，房中、神仙之类文献大量问世，并被官方较多地整理入目，与此种历史的社会背景有一定关系。当然，就房中与神仙两类文献内容而论，除具有淫秽与荒诞的一面外，更多的是对性医学与养生学的研究，具有重要的学术价值。

（10）气象医学的滥觞：气象医学是研讨气象变化对人体的影响以至于致病的学说。在今存《灵枢经》中已有"九宫八风"一篇，言及太乙游宫及八风致病情况，或系汉代或汉以前文献，被收入该书中。详八风之说，由来久矣，在《吕氏春秋》《史记》《淮南子》中均有这方面的记载。然记有太乙游宫及八风致病者，则莫详于《易纬书》。如《乾凿度》卷下云："故太一取其数以行九宫。"郑玄注："太一者，北辰之神名也。居其所日，太乙常行于八卦日辰之间，曰天一，或曰太一。出入所游，息于紫宫之内外，其星因以为名焉。故《星经》曰天一。太一主气之神。行犹待也。四正四维，以八卦神所居，故亦名之曰宫。天一下行，犹天子出巡狩，省方岳之事，每率则复。"此说与《灵枢·九宫八风》之义尽合，可证其渊源本同。又《通卦验》卷下云："凡此阴阳之云，天之云，天之便气也。坎、震、离、兑为之，每卦六爻。即通于四时二十四气，人之四支二十四脉，亦存于期。"其二十四气八风之当至不至或未当至而至所致经脉之病，前已摘引。此较之《灵枢·九宫八风》文，尤为详备。又张仲景撰用之《阴阳大论》一书，在今存《伤寒论·伤寒例》尚存部分引文。可证其以二十四气为序言医学气象者也，与"九宫八风"说，显非一家之言，自是另一流派。凡此类记载，正为早期气象医学文献之渊源，与后来运气学说内容，虽非一种体系，然从气象医学而论，亦不无源流关系。

（11）**道教医学的初创**：宗教作为一种人类社会特有的现象，早在人类祖先进入文明社会之前，便已悄然产生在人类精神活动之中，不管经过多少时代变化，它始终保持其共有的特点——有神论，演变为不同的形式与教义。道教则是产生于后汉，以元始天尊、太上老君为教祖，以不老神仙、清静无为等为宗旨的一种宗教。处于其教义的规定性，必然地与方技类之"神仙"一派有相同处，与医学相结合，因而在早期的道经经典中，便包含有诸多与医学有关的内容，并在继承先秦行气导引术与黄白术的基础上，通过进一步的总结发展，形成了特有的内养修炼等方法，在理论上也具有自身的某些特色，为道教医学发展开创了道路。

四、两晋南北朝医学文献

三国倾覆之后，政归司马氏，建立了晋朝，但由于政局未稳，复经八王之乱，社会上层人物大量南迁，科学文化亦随之南移。至晋朝覆亡，南北方仍未统一，形成了南北朝对峙的局面达170余年。自两晋至南北朝时期，中国经历了300余年的分裂局面，该时期的医学文献概况如下。

1. 书目著录医书

两晋南北朝时期史书，均无"艺文志"。据《隋书·经籍志》记载，在这一时期官私编撰之书目有晋·荀勖《中经新簿》，南朝如宋·谢灵运《四部目录》、王俭《七志》及《四部书目录》、齐·王亮等《四部书目》、梁·任昉等《四部目录》及《文德殿目录》、阮孝绪《七录》等。其对医书皆当有所著录，惜皆亡佚，内容不详。仅《隋志》中记载梁代医书近140余种。

2. 古籍援引书目

如晋·葛洪《抱朴子内篇·杂应》援引之《金匮绿囊》《黄素方》《百家杂方》，《魏书·崔彧传》援引之《素问》《九卷》《甲乙》，《北齐书·马嗣明传》援引之《甲乙》《素问》《明堂》《本草》，《宋史·羊欣传》援引之《药方》十卷等，均有较高的文献价值。

3. 医籍引见诸书

如《肘后备急方》所引之《扁鹊法》《小品方》《姚氏方》《刘涓子》《华佗禁方》，《外台秘要》所引之《甲乙经》《肘后方》《范旺方》《深师方》《集验方》《删繁方》等，均为两晋南北朝时期的医籍。

4. 存世医籍

如《黄帝针灸甲乙经》《脉经》《肘后备急方》《刘涓子鬼遗方》《黄帝虾蟆经》《中藏经》，道教医籍《黄庭经》《养性延命录》等。

5. 出土文物医学文献

在出土文物中，具有两晋南北朝医学文献者，惟以敦煌卷子为最著。其中经整理人基本确认为该时期的医书有：《明堂五脏论》《张仲景五脏论》《青乌子脉诀》《辅行诀脏腑用药法要》等。

6. 养生类文献

养生作为一种医学文献流派，与《汉书·艺文志》之"神仙"类有某些类似之处。作为"养生"文献的大量问世，亦应在两晋南北朝时期。其中有古籍援引者，如葛洪《抱朴子内篇·遐览》中的"《养生书》一百五卷""王乔《养性治身经》三卷"等；古籍载录养生类论述者，如《太平御览》引嵇康《养生论》曰："养生有五难：名利不灭，此一难也；喜怒不除，此二难也；声色不去，此三难也；滋味不绝，此四难也；神虑精散，此五难也。"

7. 寒食散与解散类文献

寒食散类药物及医方，亦属金丹之类，始于秦汉，盛于两晋南北朝，对医学影响很大，文献亦多。今存古籍《抱朴子内篇》"金丹""黄白"两篇中，著录较多。

8. 其他学科文献

在两晋南北朝时期著录的医学文献中，尚有其他学科的文献。如《隋志》著录有：食经类之《崔氏食经》《食经》《食馔次第法》《四时御食经》，兽医类之《疗马方》，香药类之《香方》《杂香方》《龙树菩萨和香法》。

根据上述情况，在两晋南北朝时期，虽然中国处于分裂与动乱的时间较长，但是由于一部分士大夫及文化界人士不愿涉足于政治活动，而从事医学事业；也有一部分人士由于政治形势长期得不到稳定，为寻求精神上依托，在从事宗教活动之余，亦兼及医学。故该时期的医学，在文献方面，仍然取得了很大成就。主要表现在以下几个方面。

（1）**类书型医书**："类书"者，将多种文献分类汇编以供查寻之书。书目著录，《唐书·经籍志》标以"类事"，宋《崇文总目》始名"类书"。唐宋以降，则诸多标准的类书相继问世，如唐之《艺文类聚》、宋之《太平御览》、明之《永乐大典》、清之《渊鉴类函》等。若溯其渊源，则至少可上及秦汉。如清钮树玉《匪石先生文集》卷下"论《淮南子》"云："类书之端，造于《淮南子》。古者著书，各道其自得耳，无有衰集群言，纳于部类者。秦之吕不韦，始聚能文之士，著为《吕览》；而其言则自成一家，且多他书所未载，非徒涉猎也。至《淮南》一书，乃博采群说，分诸部类，大旨宗老、庄而非儒、墨，虽泛滥庞杂，醇疵互见，而大气浩汗，故能融会无迹，则探索之力亦深矣。"晋代有王叔和《脉经》，其自序云："今撰集岐伯以来，逮于华佗，经论要诀，合为十卷，百病根源，各以类例相从……其王、阮、傅、戴、吴、葛、吕、张，所传异同，咸悉载录。"又有皇甫谧《针灸甲乙经》，其自序云："乃撰集三部（《针经》《素问》《明堂孔穴针灸治要》），使事类相从，删其浮辞，除其重复，论其精要，至为十二卷。"详此二书，均是以多种别家之书为素材，以分类编排为体例，打破原书编次，重定部居，汇为一书。虽然与唐宋以后之纯工具性标准类书相较，尚不尽合，但此种编辑体例，当是受秦汉三国初期类书性图书编辑体例及编纂方法的影响，故亦医学中之早期类书型书籍。

（2）**大型方书**：从秦汉时期之医学文献已可看出，医学方书的编纂，其来已久。两晋南北朝时期，是在汉代医方书的基础上，加之后来之众多方书，通过检选汇编，形成了一批大型方书。如《隋书·经籍志》著录有"《范东阳方》一百五卷"，注："《录》一卷，范汪撰。梁有一百七十六卷。"范汪，主要活动在东晋初期，据《晋书·范汪传》载，原亦北方，出生于仕家，后败落，永嘉之乱，徙居江南，终身大部分时间从事政际，曾任东阳太守。故书名《范东阳方》。据其平生活动，此百余卷医方，决非出于个人自裁，必系选录东晋以前存世之医方书。然如此大型方书，亦属首见。惜早亡，今尚散见于《外台秘要》中。又上文"古籍援引书目"引《抱朴子内篇·杂应》所言诸书，诸家撰集之暴卒备急方，皆百卷左右，亦可见其博大。详葛洪，生于晋初，其主要活动时间，亦在东晋。从自撰《玉函方》可见，不仅规模为大，以卷数论，与《范东阳方》均属大型方书；又据其对前人所撰之暴卒备急方，除"殊多不备"外，"又浑漫杂错，无其条贯，有所寻按，不即可得。"是则说明该书从体例方面，又具有"分别病名，以类相续"，便于寻按的特点，故此书亦属于大型方书之类书型者。后来唐·王焘撰《外台秘要》，或亦受此类方书之启迪。

（3）备急简易类方书：随着一批大型方书的问世，由于自汉末以来，历经三国以来至两晋南北朝时期，社会局势长期处于动乱状态，医药的匮乏不言而喻，特别是一些穷乡僻壤的广大贫困劳动人民，偶逢暴猝之疾，则求医不得，只能束手受败。故有些医德高尚者，出于对人民的怜悯，特编纂了一批备急简易之方书。如葛洪《肘后方》序，言所收医方，"率多易得之药，其不获已须买之者，亦皆贱价草石，所在皆有。"陶弘景补阙序又云："夫生人所为大患，莫急于疾，疾而不治，犹救火而不以水也。今輦掖左右，药师易寻，郊郭之外，已似难值。况穷村迥野，遥山绝浦，其间妄夭，安可胜言。"故特对《肘后方》"更搜集补阙"。此可谓最富代表性之二家。后来诸多易简方之问世，多仿乎此。

（4）孔穴图谱及经脉流注类著作：详针灸腧穴之文献，在汉代已相继问世，前已说明，然当时之腧穴，疑只限于文字说明，非经名家指点，难以确定。《隋书·经籍志》注，梁代有徐悦、龙衔素《针经并孔穴虾蟆图》三卷，佚名《偃侧图》八卷本及二卷本。量此类孔穴图，皆两晋或南北朝时人，根据《明堂》之定位，绘为图像，以便于后学。又《隋志》著录尚有佚名之《明堂孔穴图》三卷本二种、《明堂虾蟆图》一卷、《针灸图要诀》一卷、《针灸图经》十一卷（注："本十八卷。"）、《十二人图》等，又依托之作有《黄帝明堂偃人图》十二卷、《黄帝针灸虾蟆忌》一卷、《扁鹊偃侧针灸图》三卷等，疑亦两晋南北朝时人所作。详诸孔穴图像著作，大都以部区分类，然如《针灸图经》十一卷本或十八卷本及《十二人图》等，亦或系以经脉分类者。至于虾蟆图类著作，或与《素问》"以月死生为痏数"之说有关。又《隋志》著录有《黄帝十二经脉明堂五脏人图》一卷，亦疑系两晋南北朝时人托名之作，说明该时对经脉、五脏，亦有绘图之作。

经脉之流注，原本于《灵枢》（即古《九卷》《针经》）之"本输"与"经脉"两篇。然书之大题始用"流注"者，据后世此类书推断，是经脉流注与腧穴归属相结合之义也。今详《隋志》著录有佚名《黄帝流注脉经》一卷，注："梁有《明堂流注》六卷，亡。"此明堂经脉流注类文献之

173

最早见于著录者。隋、唐两代，继有此类著作存世。详别书援引内容，犹本于古《明堂》，故此类著作，或皆《明堂》之别传本及衍化本。

（5）**专科性医书**：该时期由于社会动乱，人民生活贫困，各种疾病的流行，亦必然增多，随着对各种疾病治疗经验的积累，带动了医学理论的丰富及专科著作的形成。例如：

脏腑专集，如《五脏论》之类。今存有敦煌卷子残本《明堂五脏论》、《张仲景五脏论》等，均系该时医著，大致皆以五脏为本，论述五脏傍通、人应天地等方面内容。又今存朝鲜金礼蒙等编《医方类聚·总论》引《五脏论》，亦此类内容，其"医人"一题中，亦言及"李子预有杀鬼之方，刘涓子有遗鬼之录"，是知亦属南北朝人所作。综观诸论，特别是五脏与五方神相应诸文，似亦出之黄冠之手。

外科专著，除《刘涓子鬼遗方》外，《隋书·经籍志》注："梁有《甘浚之疗痈疽金创要方》十四卷、《甘浚之疗痈疽毒惋杂病方》三卷、《甘伯斋疗痈疽金创方》十五卷，亡。"似此诸书，皆属于外科。特如《刘涓子鬼遗方》治金疮方中有箭伤、弓弩伤等，知所谓"金创"者，兼及战伤内容。

五官科专著，如《隋志》注梁有《疗目方》五卷，《甘浚之疗耳眼方》，此皆属五官科类。

兽医专著，如《隋志》著录有《疗马方》一卷。注："梁有伯乐疗马经》一卷，疑与此同。"又著录有治马诸书凡八种，亦疑其中有前朝旧作。

其他如《徐叔向疗脚弱杂方》《徐文伯辨脚弱方》等，治专病之书也。《范晔上香方》《杂香膏方》、宋明帝撰《香方》等，香药专书也。凡此种种，皆首见于著录者，亦当系该科或该病之首创专集。

（6）**御药与御膳方书**：御药方，即专为王室家族使用之医方，亦称为宫廷方。这是一种具有特殊意义的医方。此类医方，"者系御医们根据帝王家庭的特殊生活方式所拟定而行之有效之医方，一则系源于民间之验方或秘方，为御医御药部门所收藏。历代御用医疗机构均有若干此类医方。《隋书·经籍志》著录有《梁武帝所服杂药方》一卷，此为宫廷御用医方之最早见于书目著录者。又《隋志》著录"梁有《太官食经》五卷、又《太官食法》二十卷"。详太官者，秦有太官令、丞，属少府。汉因之，南北朝亦相继有此职。而此《太官食经》与《太官食法》，正是御膳饮食之最早著录者。按此类著作，虽为王室所用，然其于饮食营养之研究，亦有一定价值。

（7）医学典籍的整理：对医学文献的整理，其来已久。若对古文献之训解，古已有之。而对医学典籍的注释，据现有文献记载，则始于南北朝时期。盖两晋以前形成之医学典籍，主要是两汉时期形成之典籍，其形成之最终时间虽在两汉，然有些医籍如今存《素问》《灵枢》等，其原始雏形及使用之素材，必有出于秦汉时期及先秦者。传至南北朝时代，近者有数百年，远者亦或千余年之久。随着时代的变迁，语言文字的变化，对诸多古籍之词语文义，已难尽解。也有的古籍，由于问世较早，内容亦欠完善，亦须补充。因而至南北朝时期对某些古典医籍的注释，亦势在必行。例如：《黄帝素问》一书，《隋书·经籍志》著录《黄帝素问》八卷，全元起注。全元起，《隋志》本作"全元越"，《南史·王僧孺传》作"全元起"，据《新唐志》及《素问》林亿等新校正文，疑皆形近之误。详"王僧孺传"云："僧孺工属文，善楷隶，多识古事，侍郎全元起欲注《素问》，访以砭石。僧孺答曰：古人当以石为针，必不用铁。"又《素问》林亿等序云："时则有全元起者，始为之训解，阙第七一通。"按全元起史无传，僧孺传称"侍郎"，而医官历无此职，或其为政府官员而知医者。其《素问》训解八卷本，宋以后亡。有关该书情况及篇目，今存于林亿等《素问》新校正本中，可资考证。是全元起本，为现知《素问》第一部解本，对以后《素问》注解诸书，颇有启迪。

《本草经集注》，梁·陶弘景集注，书已亡，残存"叙录"部分。该书之所谓"集注"，并非对《神农本草经》之文字或词语的训释，而是在《本草经》的基础上，首加叙录，增补药味，对原存药物则增加大量有关产地、形态、鉴别及功效、主治方面的资料，其体裁颇与南朝宋裴松之《三国志》注相似，有关内容，大都存于宋官修本草如《大观本草》、《证类本草》中，足资考证。

《张仲景方》十五卷。此书《隋书·经籍志》著录仅云："仲景，后汉人。"《唐书·经籍志》著录则云"王叔和撰"。又晋·皇甫谧《针灸甲乙经》自序云："近代太医令王叔和撰仲景遗论甚精。"可证本书为王叔和撰次。详仲景《伤寒杂病论》一书，经汉末及三国之战乱，已经散佚，经王叔和整理撰次后，始得传世，此叔和整理之功，自不待言，后世《伤寒论》《金匮要略》等仲景书，盖皆由此本分化而出也。

（8）本草学的新进展：本草作为医学的一个学科，经历了很长时间。《神农本草经》的最终形成，体现了本草学的诞生。但绝不意味着本草学在学术上的终结。故在两晋南北朝时，本草类著作，又有了新的进展。具体表现于三个方面：

第一，对《神农本草经》的增补与注释。如陶弘景《本草经集注》，该书不仅对《本草经》加以注释，而且增补药味至七百余种，在分类方面，也提出了玉石、草木、虫兽、果、菜、米食六类分类方法，较之原上、中、下三品分类尤为合理。在"叙录"部分，阐明了诸多共性与理论方面的问题，也是本草著作体例方面的一个新的开端，后世治本草者，多仿效之。故《本草经集注》是对《神农本草经》的新发展。

第二，一批新的本草著作的问世。就以《隋书·经籍志》著录可确认为该时期之本草著作有徐太山撰《本草》二卷，甘浚之撰《本草要方》三卷等。注记梁代本草著作属该时期者有《陶隐居本草》十卷，《随费本草》九卷，《秦承祖本草》六卷，《王季璞本草经》三卷，《李谲之本草经》、《谈道术本草经钞》各一卷，《徐叔向本草病源合药要钞》五卷，《徐叔向等四家体疗杂病本草要钞》十卷，《王末钞小儿用药本草》二卷，《甘浚之痈疽耳眼本草要钞》九卷，《陶弘景本草经集注》七卷，《赵赞本草经集注》一卷，《本草经轻用》、《本草经利用》各一卷，亡。其数量之多，形式之繁，内容之广，均超过了前一时期。

第三，图谱类本草的形成。详《隋书·经籍志》著录有"《灵秀本草图》六卷，原平仲撰；《芝草图》一卷"。尚志钧等《历代中药文献精华》上编第三章云："《芝草图》早在陶弘景之前就出现。"又下编第一章云："此为正史记载的较早的本草图，已佚。《历代名画记》在此书名下注云：'起赤箭，终蜻蜓。原平仲撰。'赤箭首见于《本经》，蜻蜓首见于《别录》。陶弘景云：蜻蛉，一名蜻蜓。且陶氏合《本经》、《别录》为一体，加注为《本草经集注》七卷，赤箭为卷三之前，蜻蜓居卷六之末。据此推测，《灵秀本草图》似乎是按陶氏本草编排顺序绘制，其年代可能在陶弘景（456~536）之后到隋朝之间。"按此说可参，且《隋志》著录佚名或撰人年代不详者，前朝旧籍犹多。

第四，内容的多边化。从以上诸家本草，不难看出，有注释者，如

《本草经集注》；有摘要者，如《要抄》；有专科本草如《小儿用药本草》；有侧重于应用者，如《轻用》《利用》等。从而说明，本草之书，作为一个学科，正在向学科体系的多方面发展。

（9）**食医文献的形成**：继《汉志》著录之《神农黄帝食禁》之后，在两晋南北朝时期，据《隋书·经籍志》注记，已有许多"食经"类文献问世，已见前文所引。其内容亦比较广泛，如饮料酒类之酿造、储藏，饮食物之制作，作料如酱之制造，饮食之宜忌及家政等方面。说明该时期对饮料、食物、操作、制造等方面的问题，已有更多的关注及较深入的研究，并形成了一批重要文献，为食医及营养学的研究，提供了一定的文献。有些与药物相关的内容，并被后世吸收于本草著作中。

（10）**养生医学文献的进一步发展**：作为养生之道，从先秦及于两汉，已有较多的人关注和从事于此道的研究和实践，并有一定的文献问世。但就文献而论，则莫如两晋南北朝时期为多，已见前文所述。此与当时的历史背景有密切的关系。由于长时间的社会动乱，造成了大多数人们精神生活的厌倦、空虚，日常生活得不到安定，物质生活得不到保证；而社会的另一个方面则是一些贵族世家，不仅能过着丰裕奢侈的生活，而且追求着永久的享受。所以养生问题，就成了众多的人所关注的问题，故有较多养生文献相继问世。就养生观念而论，有两种明显的特点：一者为追求不老神仙，原自先秦以来，相继而行，后来为道教所用，反映为神学体系；一者为黄老之道，主张清静无为，以恬愉为务，以自得为功的自然主义思想。这两种观念，其实质，均为脱离现实的消极厌世思想的反映。就养生方法而言，包括饮食、运动、生活及导引按摩、适应气候等方面，均不乏科学内容。故诸多养生文献中，除去消极的一面外，亦蕴藏着丰富的养生方法与理论知识。

（11）**道教医学文献的进一步发展**：由于道教在两晋南北朝时期，不仅在下层活动较广，有许多高级士族亦加入道教，而且曾几次受到统治者的恩崇与利用；诸多方士，也在新的形势下，变成了道士。使道教在这一时期的各种流派及相应的文献，均得到了极大的发展。就医学文献而论，是在前一历史时期道教医学及方士文献的基础上，也形成了一大批此类著作，主要表现在以下几个方面。

第一，《黄庭经》的问世，意味着道教医学理论著作的形成。它不仅

具有鲜明的道教色彩，且在医学基础理论方面，也具有自家的特点，为道家内养功奠定了理论基础。

第二，大量金丹著作的形成。自秦汉以来，方士们已有金丹之术及少量文献。至两晋南北朝时期，因道教对金丹的推崇、制造与服用，在总结实践经验的基础上，形成了一大批金丹著作。金丹术，从积极的方面看，为无机药物的化学合成创造了许多经验，后世许多丹药如红升、白降等，均是在金丹术的基础上形成的；从消极的方面看，为道家推行神仙不老术，起到了推波助浪的作用，甚至有些人因中毒身亡，还以为得道成仙。

第三，寒食散的服用与解救。寒食散与五石散，实亦金丹之类，然其与医学的关系犹近，故此类文献之见于医籍者尤多。一者有寒食散类服用之作，另则有解救寒食散类书，此亦该时医书一大特色。

（12）释教与医学的结合：从以上情况不难看出，自汉末以来道教与医学的结合，从人员到文献，均较明显。至两晋南北朝时期，随着释教在中国的传播，大量西域僧人的来华，一方面带来了较多医文，一方面有些僧人兼习中国医学，形成了释教与医学的结合，主要表现在以下三个方面。

第一，佛门学说引入中医学术中。如佛家地、水、风、火四大学说，在中医文献中出现。今存《肘后备急方·华阳隐居补阙百一方序》有云："且佛经云：人用四大成身，一大辄有一百一病，是故深宜自想。"此陶弘景《肘后百一方》之所以取此名之由也。又《金匮玉函经·证治总例》云："诸经藏中，金木水火土，自相克贼，地水火风，复加相乘……经云：地水火风，合和成人。凡人火气不调，举身蒸热；风气不调，全身强直，诸毛孔闭塞；水气不调，身体浮肿，胀满喘粗；土气不调，四肢不举，言无音声。"又云："凡四气合德，四神安和，人一气不调，四神动作，四百四病，同时俱起……"详晋释慧远《明报应论》云："夫四大之体，即地、水、火、风耳，结而成身，以为神宅。"慧远，生当东晋时期，是则说明"四大"之说，至晚在晋代已传入中国，根据此义及该时期历史背景，《金匮玉函经》一书，极可能是成书于南北朝时期。

第二，僧徒从医。在南北朝时，僧人多有从医者，有的并有传世之医著。如齐梁间人僧深，著有《深公方》，又作《深师方》，今见惟《外台秘要》有引文。又如《隋书·经籍志》著录释道洪《寒食散对疗》一卷，《释道洪方》一卷。又如释莫满《单复要验方》二卷，释昙鸾《序百病杂丸方》三卷，释僧匡《针灸经》一卷等。诸僧生卒年代不详，其中或有为南北朝时。此后僧人从医，则代不乏人。

第三，外番医方书的编纂。详《隋书·经籍志》著录诸外番医方书，已如前述。因皆无著撰人，时代难详。然据两晋南北朝时西域僧人来华及僧人从医之历史背景，有些医方，当系外僧带来，有些或为当时僧人撰著。

五、隋唐五代医学文献

隋唐五代时期，医学文献较前有了新的发展。由于唐代李家王朝对儒、道、释三教，均采取利用的态度，故三教的思想体系在科学文化方面均有所体现与影响。反映在医学文献中，不仅具有儒家的某些学术思想，也渗入了道、释二教的神学观念。在文献整理方面，由于唐代对儒家经典的进一步疏证，也带动了医学对某些经典著作的重视与整理。同时，医学受到了官方的重视，不仅使诸多医学文献的学习得到了进一步的加强，也出现了一些官修医书。该时期的医学文献概况如下。

1. 书目著录医学文献

隋唐时期存世的书目有《隋书·经籍志》《旧唐书·经籍志》《新唐书·艺文志》，均著录有医学文献。《隋书·经籍志》著录之医书，大多为隋以前的医著，其中能确认为隋人著作者，如巢元方的《诸病源候论》，成毅的《杂汤方》《四海类聚方》等。《旧唐书·经籍志》著录"明堂经脉类"共26种，"医术本草类"共109种；《新唐书·艺文志》著录"明堂经脉类"共40种，"医术类"共198家。二志共合373种，除去重复著录一百余种外，实有270种左右。二志著录诸书有以下特点：①有《旧唐志》著录而《新唐志》未著录者；亦有《新唐志》著录而《旧唐志》未著录者。如《新唐志》著录有"王冰注《黄帝素问》二十四卷，《释文》一卷"，又"全元起《黄帝素问》九卷"，而《旧唐志》均未著录。②有著录撰人与未著录撰人之别，如《旧唐书》著录有"《雷公药对》二卷"，《新唐志》著录作"徐之才《雷公药对》二卷"，《旧唐志》著录有"《本草图经》七卷，苏敬撰"，而《新唐志》无苏敬名。③有卷数不同者，如《旧唐志》著录"《本草用药要妙》二卷"，而《新唐志》则作"九卷"。④有撰人名不同者，如《旧唐志》著录有"《黄帝明堂经》三卷，杨玄孙撰注"，《新唐志》则作"杨玄注《黄帝明堂经》三卷"。如此等等，均足以说明二书在历代传抄翻刻过程中有可能致误。又因二书非一时编纂，对内容的取舍及素材的存亡，均可能有所不同，故二书间差异较大，学者当互参。

又新、旧《唐志》著录之前朝书目，与《隋志》及《隋志》注文引梁代著录之书，亦有诸多不同处，主要有以下几点：①卷数不同者，如《旧唐志》著录有"《黄帝素问》八卷"，又"《黄帝针经》十卷"。而《隋志》著录作"九卷"，注："梁八卷。"又"《黄帝针经》十卷"。②书名与卷数均不同者，如《旧唐志》著录有"《黄帝三部针经》十三卷，皇甫谧撰"。又"《黄帝八十一难经》一卷，秦越人撰"。而《隋志》作《黄帝甲乙经》十卷，注："《音》一卷。梁十二卷。"又"《黄帝八十一难》二卷"，注："梁有《黄帝众难经》一卷，吕博望注，亡。"又"《黄帝针经》九卷"。③书名、卷数、撰人均不同者，如《旧唐志》著录有"《阮河南方》十六卷，阮炳撰。《杂药方》一百七十卷，范汪方，尹穆撰"。而《隋志》则作"《范东阳方》一百五卷。"注："《录》一卷，范汪撰。梁一百七十六卷。梁又有《阮河南药方》十六卷，阮文叔撰。"④书名同而卷数、撰人均不同者，如《旧唐书》著录有"《诸病源候论》五十卷，吴景撰"。《新唐志》作"吴景《诸病源候论》五十卷；巢氏《诸病源候论》五十卷，巢元方"。而《隋志》则有"《论病源候论》五卷，《目》一卷，吴景贤撰"。上述情况在新旧《唐志》与《隋志》中，所见颇多，其中既有书在流传过程中所致之版本变化、残阙亡佚、后人整理对篇卷的分合、前后整理时的区别、书名使用之繁简、变更及避讳等情况，又有书在传抄过程中所致之讹误或脱漏。因此，此类书目著录之古籍，对书名、卷数、撰人、年代等，如有不同者，应予以必要的考证，多方取证，找出其不同的原因。否则，概以为正，或概以为误，均难做出准确的结论。

2. 古籍援引医学文献

除《隋志》及新、旧《唐志》著录者外，隋唐时期尚有诸多医学文献见著于唐人及宋元人的著作之引书中，如唐人王焘《外台秘要》、宋代官修《证类本草》、明代私撰如李时珍《本草纲目》与楼英《医学纲目》等书，均有所援引。

3. 医事制度方面的文献

医事制度，早在《周礼》中已有此类文献，随着社会的不断进步，医学事业的不断发展，医事制度也不断改进。至隋唐时期，尤为完善，对日本、朝鲜等国的影响亦大。在今存的史籍中，记载这方面的文献较多。如《隋书·百官志中》、《旧唐书·职官志》、宋·程迥《医经正本书·有唐医政第一》、《唐六典》、《唐会要》等书，均对隋唐时期的医事制度有较多的记载。

4. 医学人物方面的文献

隋、唐、五代时期医学人物甚多，而正史入传者甚少。大都为别类散记，如《医说》卷一"三皇历代名医"、《古今医统大全》卷一"历世圣贤名医姓氏"、《医学入门》卷首"历代医学姓氏"、《古今图书集成·医部·医术名流列传》等均有记载。

5. 医事、医论方面的文献

在隋唐五代及后世诸多史籍中，记载医事、医论方面文献亦多，并能反映该时期医学文献或医学思想的某些主要成就。如《旧唐书·太宗本纪》贞观四年、《纲鉴》武则天周嗣圣十年、《酉阳杂俎·医》、《肘后备急方》卷二、《旧唐书·孙思邈传》、《旧唐书·张文仲传》等。

6. 出土医学文献

在我国出土的隋唐五代时期的医学文献，以西北地区为最多，特别是甘肃敦煌的卷子医书抄本。中医研究院的马继兴研究员将其整理成册，名曰《敦煌古医籍考释》。其中包括了医经类、五脏论类、诊法类、伤寒论类、医术类、医方类、本草类、针灸类、辟谷服石杂禁方类、佛家道家医方类、医史资料类等诸多医学文献。

7. 存世医籍

隋唐五代时期的医书，今存世者亦为数不多。主要有以下几部：《诸病源候论》、《黄帝内经太素》、《黄帝内经明堂》、王冰次注《黄帝内经素问》、《备急千金要方》与《千金翼方》、《外台秘要》、《新修本草》、《石药尔雅》、《仙授理伤续断方》等。

根据上述情况，隋唐五代时期，医学文献的成就，主要有以下几个方面。

（1）病源学专著的问世：在隋代以前，远至《黄帝内经》一书著述的时代，对病因、病机问题，虽有诸多论述，但均系附论于有关篇章中，或其他专著中兼论病源。自隋代吴景贤、巢元方等《诸病源候论》问世，体现了中医学术在病因、病机方面，具有了系统的、全面的认识，在基础理论文献领域，填补了一项空白。其内容不仅学科齐全，而且对病与证等的病因、病机、病候以至于病变类型等各个方面，均具有较为详尽的论述，是对后世影响较大的一本病源学专著。

（2）对经典著作的注释：对于医籍的注释，由来已久，从《内经》中保留的诸多释文来看，或可追溯到先秦时期，而对一部医籍的全文注释，则此前已有三国时吕广注《难经》、南北朝时全元起注《素问》等，迨至隋唐时期，由于学术的不断发展，语言文字的不断变化，在文化领域内，无论是儒家、道家等，除对一批古典著作之某些白文本进行注释外，对过去有注者，亦需进行疏证或重注。因而在隋唐时期，注释之学，亦颇盛行。涉及医学领域，则突出表现为对经文的注释及古籍的释音。

经文注释方面，有杨上善《黄帝内经太素》及《黄帝内经明堂》，王冰注《黄帝内经素问》。上述三书，不仅对文理进行了训释，对医理进行了阐发，而且对原本的篇章结构也进行了不同程度的调整，是对后世影响较大的注本。

在语音方面，两晋南北朝时期，汉语语音已演变为中古音，故自两晋至隋唐，就语音史分期而论，即为中古音时期，此一时期，不仅与汉及汉以前上古音之语音有所不同，即使语义方面，随着时代的演进，也发生了某些变化，故自两晋以降，随着对古籍的注释并有诸多音释或释音之作。由于隋唐时期存世之古典医籍，大都形成或最终形成于汉代，有些古籍中并含有先秦文献。故其中有些字音或字义，时已难解。故上述三书之训释，均含有若干音释内容。另外，并有过对某一医籍进行音释的专著。如《旧唐志》著录有苏敬撰《本草音》三卷、殷子严撰《本草音义》二卷。《新唐志》著录有王冰（《素问》）《释文》一卷。《宋史·艺文志》著录有杨玄操《素问释音（一作"言"）》一卷。《通志·艺文略》著录有王冰《素问音释》一卷。《日本国见在书目》著录有杨玄操撰《八十一难音义》一卷等。均系对最终成书于汉代之古医籍的释音，并有少数文字的释义。此后，宋、元、明、清诸多注家，亦常仿此例。

（3）**官修医书**：在隋唐五代时期，医学文献由于得到官方的重视与支持，故有官方组织编写的多种医书。主要有以下几种。

隋代：《四海类聚方》二千六百卷，《四海类聚单要方》三百卷。此二书均由隋文帝与炀帝朝官方组织编写。《诸病源候论》，亦系官方组织巢元方、吴景贤等医官编撰。

唐代：唐太宗贞观年间，"（甄权）入为少府，奉敕修《明堂》，与承务郎司马德逸、太医令谢季卿、大常丞甄立言等，校定《图经》。"（见《千金翼》卷二十六第一）唐高宗显庆年间，李勣、苏敬等奉敕编纂《新修本草》等书。又乾封后，杨上善奉敕撰《黄帝内经太素》及《黄帝内经明堂》。武则天天授年间，张文仲奉旨集当时名医共撰《疗风气诸方》。唐玄宗开元十二年，御撰《广济方》颁行天下。唐德宗贞元十二年，敕撰《广利方》于州府。

五代：后蜀翰林学士韩保升与诸医士编撰之《蜀重广英公本草》（《蜀本草》），后蜀主孟昶自为序。

以上诸官修医书，对后世均有较大影响。特如《新修本草》，为我国第一部政府颁行之药典，亦为世界第一部药典。《新修本草图经》，则为第一部本草彩色图谱。

（4）**本草文献的新发展**：该时期在本草文献方面，又有新的发展，除上述诸多官修本草之外，私人撰著之本草文献，具有一定特色者，主要有以下几种。

第一，药物采集类文献。如佚名《入林采药法》《太常采药时月》《四时采药及合目录》等，皆当为总结历代采集药物之经验，惜诸书皆亡。

第二，药物种植类文献。如《种植药法》，后亦亡佚。

第三，药物异名类文献。如《石药尔雅》，又如《诸药异名》，后亡佚。

第四，外来药物类文献。如《胡本草》，详自汉代与西域诸地相通后，通过外交途径或天竺僧及阿拉伯客商之来华者，引进诸多药物，逐步收入本草文献，然专记外来药物者，则当以此书为始，惜亦亡佚。

第五地区性药物文献。如《南海药谱》，《证类本草·序例上·补注所引书传》云："《南海本草》，不著撰人名氏，杂记南方药所产郡县及疗疾之验，颇无伦次，似唐末人所作，凡二卷。"

第六，食药类药物文献。如《食性本草》，详《证类本草·序例上·祉注所引书传》云："《食性本草》，伪唐陪戎副尉剑州医学助教陈士良撰。以古有食医之官，因食养以治百病，故取《神农本经》泊陶隐居、苏恭、孟诜、陈藏器诸药关于饮食者类之，附以己说……"以上二书，在宋官修本草中尚有所援引。

从上述诸书可见，隋唐五代时期之本草文献，已分化为若干不同层类，各有专著，后世本草学之专项文献编撰，亦仿此例。

（5）针灸文献的新发展：针灸文献，主要有三方面的成就。

第一，对旧《明堂》的整理研究。由于旧《明堂》沿传已久，流传过程中又多致讹误，归穴体例亦不合实用，故需加以重新整理。如杨上善撰注之《黄帝内经明堂》、甄权所修《明堂》等，均是在旧《明堂》的基础上整理而成。

第二，经脉腧穴流注系统的进一步完善。如果说在两晋南北朝时之针灸文献中已有含"流注"之义时，惜书皆亡，具体内容尚难考定。然在隋唐时期之针灸文献，打破旧《明堂》以部区归穴的体例，而采用按经脉流注系统归穴之文献，今存本则尚有杨上善《黄帝内经明堂》残本，在十二经脉之外，别有奇经八脉一卷，内容不详。然据仅存卷一，"手太阴"一经之穴位排列，则为中府、天府、侠白、尺泽、孔最、列缺、经渠、太渊、鱼际、少商。是则说明该书是按《灵枢经·经脉》之经脉走向，依次归穴，故手太阴脉首中府而终少商，而王焘《外台秘要·明堂》，亦本于旧《明堂》及《甲乙经》，其归穴体例，一者按十二经脉归穴，奇经八脉之穴亦归于有关经脉中，一者根据《灵枢经·本输》之经脉流注走向，即皆起于四肢之末端，依次内行，故手太阴经之归穴，起于少商而终于天府。是则说明二书虽皆以经脉归穴，然所本不同，体系自异，形成了两种不同流派。为针灸腧穴系统的形成，开辟了新的思路与方式。其他如王冰注援引之《经脉流注孔穴图经》及《中诰孔穴图经》等，体例不详，据其书名义，亦或按经归穴者。

第三，经脉腧穴图的发展。继两晋南北朝时期各种腧穴偃侧人图形之后，在隋唐时期诸多经脉图经类文献，已不满足于偃侧人图的要求，相继代之以十二脉图，如《外台·明堂序》云："比来有经而无图，则不能明脉俞之会合；有图而无经，则不能论百疾之要也。由是观之，书之与图，不可无也。又人形不同，长短异状，图像参差，差之毫厘，则孔穴乖处，不可不详也，今依准《甲乙》正经……共十二经脉，皆以五色作之，奇经八脉，并以绿色标记，诸家并以三人为图，今因十二人而画图人十二身也。"似此等彩绘十二经脉腧穴图，犹针灸图谱文献之一大创举。

（6）**医方类文献**：隋唐时期医方类文献，书目著录甚多，可详见各朝书目。其具有一定特点者，略举数例：一是大型方书的编纂，即上述隋代官修之《四海类聚方》二千六百卷及《四海类聚单要方》三百卷。似此等特大型医方书，是可谓空前之医方巨著。惜因传抄不易，及至唐代已散亡殆尽。二是不同剂型方书。医方之剂型，自来有多种，然以剂型为例而编撰医方书者，则始于汉晋，承继于隋唐。如《隋志》著录之《杂汤方》《散方》《杂散方》《疗百病散方》《杂药酒方》《百病膏方》等，说明医方之各种剂型方，日渐发展，经验逐步成熟，方剂不断增多，故有此不同剂型医方书问世。三是地区性医方书。如《新唐志》著录之《岭南急救方》及《南行方》等，皆为首见南方地区性医方文献。详史书所记，自汉代马援等南征，士卒多染疫疠，且每言南方恒多瘴气。故此类著述，乃地区性医方文献，后世医家，亦多注意于地区性医方或地方性疾病治疗经验的总结。

（7）**专科与专病类文献**：隋唐时期在诸多前朝既有学科的文献建设方面，亦十分可观。但仍以各种方书的编纂为主要内容，并且有几种新的学科文献问世，特举例如下。

第一，口齿类文献。如《口齿论》《排玉集》等，为论口齿病之专著，详《病源》卷二十九"齿病候"有二十一论；《外台》卷二十二齿病类凡二十二题，援引多家治齿病方。说明隋唐时期，对齿病的认识与治疗，已达相当水平。此二书特齿病之专著也。

第二，传尸、骨蒸病文献。如《玄感传尸方》《骨蒸病灸方》等，详"骨蒸"之病，在《病源》中属于"虚劳"，且该书卷三、卷四两卷列虚劳病诸候凡三十九论。是知隋唐间人对此病已有深刻的认识，且有众多此类文献。《玄感传尸方》早亡，今《外台》卷十三"传尸方四首"，收苏游论六则，即出于此书。其论有云"先内传毒气，周遍五脏"及"死讫复易家亲一人"等，已初步认识到此病之互相染易，崔氏《骨蒸病灸方》亦佚，今《外台》卷十三"灸骨蒸法图四首"注云："崔氏别录灸骨蒸方图并序，中书侍郎崔知悌撰。"盖此云当与《骨蒸病灸法》为同书。今《外台》引文，可见其一斑。详此二书，为今见治劳专著之著录者。

第三，瘰疬病文献。《隋志》著录有赵婆《疗漯方》一卷。按漯，"瘰"之假借字，瘰疬之病，早在《内经》中已有记载，《病源》及《外台》均有较多论述。作为专著文献，此为首见。

第四，消渴病文献。如《隋志》著录谢南郡《疗消渴众方》一卷。消渴之病，自《内经》始，历来论述较多，《病源》卷五凡八论，《外台》卷十一列十八题，收多家治消渴方。作为专著文献，则首见于此书。

第五，医史文献。如甘伯宗《名医传》。详医史文献，古皆散见于文史及医籍中，惟《名医传》一书，始有医史之专著。然此书所记，亦传记体，不含其他内容。

第六，法医性文献。五代时和凝曾撰有《疑狱集》一卷，并经其子和蒙增订。该书乃汇集汉以后之离奇疑案，其中涉及诸多法医知识，为法医专著之滥觞，亦为宋代法医学著作的问世，有所启迪。其他各类及各科医籍，隋唐五代时期，均有新的文献问世，学术上亦有新的进展，兹不详述。

（8）出土医学文献：近代出土医学文献，截至目前，尚无超过敦煌者。在以敦煌为主的西北地区出土隋唐五代时期写卷子本医书，种类多，历史跨度大，已如前述。这一部分卷子本，在学术、医史、文字、考证、文献、文物等方面，均有十分重要的学术价值，是一份宝贵的医学文献遗产。

（9）医学教育方面的文献：唐代的医学教育，在前朝的基础上，已形成了一整套教育制度。其教育规格，"考试登用如国子之法"，乃属医学高等教育；专业设置，医科计有体疗、疮肿、少小、耳目口齿、角法等；学制则各科不等。教材以医学古典著作如《素问》《针经》《甲乙经》《本草经》《脉经》等为主。初步建立了以古典医籍为教材的模式。为后来的医学教育打下了基础，确立了医学经典著作在医学教育中的地位。药科，除授课外，并特设药园，供学生实习。这种理论与实际相结合的方式，具备特有的先进性与实用性。

（10）儒、道、释三教对医学的影响：由于唐代对儒、道、释三教，虽有主次之别，但均为我用的态度，在医学文献中亦必然地受到一定的影响，并有所反映。今就其最有代表性者，略举数端。

孙思邈《千金方·大医习业》一文提出，凡欲为大医，除规定读诸医学古籍及近代诸名家之著作外，"又须妙解阴阳禄命，诸家相法及灼龟五兆，《周易》六壬，并须精熟，乃得为大医……又须涉猎群书，何者？若不读五经，不知有仁义之道；不读三史，不知有古今之事；不读诸子，睹事则不能默而识之；不读《内经》，则不知有慈悲喜舍之德；不读《庄》《老》，不能任真体运。则吉凶拘忌，触涂而生，至于五行休王，七耀天文，并须探赜。若能具而学之，则于医道，无所凝滞，尽善尽美矣。"按孙思邈设计的这种大医模式，其医学内容，固可为法，而其他方面，则无异于儒道、百家及星相占卜之大杂烩，诸如孙氏所举诸家，作为知识的一个侧面，知之则可，若依之以断吉凶则不可，若以大医所必备则非是。此亦正反映当时的某些社会思潮对医学的影响。由秦汉兴起至两晋南北朝盛行之长生不老术的服石之风，在两晋南北朝时期，主要由道教者流传加以推行，在医学文献中亦颇具地位。在隋唐时期，道教在这方面对医学的影响，仍在继续。故在《病源》《千金》《千金翼》及《外台秘要》中，仍收录有诸如服石、咒禁、符录、杂忌等方面内容，亦足以反映一定的社会背景与思想基础。术数对医学的影响，由来已久。早在先秦两汉时期，即有文可证，如《灵枢》之"通天"及"阴阳二十五人"等，均具有术数学的思想内涵。又如近些年出土之马王堆汉墓医书中之"禹藏埋胞图"及睡虎地秦简之"人字图"，以时间及方位埋胞而决定婴儿之生长发育情况等内容，亦具有术数学思想。《隋志》五行类著录之胎产诸书，其书早亡，内容亦不详。若就其书名与归属类例而论，不难看出，其中虽或具有某些医学方面之内容，但更重要的是反映术数及道教的某些学术思想。在该时期医学文献中反映释、道及术数者，尚不乏其例。以上为隋唐五代时期医学文献的基本情况概述。

六、宋金元医学文献

宋金元时期，在历史上亦为多事之秋。战争频繁，疾病流行。但在继承前代成就的基础上，医学文献有较大发展，并形成了不同的流派。

1. 书目著录医学文献

宋代官、私编纂书目较多，虽有所亡佚，然今存世及后人辑佚本，尚有数种。著录医书，为数亦多。主要有以下几种。

《宋史·艺文志》卷 207 子类医书类，著录医书 509 部，3327 卷。

《崇文总目》（经靖康之难，散亡殆尽。）今存有清人钱东垣辑佚本，计辑录中医书目 300 种。

《遂初堂书目》南宋·尤袤撰，著录医书 54 种。

《郡斋读书志》南宋·晁公武撰，著录医书 51 种。

《直斋书录解题》南宋·陈振孙撰，著录医书 87 种。

《通志·艺文略》南宋·郑樵撰，其中"医方类"著录医书 662 种，"道家类"著录道教医书 560 种。

上述诸书著录书目，大致有三种情况，一是宋之前历朝见存书目，二是本朝新撰书目，三是撰人阙如或撰人年代不详之书目。基本上可以反映宋代的医学文献存世情况。

元代正史无艺文志，元代亦未见有书目。但清人有诸家补辽金元等志者，特以钱大昕的《补元史艺文志》最详，其"医书"收元代 72 家，140 种，足可反映元代新撰医书的基本情况。

2. 官修医学文献

宋金元时期，惟北宋由于皇帝的爱好与重视，故官修医书较多。宋官修医书有以下几种。

本草类：《开宝新详定本草》《开宝重定本草》《嘉祐补注神农本草》《本草图经》《本草衍义》《政和新修经史政类备用本草》《绍兴校定经史证类备急本草》等。

医方类：《太平圣惠方》《神医普救方》《庆历善救方》《简要济众方》《圣济总录》《太平惠民和剂局方》等。

针灸类：《铜人腧穴针灸图经》等。

基础理论类：《圣济经》。据《郡斋读书志》记载，《圣济经》十卷，政和中御制并序。该书是以《黄帝内经》之思想体系为本，加之以《老子》及《周易》之思想，融汇为一，特别对运气学说，有更多的阐述，足以反映徽宗的一些基本观点。其中虽有某些虚妄之说，然亦不乏卓见，可以为学习《内经》之筌蹄。

3. 宋代校正古医书

宋代自开国之初，即注意对古医籍的整理，尤以校正医书局成立前后，校正之医书，成效最为显著。其校正的医书主要有：《诸病源候论》《外台秘要方》《伤寒论》《金匮玉函经》《金匮要略方论》《新校备急千金要方》《千金翼方》《脉经》《针灸甲乙经》、增广补注《黄帝内经素问》等。

4. 运气类文献

运气学说，在王冰次注本《素问》之后，逐渐为学术界所注目，并出现了一批新的文献问世。特别是在宋金元时期，较为兴盛。

宋代书目著录者有：《通志·艺文略》著录有《素问人式钤》一卷（兰先生撰）、《玄珠密语》十卷、《三甲运气经》三卷、《六甲天元气运钤》二卷、《五运六气玉锁子》三卷、《灵元经》三卷。《宋史·艺文志》著录有叶长子《启玄子元和纪用经》一卷、赵从古《六甲天元运气钤》二卷、陈蓬《天元秘演》十卷、刘温舒《内经素问论奥》四卷。《郡斋读书志》著录有《天元玉册》三十卷。《遂初堂书目》著录有《五运指掌图》一卷。以上诸书，除少数存世者外，大多亡佚。

存世运气类书有：《玄珠密语》、《素问》遗篇"刺法论"和"本病论"、《天元玉册》。

5. 伤寒类文献

治伤寒之学，自仲景书问世之后，代不乏人。宋金元时期，由于张仲景《伤寒论》之推广，世人研习者居多，加之时病流行，应用者广。伤寒类文献亦有较大发展。

（1）书目及引书著录之伤寒文献：根据宋代现存书目如《崇文总目》《通志·艺文略》《郡斋读书志》《直斋书录解题》《遂初堂书目》《宋史·艺文志》及清人补辽、金、元艺文志，加之别书援引之伤寒类书目，约计有以下之多。

宋人撰：田宜卿《伤寒手鉴》、佚名《伤寒证辨集》、陈昌胤（一作陈昌允，系避宋讳改字）《百中伤寒论》、高若讷《伤寒类要》、佚名《伤寒类要方》、丁德用《伤寒滋济集》、孙兆《伤寒方》及《伤寒脉诀》、刘元宾《通真子伤寒诀》及《伤寒括要》、钱乙《伤寒指微论》及《伤寒指迷论》、韩祗和《伤寒微旨论》、庞安时《伤寒总病论》、王实《伤寒证治》、杨玠《四时伤寒总病论》、朱肱《伤寒百问》及《南阳活人书》、钱闻礼《钱氏伤寒百问方》及《伤寒百证歌》、卢祖常《拟进活人参同余议》、杨士瀛《伤寒类书活人总括》、王仲弓《伤寒治要》、卢昶《伤寒片玉集》、许叔微《伤寒百证歌》及《翼伤寒论》、《伤寒发微论》、《治法八十一篇》、《伤寒九十论》、石昌琏《证辨伤寒论》、佚名《伤寒集论方》、佚名《孙王二公伤寒论方》、上官均集《伤寒要论方》、朱旦《伤寒论》、陈昌祚《明时政要伤寒论》、佚名《郑氏伤寒方》、曾谊《伤寒论》、罗适《伤寒救俗方》、刘君翰《伤寒式例》、李柽《伤寒要旨》及《伤寒治法撮要》、汤尹才《伤寒解惑论》、郭雍《伤寒论》、何滋《伤寒辨疑》、佚名《伤寒奥论》、李子建《伤寒十劝》、佚名《伤寒证法》、佚名《伤寒论翼》、佚名《伤寒遗法》、陈孔硕《伤寒泻痢要方》、平尧卿《伤寒论治要略》及《伤寒玉鉴新书》、屠鹏《伤寒要法》、李涉《伤寒方论》、李大参《伤寒指南论》、刘开《伤寒直格》、吴敏修《伤寒辨疑论》等。

金人撰：成无己《注解伤寒论》及《伤寒明理论》、李庆嗣《伤寒纂类》、《改证活人书》及《伤寒论》、宋震公《伤寒类证》、刘完素《伤寒直格》及《伤寒标本心法类萃》、镏洪《伤寒心要》、马宗素《伤寒医鉴》、常德《伤寒心镜》、张从正《伤寒心镜》、张璧《伤寒保命集》及《伤寒百问》、李杲《伤寒会要》及《伤寒治法举要》、李浩《伤寒钤法》。元人撰：滑寿《读伤寒论抄》、朱震亨《伤寒论辨》及《伤寒摘疑》、熊景元《伤寒生意》、王履《伤寒立法考》等。

（2）伤寒医书整理研究方面的文献：宋金元时期对伤寒文献的整理研究，包括《伤寒论》文献和伤寒病文献两个方面，其形式多种多样，主要有以下几种：①大型医方书收载《伤寒论》古传本内容，主要为《太平圣惠方》。②校定古传本《伤寒论》，主要为宋臣林亿等校定本《伤寒论》与《金匮玉函经》。③《伤寒论》注释，全文者惟金人成无己《注解伤寒论》。④以方类证，最典型者如刘元宾《通真子伤寒括要》。⑤以方为论，如成无己的《伤寒明理论》卷四"伤寒明理药方论"，共取《伤寒论》方二十首，从方名、治法、配伍、主治、药性等方面进行了论述。⑥以证为论，或以证类文，前者如成无己的《伤寒明理论》，后者如许叔微《伤寒百证歌》《注解伤寒论发微》。⑦以证案带论，如许叔微的《伤寒九十论》。⑧论述性文献，如韩祗和的《伤寒微旨论》。⑨综合性伤寒文献，如庞安时的《伤寒总病论》、朱肱的《南阳活人书》等。

6. 金元四家医学文献

在金元时期，由于社会、地区及气候的关系，形成了一些不同的医学流派，其中尤为突出者为金元四家——刘完素、李杲、张从正、朱震亨。刘完素的著作有《宣明论方》《素问玄机原病式》《运气要旨论》《素问药注》《三消论》《保童秘要》《图解素问要旨论》《治病心印》《十八剂》《伤寒直格》《伤寒标本心法类萃》《素问病机气宜保命集》等。张元素的著作有《珍珠囊》《医学启源》《洁古本草》《洁古家珍》《药注难经》《洁古注叔和脉诀》《洁古云岐针法》《产育保生方》《脏腑标本药式》等。李杲的著作有《内外伤辨惑论》《脾胃论》《兰室秘藏》《医学发明》《东垣试效方》等。张从正的著作有《儒门事亲》《十形三疗》《治病百法》《三复指迷》《治法心要》《三法六门》《世传方》等。

7. 各科医学文献

宋金元时期，各科医学文献均有所发展。①杂病及综合性医学文献，如《三因极一病证方论》《普济本事方》《世医得效方》等。②外科文献，如《外科新书》《外科精要》等。③妇科文献，如《妇人大全良方》《女科万金方》等。④儿科文献，如《小儿药证直诀》《幼幼新书》《痘疹论》等。⑤针灸文献，如《针灸资生经》《子午流注针经》《十四经发挥》等。⑥法医文献，如《折狱龟鉴》《洗冤录》《无冤录》等。

8. 医话、医论、医史等方面文献

主要有宋·程迥《医经正本书》、宋·佚名《太医局程文》、宋·张杲《医说》、宋·周守忠《历代名医蒙求》等。

9. 其他医学文献

该时期的其他医学文献，主要有以下几种。一是解剖学类医学文献，如宋·吴简《欧希范五脏图》、宋·杨介《古真图》。二是医学书目类文献。医学书籍之有专科书目者，当始于宋。如《大宋本草目》《神医普救集目》《医经目录》。三是少数民族医类文献，如元·忽思慧《饮膳正要》。四是

丛书的编纂。古代医学文献，类书性医书，自魏晋以来，已相继问世，而丛书型医学文献，则首见于元代。如元·杜思敬《济生拔萃》。五是舌诊类文献，如元·杜本《伤寒金镜录》。六是本草彩绘图，如宋·王介《履巉岩本草》。

总之，宋金元时期，虽然社会动乱时间较长，但由于科学文化的不断发展，社会因素的促进等多种原因，随着医学科学的发展，医学文献也取得了很大成就。主要表现于以下几个方面。

（1）**官修医药书籍**：宋代自立国之初，医药事业由于受到皇家的重视，便开始组织人员，编写医药书籍，而且一直持续到北宋末期。其间，由官方组织编写及整理的医药书籍，涉及多方面内容。如医学基础理论方面的《圣济经》；医方书方面的《太平圣惠方》《圣济总录》等；本草方面的如《开宝新详定本草》、《政和经史政类备用本草》等；针灸方面的如《铜人腧穴针灸图经》等。其中有不少为大型书籍，如《太平圣惠方》及《圣济总录》等。详隋唐时期，虽编写过大型医方书，但由于传抄不便，传本极少，故至宋代，已基本散亡殆尽。宋代所编者，至今尚存，为今存唯一大型宋以前医方书，具有重要文献价值。就本草、针灸类书而言，不仅具有文献价值，而且今后仍有其使用价值。

（2）**政府组织校定医书**：古代医籍传至宋代，虽散佚较多，但仍留下大量南北朝及隋唐时期的抄本。此类抄本，有些由于传本极少，有些则由于传本虽多，但传本之间，差异较大，讹误亦复不少。宋政府为了进一步推广此类医书，曾多次组织校定。其中成就尤为突出的是校正医书局所校诸书。这是继西汉刘向父子校书之后，又一次由政府组织的较大规模的专业性校书活动。校正医书局由林亿等所校之书，不仅所选之底本，均为善本或孤本，而且其校勘方法，已由以往的单纯用别本相校的方法，而扩展以他书互校及本书前后内容相校，以至据文理与医理相校等方法。为医书校勘方法，奠定了四校法的基础，而且在校勘记的书写及校勘用语等方面，均提供了宝贵的经验。经它们校定的医书，不仅为诸书的推广应用提供了范本，而且为日后的传播，起到了重要的作用。

（3）**古医籍的整理**：该时期在古医籍整理方面，除宋臣对部分重要古医籍的校定外，另有其他方面之整理本，对后世亦颇有影响。如北宋时期有高若讷《素问误文阙义》、孙净《素问注释考误》等，惜皆亡佚。南宋时有史崧整理之《灵枢经》，据自序云："参对诸本，再行校正。家藏旧本，《灵枢》九卷，共八十一篇，增修音释，附于卷末，勒为二十四卷。"惜此本今亦不存。在《难经》注释方面。宋金时有关书目著录及别书援引，有近二十种，如宋有丁德用《补注难经》《虞庶注难经》、杨康侯《注解难经》、王惟一《集注八十一难经》、侯自然《难经疏》等，金有纪天锡《集注难经》、张元素《药注难经》等，惜大都亡佚，今存仅《难经集注》一书，保留有丁德用、虞庶、杨康侯等部分注文，而此书是否成于宋人之手，尚待进一步考证。此亦足见宋金时，对《难经》一书，比较重视，在《伤寒论》注释方面，系统全面的注本，仅金成无己注本一家。此本为今存全文注释《伤寒论》之首见者，成就亦十分可观，对明清两代研习《伤寒论》者，影响较大。

（4）**运气学说的发展**：运气学说，自唐·王冰次注《黄帝内经素问》问世之后，逐步引起了人们的关注。殆至宋代及金元时期，尤为显明。首先在北宋时期，有一些新的运气著作，在社会上流传。如托名王冰之《玄珠》《昭明隐旨》及《太始天元玉册》《素问》遗篇等，继而有刘温舒《运气论奥》及对《素问》遗篇的认定，为运气学说的研习起到一定作用。然而，此类运气著作，与《素问》运气七篇大论之学术体系，并不尽同，故宋臣林亿等，对《玄珠》《昭明隐旨》及《素问》遗篇等，均持否定态度。至北宋末期由于官方奉旨编纂之大型医方书《圣济总录》及宋徽宗赵佶亲撰之《圣济经》等，对运气学说的倡导，故在金元及其后，运气学说又得到了进一步的推广。特如金代刘完素等受运气病机学说之影响尤大。此后，对运气学术的研习，则代不乏人。并不断有新的著作问世。

（5）**针灸学术的新发展**：该时期在针灸学术方面的新发展，主要表现于以下三个方面：一是腧穴归经的十四经系统的形成。由于古《明堂》的腧穴分布，均以部区与经脉相结合的形式，不能充分显示腧穴与经脉的关系，至唐代，虽有杨上善《黄帝内经明堂》卷一，显示手太阴肺一经内容，系以经脉归穴，然其书余卷均佚，故其按几经归穴则不得而知。王焘《外台秘要·明堂》，乃以十二经归穴，将任脉并于足少阴肾，督脉并于足太阳膀胱，亦未能充分显示经脉体系。至北宋·王惟一铸造针灸铜人，虽尚未明确提出十四经系统，但其铜人之归穴，已按十四经分布。至元滑寿《十四经发挥》一书，始正式为"十四经"系统。此后，针灸腧穴之归经，则尽以十四经系统为法。二是腧穴定位的规范化。关于腧穴的定位，在古针灸文献中，虽有文字说明及图像的标志，但有些穴位，仅凭文字，难以说明，借助图像，亦难准确显示。且有些腧穴的定位，又有多种意见，应用则难统一。自宋代铸造铜人后，且又以官方颁行，并作为测试医生的标准，故对腧穴定位的标准化与规范化，起到了一定的促进作用。三是针灸子午流注法的形成。子午流注，作为一种针刺学说，与运气学说，术数学说如干支应时及医学之干支与脏腑经脉相应、经脉流注等内容有关。其初创之时，或始于宋代。然就文献记载而言，则始于金元，已如前述。后至明代，经徐凤在《针灸大全》一书进一步完善。则使"子午流注"，作为一种独特的针刺方法，沿传于后世。

（6）**伤寒文献的大发展**：作为伤寒方面的文献，在宋金元时期，具有长足的发展。其数量与质量，在前人基础上，均有较大提高。就内容而论，一方面是对张仲景《伤寒论》一书文献整理方面的著作；但更多的是在《伤寒论》的基础上，进一步对广义伤寒的研究与论述，故其内容，则含有大量温热暑疫等方面的内容，并在方药方面，继承了六朝以来的成就，结合当代人的经验，有了较大的发展，为明清时期温病学说及温病文献的形成，打下了良好的基础。同时，由于《伤寒论》一书的推广及《伤寒论》文献的整理研究，也为明清两代的《伤寒论》文献研究，创造了条件，提供了资料。

（7）**法医学著作的形成**：法医文献，在宋元时期已有多种著作，其中尤以宋慈《洗冤录》一书，不仅具有代表性，而且具有一定的创造性。该书对刑事部门与检验人员的职责、检验程序、各种致死的检验方法与检验部位、自伤与他伤的鉴别、尸体保护、检验报告、检验员防护等，均有一定的说明，而且经政府颁布施行，确是一部典型的法医学著作。元代颁行时，又增加了若干新的规定，如初检、复检、公文程式等，尤为完善。凡此，足可证明，作为法医学著作，在宋元时期，已具有相当的水平，并具有法律效力。

（8）**临床医学文献的发展**：临床医学在该时期，继承了隋唐以前医学文献的成就，从数量、质量与科别方面，均有新的成就。就以杂病医方而论，日本冈西为人《宋以前医籍考》著录"经方"类，北宋列一百三十八目，南宋列一百二十目，金列二十三目，合计二百八十一目。若再加元代著作，其数将达三百余目。此类书籍，多为内科杂病类方书，当然也有相当一部分为临床综合学科医方，可见其数量之多。就质量而论，有一部分书的质量，也有新的提高。如前述陈自明《妇人大全良方》，不仅妇科门类齐全，而且能博采众长，兼合己验。其所采诸方，有许多为后世所沿用。总之，临床医学文献的发展，乃是医学科学技术发展与临床经验积累的具体反映。

（9）**金元医学流派四家文献：**在先秦及两汉时代早期医学文献，具有明显的不同流派，形成各种不同文献，促进了医学的发展。到了在金元时期，由于社会与地理等因素，又出现了一次明显的不同学术流派，即金元四大家——刘完素、李杲、张从正、朱震亨，并由其本人、亲传门人及私淑弟子，撰写了大量文献，对当代及后世影响较大，对医学的发展，有一定的促进作用。这批文献各具特色，各有一定的适应范围。用之得当，自为其长，孤执一偏，亦非无弊。后有元明间人吕元膺论之曰："张易水医如濂溪之图太极，分阴分阳，而包括理气，其要以古方新病自为家法，或者失察，刚欲指图为极，则近乎画蛇添足矣。刘河间医如橐驼种树，所在全活，但假冰雪以为春，利于松柏，而不利于蒲柳。张子和医如老将对敌，或陈兵背水，或济河焚舟，置之死地而后生，不善效之，非溃则北矣；其六门、三法，盖长沙之余绪也。李东垣医如狮弦新垣，一鼓而竽籁并熄，胶柱和之，七均由是而不谐矣；无他希声之妙，非开指所能知也。"吕氏此论亦为公允。

（10）**部分新科别文献的问世：**在宋金元医学文献中，除宋以前已有之科别者外，也有几种新的科别类文献，如书目类之《大宋本草书目》、《神医普救书目》《医经书目》等医学专科书目。宋慈《洗冤录》的撰著，象征我国法医学的形成。《欧希范五脏图》与《存真图》为首见医学解剖类文献。凡此类医学著作，填补了宋以前医学文献的空白。又宋《董汲小儿斑疹备急方论》《痘疹论》及元王好古《癍论萃英》等书的著成，说明痘疹之病，已从此前的儿科或伤寒著作中分化出来，独立成编。此后在明清时期发展为一很大数量科别类文献。又《饮膳正要》一书，为我国古文献中仅存之一部少数民族食养医学文献。又《伤寒金镜录》一书，为舌诊专著之首创，对明清舌诊著作之大量问世，影响较大。亦系中医望诊法之新发展。

（11）据官、私撰文献，说明该时期医事制度的进一步完善：在《宋史》《金史》《元史》之职官志或百官志中，及私撰如《医经正本书》等医籍中，对宋、金、元之医事制度方面的文献资料，说明该时期之医事制度，较之此前，尤为完善。如元代医学之分科，已由宋代之九科（大方脉、风科、小方脉、眼科、疮肿兼折伤、产科、口齿兼咽喉科、针兼灸科、金镞兼书禁科）分化为十三科（大方脉科、杂医科、小方脉科、风科、产科、眼科、口齿科、咽喉科、正骨科、金疮肿科、针灸科、祝由科、禁科），虽恢复祝由、保留禁科，不为进步，而其他十一科，则较之宋代更为完善。由于医事制度的分科日趋合理，促进医学文献撰著的科别分类亦渐趋于完善，对明清诸多专科文献的问世有一定影响。在医学考试方面，如针灸铜人的铸造，不仅对穴位定位加以规范化，也对针灸医生的测试，提供了腧穴标准答案。又如《太医局程文》，不仅对研究宋代考试医生的内容，有重要文献价值，而且提供了标准答案例式的实物证据。均足以证明其医学考试制度方面的不断完善。

（12）印刷事业的发展，为医学文献提供了新的版本，尤便于流传：古代文献在宋以前，主要以抄录方式传播和流传，由于抄录不便，特别是诸多大型图书，抄录尤为不易，对文献的传播与流传，较为困难，医学文献也同样如此。故宋以前医学文献之留存于后者，为数较少，当然其原因较多，但与此亦不无关系。自宋代印刷事业兴旺与发展之后，不仅在医学版本方面，发生了划时代的变化，由抄本为主要形式而变为刊本为主要形式；而且为文献的传播与流传，提供了方便。故该时期医学文献及该时整理、刊印之古代文献，大多以刊本形式加以传播与流通，且流传之数量，亦较前明显增多。

（13）道家与医家的互相结合渗透，是六朝、隋唐遗风及政治倾向在医学文献中的反映：五代战乱之际，几经易祚，兵戈扰攘，道教活动，亦受到一定的冲击。宋代立国之初，奠定了儒道释三教并尊的格局，至真宗皇帝始，则崇奉道教，并大力加以扶持，使道教之社会地位有所提高。除了符箓与斋醮科仪有进一步发展外，由魏晋南北朝盛行起来的黄白术及内丹术等，亦相继不衰。蒙古在入主中原之前，当铁木真西征之际，即得到全真道首领丘处机的支持。因此，在立国之后，道教便获得特殊的恩崇。处于上述历史背景，在中医文献中，亦有所反映，主要表现在以下几个方面：一是官修医书之融汇道家思想及采摭道教文献。如宋徽宗亲撰之《圣济经》，即以《黄帝内经》为基础，结合《老子》之学术思想编纂而成。又如宋徽宗敕撰之《圣济总录》卷一百九十五至一百九十七"符禁门"所收内容，即道教之符箓与咒禁类文献。二是道教文献中，具有大量医学内容。如宋·张君房，在编纂《道藏》之余，所辑《云笈七签》卷三十二至卷三十六"杂修摄部"，收取养生导引按摩类文献二十余种，其中有一部分，即道教之内丹术。三是有些医书中，吸取了某些道家思想或道教医方。如运气诸书之中某些内容，又如《三因方》卷九"五痿治法"中之上丹、中丹、小丹等，均与道教有关。以上为宋金元时期医学文献之概况。

七、明清医学文献

明清时期的医学文献，在宋金元的基础上，有一定的提高与发展，主要体现在以下几个方面。

1. 书目著录医学文献

《明史·艺文志》杂艺小品类收本朝医书 68 种，《清史稿·艺文志》医家类著录医书共 235 种。综合性目录，如焦竑《国史经籍志》、黄虞稷《千顷堂书目》、丁丙《八千卷楼书目》、孙殿起《贩书偶记》、江标《丰顺丁氏持静斋宋元校钞本书目》、徐树兰《古越藏书楼书目》等，均对本朝书目有所收录。

2. 医经类古籍整理研究

明清两代，对医经类古籍，如《黄帝内经素问》《灵枢经》《难经》的整理，在唐宋金元的基础上，又有新的进展。

（1）《黄帝内经》类：①《内经》全文注解者，如明代马莳《黄帝内经素问注证发微》、《灵枢注证发微》，清代张志聪《黄帝内经素问集注》、《灵枢经集注》，高世栻《素问直解》、《灵枢直解》，黄元御《素问悬解》、《灵枢悬解》。②《素问》全文注解者，如明代吴崑《素问吴注》，清代张琦《素问释义》。③类编全文注解者，明代张介宾《类经》。④类编摘要注解者，如明代李中梓《内经知要》，清代汪昂《素问灵枢类纂约注》、陈修园《灵枢素问节要浅注》。⑤文句训校者，如清代胡澍《素问校义》、俞樾

《读素问余录》等。⑥音韵研究者,如清代顾炎武《音学五书》、江有诰《江氏音学十书·先秦韵读·素问、灵枢》。⑦综合研究者,如明代盛寅《医经秘旨》、贺岳《医经大旨》、阴秉阳《黄帝内经始生考》等。

（2）《难经》类:①图文注本《难经》,即有图有注者,如明代熊宗立《俗解八十一难经》、张世贤《图注八十一难经》②文注本《难经》,即只以文字注释者,如清代徐大椿《难经经释》、丁锦《古本难经阐注》、叶霖《难经正义》等。③集注本《难经》,即集多家注于一书者,如王翰林的《难经集注》等。

3.《伤寒论》《金匮》类古籍整理研究

该时期的《伤寒论》文献整理研究,主要有:①原文注释,如明代方有执《伤寒论条辨》,清代喻昌《尚论篇》、陈修园《伤寒论浅注》等。②增广注释,如明代王肯堂《伤寒证治准绳》等。③以证类方论,如清代沈金鳌《伤寒论纲目》、柯琴《伤寒来苏集》等。④以法类方证,如清代尤在泾《伤寒贯珠集》等。⑤以方类证,如清代徐大椿《伤寒论类方》。⑥《伤寒》专论,如清代柯琴《伤寒论翼》、黄元御《伤寒说意》等。⑦《伤寒》方论,如清代柯琴《伤寒附翼》等。⑧《伤寒》歌诀,如清代陈修园《长沙方歌括》等。《金匮要略方论》类文献,主要有:①全文注本,如清代徐彬《金匮要略论注》等。②集注本,如陈修园《金匮要略浅注》。③补注本,如清代周扬俊《金匮玉函经二注》、唐宗海《金匮要略浅注补正》。④校注本,如清代吴谦《医宗金鉴·订正仲景全书金匮要略注》。⑤节注本,如清代尤怡《金匮要略心典》。⑥改编注释,如清代黄元御《金匮悬解》。⑦方论歌诀,如清代陈元犀《金匮方歌括》。

4. 伤寒、温病类文献

伤寒类文献有:明代陶华《伤寒六书》、清代陈尧道《伤寒辨证》、张璐《伤寒续论》、俞根初《通俗伤寒论》、车宗辂《伤寒第一书》、吴坤安《伤寒指掌》、杨璇《伤寒瘟疫条辨》等。温病类文献有:明代吴又可《温疫论》、清代叶天士《温热论》、吴瑭《温病条辨》、王士雄《温热经纬》等。

5. 本草、方剂类文献

该时期的本草方剂类文献,取得了新的发展。本草类文献主要有:

《神农本草经》类的辑复本和注释本，综合类本草如李时珍的《本草纲目》，各种专题类本草如《滇南本草》《食物本草》等。方剂类文献主要有：方剂分类性著作，如张介宾《景岳全书》；方剂考释类著作，如吴崑《医方考》；方剂学初创类著作，如汪昂《医方集解》；方剂学定名之作，如卢朋《方剂学讲义》等。

6. 基础学科方面的文献

包括了藏象类、骨度类、运气类、诊法类、医易类等诸多文献，如《医林改错》《释骨》《运气易览》《濒湖脉学》《医易通论详解》等。

7. 临床各科文献

明清两代的临床医学文献，包括了综合性文献、杂病类、内科类、外科类、骨伤科类、妇产科类、儿科类、口齿喉目类、针灸推拿类等文献。

8. 医案医话医论医史类文献

明清时期，此类文献尤多。医案类文献，如《名医类案》《薛氏医案》等；医话类文献，如《柳州医话》《折肱漫录》等；医论类文献，如《肯堂医论》《医旨续余》等；医史类文献，如《历代名医考》《古今医史》等。

9. 法医类文献

明清时期，除了一些对《洗冤录》的整理补注本之外，尚有《检验萃言》、《检验集证》、《检骨图说》等新作问世。

10. 兽医类文献

主要是明代时期有《元亨疗马集》《马书》《马经》等书问世，清代未见有新的贡献。

11. 中西汇通类医学文献

由于受西学的影响，在明清时期出现了许多中西汇通类医学文献，如唐宗海《中西汇通医经精义》、张锡纯《医学衷中参西录》等。

12. 医学丛书与类书

中医丛书，以元杜思敬的《济生拔粹》为首创之作。明清两代，又出现了大量的丛书，如《万密斋医学全书》《古今医统正脉全书》《张氏医通》《陈修园医书四十种》等。中医类书，由来已久。明代时期者，主要有两种类型：一是医学类书，如《普济方》《本草纲目》《古今医统大全》等；二是综合性类书中所收医书，如《永乐大典》《古今图书集成》等。

根据上述情况，足可证明，明清时代，由于医疗技术的不断进步，医药事业的不断加强，理论水平的不断提高，进一步促进了医学文献的全面发展。体现了医学总体水平总是按自身的规律和客观条件等主客观因素，不断进化的历史辩证法。就该时期特点而言，主要有以下几个方面。

（1）经典医学著作的全面整理：明清两代古医籍的整理研究，虽然未能如宋代由官方组织的大规模的古籍整理，但从总的方面看，医学界对经典医学文献的整理研究，则有了新发展趋势，取得了一定的成就。主要体现于以下几点。

第一，对《素问》《灵枢》的注释。如明代马莳注本及清代张志聪注本，均是继唐以后，对《内经》的全文注释，而明张介宾《类经》，则是继唐杨上善《太素》之后，又一次对《内经》的全文类编注释。单注《素问》者如明吴崑《素问吴注》。其他节注本与摘要类编注本等甚多，均超出以往任何时代，反映了该时期医学界对《内经》一书的重视程度与对基础理论文献研究的进一步加强。在诸多注本中，一则体现对经文的加深理解，同时也是对基础理论的充实与提高。在经文注释方面，特别是在清代，由于受朴学的影响，借助于音韵学、训诂学、校勘学的基本知识与基本理论，对经文的训释、校勘与考证，均达到了前所未有的高度，不仅解决了一些经文中的难点与疑点，也纠正了一些前人注释的错误。为医经注释，开辟了一条新的途径，提示了一种新的思路和方法。但另一方面，明代整理古文献随意删改原文的陋习，在医经注释方面也有所反映。如吴崑之《素问吴注》一书，即为此例之典型。直至清代，此种做法，在某些注释本中，亦有程度不同的反映。

第二，对《难经》的注释。有关《难经》的注释，在宋金元时期，已进入一全盛时期，并取得了丰硕的成果。而明清时期，则是在继承前人成就的基础上，继续有所发展，对增强《难经》的学术地位，发扬《难经》的学术思想，起到了积极的作用。

第三，对《伤寒论》《金匮要略方论》的文献整理研究。《伤寒》《金匮》二书，自宋臣校定本问世后，宋金元时期，在医学界引起了极大兴趣，但该时期的医家，多侧重于应用方面的研究，而从事于《伤寒论》文献整理研究者，惟金人成无己一家。对《金匮》一书的文献研究，则尚属空白。至明清时期，对《伤寒》《金匮》的研究，则进入了全新时代。对《伤寒》的研究，呈多边性发展，包括对原文的注释，删改重编注释，摘要重编注释，类编注释，校订注释，类方类证，综合论述，经方应用等。内容广泛，形式多样。为《伤寒论》一书的研究，开辟了广阔的道路。在该时期的《伤寒论》研究中，主要有以下特点：①从事于文献整理研究者，为数虽亦不少，但仍以侧重于应用者为多。②在文献整理方面，因宋本流传甚少，成注本流传较多，故诸多整理本，大都以成注本为祖本。惟清·王朴庄注本，取《千金翼》本为祖本。③在原文整理方面，受明代改书陋习影响亦较大，以为今存《伤寒论》本，皆王叔和重新编次之误，发起对王叔和之批判，方有执倡之，喻嘉言和之，对清人影响极大。故清代诸本少有不删改者，仅少数几家改动较少。④在《伤寒论》方的方解与应用方面，已不限于伤寒，扩大了应用范围。⑤《医宗金鉴·伤寒心法要诀》对原文的校勘，虽不够全面，但亦为清代对该书校勘之少见者。总之，明清两代，对《伤寒论》的研究，虽有诸多弊端，但取得的成就，亦颇可观。对《金匮》一书文献研究，始于明赵一德，填补了该书文献整理的历史空白。至清·周扬俊氏又为"二注"，发《金匮》注释之端。后之注家，大致有二，一者全文注释，一者摘要注释。余者多以《金匮》之文，收录于临床医籍中。总之，《金匮》一书的文献研究，在该时期亦取得了较好的成就，为临床应用创造了条件。

（2）伤寒文献之繁衍与温病学文献之形成："伤寒"作为一种疾病的门类，在今存文献中，早在隋唐医籍如《诸病源候论》及《外台秘要》中，均占有相当篇幅，惟不曾独立成编。在宋金元时期，伤寒类专科著作，顿为增加，就其内容而论，已不仅限于《伤寒论》所论诸病及所载诸方；实则为广义伤寒，并该诸多温热之病及后贤之方。至明清时期治伤寒之学者，文献续增。论述范围，一般为收录部分《伤寒论》有关内容，而更多者为前贤及时人对温热病之论，加之个人闻见所及，形成了广论伤寒病证治之文献。就其实质而言，乃是在《伤寒论》治疗热病方论基础上的发展；同时，亦为温病学著作形成的过渡之作，是学术发展的历史必然。此类著作，在明清时期，亦颇为多见，几可与《伤寒论》

文献并行。温病学文献的形成，兆端于明末，形成于清代。自明末吴又可《温疫论》问世之后，整个清代，有关温病及瘟疫类著作，相继问世，并且从理论方面提出了许多不同学说。如病因方面的六淫为病说与戾气（厉气）异气说；感传方面的自口鼻入说与自皮毛而入说；病机方面的新感发病说与伏邪发病说；辨证方面的卫气营血辨证与三焦辨证。如此等等，虽诸说并存，但对温病及瘟疫的发病机理的深入研究及文献著作的进一步完善，奠定了良好的基础。随着温病与瘟疫著作的问世，结合当时诸多天行病的流传情况及医疗经验的总结，同时也形成了一批疫、痧、痘、疹等方面的专著。而且对诸多天行温热疫病的传染问题，也有了较明确的认识。特别是对痘疹的防治方法，即成为医家关注的问题，因而，遂有种痘著作的形成，为人痘接种的具体方法之最早文献记载，为痘疮防治开创了新的途径。总之，清代在这方面的著述，是饶有成就的，就文献的情况而论，形成了《伤寒论》文献、伤寒病文献与温病学文献三足鼎立的局面。与此同时，也出现了某些医家的所谓经方派与时方派之争，也是学术发展必经的历史进程。

（3）**基础学科文献的新发展**：在基础学科内，自六朝以来，逐渐分化为多种学科。明清两代，主要有以下几方面文献。

第一，脏腑、骨度方面文献。凡此类文献，一方面继承了传统的内景学说与骨度学说，至清代中后期，则有些文献，开始纳入了西医解剖学方面内容。

第二，诊法方面文献。在明清以前，有关诊法方面的文献，重在论脉，专著亦颇多。而在明清时期之诊法著作，有两个突出的成就。一者四诊综论，此可以清林之翰《四诊抉微》为代表，该书比较全面地论述了望、闻、问、切四诊的方法。二者舌诊法的全面发展，在明清以前，虽已有元代如《敖氏伤寒金镜录》及杜本《舌镜》等，但内容比较简单。至明代则继有多家舌诊专著，特别是清代，以叶天士《温热论》中之"论舌"为代表，其内容既广泛又具体，而且均系从实践中观察所得，甚合实用，充分体现了中医诊法的特点与优势。后来言"舌诊"者，多本于此，且继续有所发展。另一方面，医学界对"太素脉"的批判，也体现了对某些伪科学的否定，维护了中医诊法的科学体系。

第三，运气方面文献。运气学说，自宋代官方注重以来，至明清时期，特有较多专著问世。仅现存运气方面的专著，即有二十余种，另外，在其他医著中附论者，尚有多种。但亦有如张登《伤寒兼证析义·运气》一文，持有异议，陈修园亦宗其意。尽管如此，运气学说，仍不失其重要意义。

（4）临床各科文献的创新与发展：明清时期临床医学文献，是在继承隋唐医方书及宋金元各派医学文献的基础上，结合当代医学实践，创造性地发展了一批更富有时代特色、更切合实用的著作，并且逐步由多学科医书向专科性医著转变。其主要成就，可体现于以下几个方面。

第一，综合性临床医学文献。 由于古代医者，除在官设医署服务之医官，有分科从医者外，大都为个人业医。其诊疗范围既广，病种科别尤多，故专擅某科或从一科应诊者，固有其人。然大多数医者，皆能兼治多科疾病。故反映在医学著作方面，即根据个人所知，成多学科综合性医著；亦或结合个人心得，兼收基础理论方面内容；亦或为学医习用，将基础理论与临床各科内容全收。

第二，专科性医学文献。 专科性医学文献，在明清两代，大致言之，除前朝已有而相继发展者外，诸多前朝未有者，该时期亦相继形成。如杂病一类，逐步由广论多科杂病，而局限于内科杂病，有的径以"内科"为名。外科一类，逐步将"伤科"分出，独立成编。并且有些小科如口齿、眼耳鼻喉等，均有专著问世。儿科一类，特有痘疹之病有大量专著形成。妇科一类，则有综合性妇科、妇产、产科及种子等诸多类专著。在诸多临床医著中，犹各具特色，如杂病诸书中，明人之作，远取唐宋诸家，近取金元之说者居多。而清代诸家，于法于方，另有诸多新的建树。外科诸书，《外科正宗》一书，于传统之治法，可谓详备，而清·王洪编《外科证治全生集》，于治阴疽用阳和汤、小金丹等，亦别得心传。其他诸科著作，亦皆有短长，学者自当互参。总之，明清两代临床医学文献，在继承前人的基础上，在学科建设、学术思想及方药创新等方面，均具有新的进展。

（5）本草学的新成就：本草学自宋代官修本草《重修政和经史政类备用本草》颁行后，虽可以为是本草学的重大成就，然其后历经南宋金元至明，又有诸多（至少十余种）新的本草文献问世，象征着本草学又有所发展。在明清时，主要表现了三个方面。

第一，**大型本草书《本草纲目》的著成**。该书仍仿《政类本草》体例，但经李时珍查阅诸多文献，亲自走访调查，一则纠正了《政类本草》中讹误之处，一则补充了新的药物。使本草品味达一千八百余种，后又有清代赵学敏《本草纲目拾遗》为之补遗，使本草品味增至二千八百余种。为我国历史上本草学发展新的里程碑。

第二，**备用型本草**。由于《本草纲目》卷帙浩繁，检索不便，故清代有汪昂《本草备要》之作，及后来吴仪洛《本草从新》之修订本，为临床备用本草，提供了佳本，对后世影响较大。

第三，**其他**。如对《神农本草经》之辑佚与注释，本草理论性著作，本草专题性著作及多科专著等，均超过了前朝。

（6）方剂学的创建：医方的创立，源于先秦，而医方书的编纂，由来亦久，如隋唐及北宋，均有大型医方问世。明清时期，则有两个突出的成就。

第一，**《普济方》一书，为现存古籍中收方最多之医方书**。由于该书以类书体编纂，其中所收方书，有诸多后来散佚之书，故并具重要文献学价值。

第二，**方剂学之创建**。方书著作，历来虽多，但从现存文献可见，在清以前，均以病候类分，是作为疾病治疗的组成部分，而未能从医方自身的规律进行类分。清代《医方集解》与《成方切用》二书的编纂，则是打破医方附属于疾病的传统模式，基本上是功效类分，将医方分为若干剂类，并增加以组方原则之理论性内容，形成了一种新的类方构架，揭示了方剂的自身规律。使医方问题，向方剂的理论高度发展。从而说明方剂学的初步形成，为后来方剂学的完善奠定了基础。

（7）针灸学的新成就：针灸学在明清时期，主要有以下几个方面的成就。

第一，**"子午流注"与"灵龟八法"的继承与发扬**。详"子午流注"之法，或兆端于宋人，金元时代，多秘而不宣，明·徐凤《针灸大全》，始详述其法，后遂得传。又该书卷四载"窦文真公八法流注"所言"飞腾八法"，即"灵龟八法"也。亦自此而公之于世。

第二，**针刺手法之专论**。详针刺手法，原在《素问》与《灵枢》中有多篇论及。而后世专论手法者，亦当以《针灸大全》卷五"梓岐风谷飞经撮要金针赋"为是。据徐氏序云，该法亦得之东隐与彭九思二先生，详二公亦或元明间人。此赋中详论诸针刺手法，亦为对后世影响较大者。

第三，针灸文献之汇集。明代杨继洲《针灸大成》一书，可谓之述而不作。然其汇集历代针灸重要文献之功，嘉惠于后学甚多，特别是收录历代针灸歌赋，进一步发扬"子午流注"及"灵龟八法"等，皆有功于后世。四是针灸学科自身若干专题性著作的问世。随着针灸学术的深入研究，针灸著作已不限于综合性文献，而逐步分化为多科性如经络、腧穴、艾灸及"子午流注""太乙神针"等专题著作。

（8）推拿医著之新作：推拿，古犹称"按摩"，亦导引之术。早在《汉书·艺文志》方技略神仙类，即著录有《黄帝岐伯按摩》十卷。其后大都归于"道家"，如《抱朴子内篇·遐览》引道家书目内有《按摩经》、《通志·艺文略·道家》著录亦有《按摩要法》等书，盖皆主要为养生导引之用。至于按摩以医疗为主者，在今存古籍中，皆明清两代旧作。凡此推拿类医著，不仅广泛用于临床治疗有较好的效果，而且在理论上，如肢体部位与脏腑的关系等，亦有其自身的学术体系。故明清两代对继承与发展推拿学术，建设推拿文献具有重要历史贡献。

（9）类书与丛书的编纂：作为类书与丛书性古籍，虽则前朝已有，但真正的类书与丛书性著作，则以明清时代较为显著。类书是以多种图书资料，按一定方式分类汇编，以供检索之用的书籍。作为分类汇编之书籍，在晋代有《脉经》《甲乙经》等，皆属于此。但由于分类较粗，形式简单，尚难起到类书的作用，唐《外台秘要》的编纂体例，则大有改进。宋代编纂类书之风甚盛，如《圣惠方》《圣济总录》等，虽近于是，但录用资料，出典不详，亦非佳作。明清时期，如《本草纲目》《普济方》等，从其体例方面看，近为专科性类书。而真正的类书，则是明代之《永乐大典》与清代之《图书集成》，所收医学内容，则是典型的类书。丛书是汇集多种重要著作，依一定的原则、体例编辑的书。丛书之名虽早见于唐代，但后世称谓并不尽同，故又有"合刻""全书""全集""丛刊""丛刻"等名。作为中医书之丛书，首见于元代杜思敬《济生拔粹》，该书共收十九种，皆金元时人著作，故亦可谓断代性丛书。明清为编纂丛书之全盛时期，除诸多综合性丛书中收有医籍外，中医学专业丛书也大量形成。就中医学这一大科别而论。有综合性丛书，包括历史大跨度及多科别书，如明·王肯堂《古今医统正脉全书》，收书上自《素问》《灵枢》，下至明代早期医著。有专人性丛书，如明张介宾《景岳全书》、清·张志聪《南雅堂医书全集》等。有专科性丛书，如清·吴金寿《三家医案合刻》，含叶桂、缪遵义、薛雪三家医案；又清·朱之榛《保赤汇编》，含宋代及清代七家儿科著作。另外，在清代后期，石印书倡行之后，有诸多出版家，随意将多种书合印，或以一家命名，或另为别名，则纯系商业牟利之作，选本欠佳，亦无原则，非出于名家之手。

（10）**宋明理学对医学之影响**：宋明理学，乃指北宋及明代儒家邵雍、周敦颐、程颢、程颐、朱熹与陆九渊、王守仁诸家的一种哲学思想体系，本据《周易·系辞传》所云"易有太极，是生两仪。两仪生四象，四象生八卦。八卦定吉凶，吉凶生大业"等语，一方面继承了阴阳变化、"一分为二"等朴素的辩证法思想，同时，又多阐释义理，兼谈性命为主。把"理"认定为居于"气"之先的至高无上的地位，而建立起来的唯心主义思想体系。这种思想在医学文献中的反映，主要有两个方面。

第一，有些医家，在有关理论阐发文章中，深受宋明理学的影响。如张介宾《类经图翼》"太极图论"与"阴阳体象"二文，较多地引用了邵雍、朱熹等人之论说。如引朱子云"夫太极者，理而已矣""象数未形理已具""未有天地之先，毕竟先有此理"等充分体现理学的基本观点。而张氏折服于朱子之说，正说明其受理学影响较大。

第二，"医易"著作的问世。详医家之论《易》，由来已久。本以《易》中诸多哲理，具有丰富的辩证法思想，与医家之"阴阳"学说，亦颇相通。故学虽二致，理则一贯。明清时期，特有"医易"之书问世。其中对某些医学辩证法思想方面理论阐发，自然是有益的。但有些受宋明理学思想影响者，亦十分明显。如唐宗海《医易通说·太极》一文中，除引用周濂溪（即周敦颐）语外，该文最末一段云："太极者，肇造天地人物之真宰也。耶稣天主，尊崇造化主，虚奉其名，不知其实……不知圣人言太极，则真是造化主。如何肇造，如何神妙，皆有变化生成之实据，不徒托诸空谈，易其至矣乎。"从该文看，虽亦言及"变化生成"，但这种"变化生成"，仍有一个"真宰"，这就是"太极"，从而无形之中，已把"太极"奉之为造物主。此其受理学之影响，已不言而喻。

（11）**中西医学的关系**：从明末以来，特别是清代中后期，随着东西洋文化之进入中国，西医文献亦有较多译著本，在国内流传。在西医学之流传期间，亦产生了不同的影响。一是随着西医文献的传入，和我国出国人员的学习，对我国西医人员的培养和西医技术的传播与应用，无疑是起到了积极的作用。二是对部分中医人员，通过部分西医知识的学习，试图进行"中西汇通"或"中西汇参"工作的创举，其精神是可取的。但由于在当时条件下和中西医学术体系的不同，这种仅用对号的方式或形式的汇通之类著作，今日看来，其历史的局限性，亦颇明显。三是有些搞西医者，由于对中医学不了解与不认识其学术体系的科学价值，而妄加批评与曲解，甚至于否定，则造成了很坏的影响。此实歧视与排斥中医兆端之所出。以上为明清医学文献的大致情况。

先生对中医文献理论方面的研究，集前人之研究成果及个人多年从事中医文献整理研究的心得体会，已有专著问世，该书名《中医古籍文献学》，全书共列十三章，一百余万字，1998 年由人民卫生出版社出版，其中有很多精辟的论述，这里就不一一介绍了。

临证心得

山东中医药大学
九大名医经验录系列

张灿玾

先生一家，世代从医。先生的祖父与父亲均为当地名医，医德高尚，深得乡亲们的敬重。在其家庭的影响下，先生自幼随祖父与父亲学医。独立行医以来，在祖父与父亲的言传身教与严格要求之下，先生的医术日精，疗效日佳，很快即成为当地有名的医生，慕名求医者络绎不绝。在临证的过程中，先生积累了大量的临床经验和病案，其中包括了内外妇儿各科的病证。先生拟在晚年时，将其加以系统整理。在此仅举其要者，辑录于后。

各科验案举例

先生自幼随祖父与父亲从医，在数十年的临证工作中，曾为许许多多的患者解除了病苦。先生所诊治之证，涵盖内外妇儿各科的病。今按内、外、妇、儿之序，择举其例如下。

一、内科证治举例

内科病证范围极广，包括了外感时病与内科杂病。先生在数十年的临床工作中，诊治过各种各样的内科病证，活人无数。在此仅略举数例，以兹说明。

1. 高血压

高血压病是临床比较常见的病证，尤以中老年人为多见。有关高血压病的病因病机及治疗大法，先生认为："高血压症，病情复杂，但就其大端而言，心、肝、肾三脏有变，责其本也；火、气、痰之说，乃其因也；眩晕、头痛等为其象也；滋阴潜阳、降火息风，是治之大法。就具体病证而论，治疗多需标本兼顾，方克奏效。"

在具体的方剂选用方面，先生根据自己的临床实践，指出"镇肝息风汤、首乌延寿丹、天麻钩藤饮等，皆常选之方。若表现为阴阳俱虚时，又当以阴阳双补为主"。

如果在发病时，或病程中某一阶段，表现为肝火旺盛，风火上扰，则当以清泻肝火为主。常见头痛眩晕较重，兼见目赤烦躁、舌红苔黄、脉弦数等症。若不直折其肝火，诚难息其内动之风。针对此症，先生常用之基本方为：

夏枯草 30g	菊花 15g	黄芩 15g	苦丁茶 9g
桑叶 9g	龙胆草 9g	刺蒺藜 9g	怀牛膝 15g
桑寄生 15g			

在此基础上，再据症加减。如惊悸，加生龙骨、生牡蛎；舌干津亏，加生地、麦冬；大便干，加肉苁蓉、元参；目眩甚，加小胡麻、草决明；肢麻，加地龙、钩藤；头痛甚，加白芷、蔓荆子。待其肝火平息之后，再根据证候变化，酌情调治，以固其本。此为急则治其标，缓则治其本之意。该方收载于《当代名医证治汇粹》。

2. 肺脓肿

肺脓肿属中医肺痈病。有关此病之治疗，早在《金匮要略》中即有记载，后在《千金》《外台》中均著录有很多治方。自此之后，历代医家积累了许多经验，创立了许多药方，其中不少药方长期为临床选用。如桔梗汤、千金苇茎汤等。

先生一家，三代从医，在治疗肺脓肿方面颇有独到之处。先生家自先祖以来，在治疗本病时，凡邪热壅滞较甚，身热脉数大者，则尽早选用

《石室秘录》中有关治肺痈之方。该书共有治肺痈的方剂三首，正治法中一方为元参30g，生甘草30g，金银花24g，当归30g，麦冬30g。内治法中一方为元参60g，麦冬90g，生甘草15g，金银花300g。外治法中一方为金银花30g，元参15g，人参9g，甘草9g。方虽有三，但其原则和特点却基本相同：①总的治疗原则是清热解毒，润肺养阴。②药味少，量大。③重用擅治外痈之金银花为君。

根据上述三点，选其内治法中的方剂为主，又根据煎服的实际需要，制小其量，即：金银花150g、元参30g、麦冬30g、甘草9g，再参考《金匮》《千金》等方，加桔梗9g、薏米15g、苇茎15g、合欢皮15g，合为基本方。再根据临床所见，随症加减。若喘甚者，加苦葶苈6g；痰多，加川贝母9g；脓血多时，加服醒消丸3g，日2次。

先生的叔祖公壮年时，曾患是病，大吐脓血有3次，病情较为危重。先生的父亲即以此方为主，加减调理，终得痊愈，无任何遗患。后至90余而寿终。

又李某某，中年，春节前患是病，曾延医治之，暗示以病情危重，需防后事，举家惊恐。先生以上方为主，随症加减，亦获全效。

此方收载于《当代名医证治汇粹》。组方妙在重用清热解毒排脓之药，以祛其邪，又以元参、麦冬养阴生津之药，以固其本，标本兼顾，补泻兼施，而收全功。

3. 遗精

遗精，又名失精、遗泄，是指不在性交时精液自行泄出而言，多属心肾之病。遗精有梦遗和滑精之分。或因房事不节，肾元亏损，精关不固而泄；或因烦劳过度，多思妄想，以致心火亢盛，心肾不交而泄；或因下焦湿热，郁热于内，痰湿下注；或因病后体虚而遗者。

先生喜爱读书，也善于读书。在读书的过程中，他能从前人的书籍中得到启迪和灵感，并将其所学应用于实际的临床中。如《中国当代名医验方大全》曾收录了先生的遗精方。此方即源自《医学纲目》的启示。《医学纲目·梦遗白浊》云："王元珪虚而泄精，脉弦大，累与加减八物汤，吞河间秘真丸及珍珠粉丸，其泄不止。后用五倍子一两，茯苓二两，为丸服之良愈。此例五倍子涩脱之功，敏于龙骨、蛤粉也。"

先生曾诊治一患者王某某，男，20岁，未婚。患遗精，先以知柏地黄汤加固精药治之不效，后以清肝肾之火及固涩收敛等法亦不效。数月间，面黄肌瘦，不梦亦遗，白日精自滑下，脉弱无力，一派肾气不固，精气外泄之象。先生根据《医学纲目》所载，拟遗精方一首与服。服1剂后，大有好转。再服2剂，精气已固，肌肤充润。后以丸剂稍加调理而愈。

遗精方：五倍子30g，茯苓60g。二药共为细末，为丸或为散。每日空腹服6g，早晚各1次，温水送服。

该方适用于遗精梦遗，或滑精不止者。先生云："此方虽简，然其理甚妙。方中用茯苓之开泄，且入心宁神，加五倍子之闷涩闭阖，且入肾经敛浮火，正可以应肾脏动静开阖之机，心肾交通之制。此方效果妙在茯苓，不单取其宁神之效，且有补肾之功。补肾不独地黄、鹿茸之类，茯苓利水渗湿，有助肾司水液之功，亦为补也。"此方服时，忌辛辣之物。相火旺者，可加知母、黄柏；虚甚者，酌加补品。

二、外科证治举例

1. 脓疱疮

脓疱疮，又称黄水疮，是常见的化脓性皮肤病。该病多发于夏秋季节，皮损主要表现为脓疱，具有传染性。本病的病因，主要是湿热毒邪熏蒸皮肤所致。

先生曾自拟一方，治疗脓疱疮，屡试得验。此方名曰三黄苦参膏。

方药组成：黄连、黄柏、大黄、苦参各等份。

诸药共为细末，凡士林适量调成软膏。取软膏适量擦患处，每日1次。

此方适用于脓疱疮之湿热证者。其审证要点为：脓疱较密集，色黄，周围有红晕，破后糜烂面鲜红等。方中黄连、黄柏、大黄、苦参均有清热解毒、燥湿止痒之功，合而用之，效力尤宏。临证用时，若湿邪偏盛，皮损渗出液过多者，亦可取细末干搽患处。该方曾被《中国当代名医验方大全》收录。

2. 鹅掌风

鹅掌风，即手癣，亦包括手部慢性湿疹、掌跖角化症等。本病多因风湿凝集，气血失养所致。初起掌心及手指皮下生小水疱，瘙痒，继而疱破，迭起白皮，脱屑，日久皮肤粗糙变厚，甚则皲裂疼痛，入冬加重，自掌心可延及遍手。进一步发展，可引起指甲变厚，色灰黑而脆，病程缠绵。临床治疗一般是以外治法为主。但针对此例患者的病情，先生采用了内治法。

先生曾诊治一患者乔某某，男，30岁，患鹅掌风，手足皆裂，时流鲜血，痒痛难忍。处方：

全当归 15g	川芎 9g	杭白芍 9g	生地 9g
防风 9g	荆芥 9g	蒺藜 9g	何首乌 9g
黄芪 4.5g	甘草 4.5g	白鲜皮 9g	土茯苓 9g
金银花 9g	黄连 6g。		

上药水煎温服，数剂而愈。

方中黄芪益气托毒；当归、白芍、生地养血和血；川芎活血行滞；防风、荆芥祛风除湿；何首乌养血祛风；蒺藜入肝经，能祛风止痒；白鲜皮祛风燥湿，清热解毒；土茯苓除湿解毒；金银花、黄连清热解毒；甘草调和诸药。上药合用，共奏益气养血、燥湿祛风止痒之功。

3. 阴疽

陈某某之妻，36岁。患股阴疽，漫肿无头，皮色不变，稍痛微热，已10余日。此时若治以温化，或可消散。若投以苦寒，则必致冻结不散。处方：

黄芪 15g	全当归 15g	南金银花 24g	甘草 6g
乳香 4.5g	没药 4.5g	怀牛膝 6g	

水煎温服。服2剂后，全部消散，乃嘱其更服2剂而愈。

方中黄芪味甘性微温，能补气升阳，托毒生肌；全当归性微温，能补血活血止痛；金银花轻宣疏散，清热解毒；乳香、没药活血祛瘀，消肿止痛；牛膝活血祛瘀；甘草解毒止痛，缓和药性。合而用之，则毒消肿散，不溃而愈。

三、妇科证治

1. 滑胎

滑胎，又名数坠胎，是指连续多次自然流产者。西医学名之曰习惯性流产。滑胎之因，多由于脾肾两虚，冲任不固，胞脉失养，带脉失约所致。

先生在治疗此病方面，亦颇有经验。《中国当代名医验方大全》一书曾收录了先生一家三代临床常用屡验的保胎丸方，治疗频惯堕胎者。

保胎丸：杜仲240g（糯米煎汤浸透炒去丝），续断60g（酒浸焙干），山药180g。将杜仲、续断共为细末，另以山药末作糊，调上药为丸如梧子大。亦可将三药共为散剂。每日空腹服6g。

先生以此方治疗频惯堕胎者，屡获奇效。患者岳某某之妻，患堕胎2次，面色苍白，体虚无力，舌淡苔薄白，脉沉弱。现又妊娠2个月，求治于先生。先生处以上方10剂，服毕诸症悉除。胎儿足月而生，康健无疾。

考保胎丸一方，收载于《本草纲目》杜仲下，云出《杨氏简便方》，无方名。《达生篇》名保胎丸，谢观《中国医学大辞典》名保胎丸，云出《千金》，但查今《千金·妇人方》中无。诸书药味虽同，但剂量不一，今以《本草纲目》为准。

本方主要用于肾气不足、胎元不固之频惯堕胎证。方中杜仲、续断有壮肾固胎作用；山药补脾以资化源。若染淋毒，湿热内蕴，可加金银花、土茯苓等清热解毒药。本方经先生家三代临床应用数十年，治疗是证甚多，均获良效。

2. 崩漏

崩漏，指妇女在行经期间，阴道大量出血，或持续下血，淋漓不断者。亦称崩中漏下。一般以来势急、出血量多者为"崩"，以出血量少或淋漓不净者为"漏"。《济生方》云："崩漏之疾，本乎一证，轻者谓之漏下，甚者谓之崩中。"本病的发生，是由冲任损伤，不能制约经血所致。《诸病源候论》云："崩中之状，是伤损冲任之脉。冲任之脉，皆起于胞中，为经络之海，劳伤过度，冲任气虚，不能约制经血。"引起冲任损伤的原因，有血热、血瘀、脾虚、肾虚等。先生在诊治崩漏的过程中，十分重视辨证，能根据病证所见、病情的需要，随时调整方药。

患者于某某之妻，32岁。症见崩漏日久，色萎黄，食少纳呆，体倦乏力，脉弱无力。先生认为此患者乃因脾气亏虚，统摄无权，冲任不固所致。处方：

人参 6g	白术 6g	茯苓 4.5g	甘草 3g
当归 12g	川芎 6g	白芍 6g	熟地 6g
炙黄芪 6g	胶珠 6g		

水煎温服。服 5 剂后，病势已衰。后改服胶艾四物汤，继服数剂。改以八珍丸调理而愈。

四、儿科证治举例

1. 泄泻外治例

张某某之子，6 岁。夏令泄泻，未能及时治疗，病情加重，遂致水泻不止，半日许，已衰弱无力，饮食不进，脱水之象十分明显，面色萎黄，舌苔白滑，脉数而无力。治则当急止其泻。然由于患儿药食难进，先以外治法施治。处方：

枯矾 6g　　　　黄丹 3g

上药共研细末。葱、姜适量，捣如泥，调上药，敷脐上，外以布缠紧。

敷药 1 小时后，患儿泻止，精神好转，欲进饮食。后嘱其注意调理，遂愈。

在患儿药食难进的情况下，汤药煎服止泻的方法，已难奏效。先生从患儿的实际情况出发，选用了外治法，药方对证，奏效迅速。方中枯矾味酸涩，入大肠经，有较强的涩肠止泻作用。黄丹即铅丹，味辛咸，入脾经，亦能涩肠收敛而止泻。二药合用，加葱姜捣汁，合敷于脐上，共奏收敛止泻之功。

2. 泄泻内治例

王某某之子，2 岁，因腹泻住某医院数日，医治无效，遂出院求治。患儿面色萎黄，大便日数次，质清稀，夹有不消化物，腹微满，舌淡苔滑，脉沉而无力。乃因脾胃虚弱，运化无力所致。治法当以健脾为主，佐以消导之品。处方：

党参 6g	炒白术 10g	茯苓 10g	炒扁豆 10g
炒莲肉 6g	苡仁 10g	炒山药 10g	鸡内金 10g
桔梗 6g	砂仁 6g	炙甘草 3g	

水煎服。服 1 剂后，患儿腹泻即减，继服数剂而愈。

泄泻，以大便次数增多，便质稀薄或呈水样，或完谷不化为特征。病机在于脾病湿盛，运化失职。腹泻有暴泻与久泻之分，暴泻多实，久泻多虚。本例患者，乃属脾胃虚弱，运化无力所致。方用参苓白术散加减。方中党参、白术健脾益气燥湿；山药、莲子肉、茯苓、薏苡仁、扁豆健脾渗湿止泻；砂仁醒脾和胃，炙甘草益气和中；桔梗宣利肺气；鸡内金消食导滞。诸药合用，共奏益气健脾、和胃渗湿之功，使脾胃健运，湿去泻止。

辨证施治心得

辨证是分析和辨认疾病的证候，施治是针对病证采取相应的治疗手段和方法。辨证施治是中医理法方药在临床上具体运用最重要的两个环节，是诊治疾病过程中相互联系、不可分割的两个部分。先生在数十年的临床实践中，非常重视辨证施治。先生认为辨证施治是中医治疗学的精华所在，只有辨证准确，施治有方，才能取得很好的临床疗效。今举数例，略示先生辨证施治的独到之处。

一、同病异治例

同一病证，可因人因时因地的不同，或由于病情的发展，病型的各异，病机的变化，以及用药过程中正邪消长等差异，治疗上应根据不同的情况，采取不同的治法，即所谓同病异治。

先生在临床诊治的过程中，十分重视同病异治之法的运用。今以肺炎的治疗为例说明之。先生曾诊治了一些肺炎患者，大多是由于外感引起的。虽西医诊断同属肺炎，但因其临床见症有别，故其治疗方法与用药也各不相同。

先生曾诊治一肺炎患者。该病人为一青年女性，经县医院确诊为肺炎，接受了一段时间的西医治疗，疗效不显。先生诊治时，患者除有一般的肺炎症状外，恶心呕吐较甚，食欲不振，舌苔黄腻而厚。中医辨证属上焦湿热壅闭，不能蒸发。先生以二陈汤为基础，和胃化湿，加清宣肺热之药。患者服药后，效果明显。1 剂即见恶心呕吐症减，舌苔变薄，数剂后诸症均减。后更方以清肺汤为主，清热宣肺化痰，经十几天的治疗而愈。

另一例肺炎患者，先生诊治时，患者的肺炎症状已十分明显，咳嗽，吐铁锈色的痰，高热不退。当时在农村治病，也是中西药并用。先生曾给患者用过几天抗生素，但效果不佳，病情有加重之势。先生发现患者除有咳嗽吐痰、高热等症之外，尚有一比较典型的症状，就是舌质红绛。由此分析，先生认为患者不是一般的病在气分，而是病已入营分。故以《温病条辨》的清营汤为主，加以清化肺热之药。服药后，效果立显。患者热退咳减，病情好转，后经调治，1周而愈。

先生近期诊治一例，患者经省级医院确诊为肺炎，住院治疗10余天，高热不退。此患者由感冒引起肺炎，高热不退，且有明显的表证。由于患者表证尚在，高热明显，故先生认为仍应以解表为主，处方在柴葛解肌汤的基础上，加清化肺热之药。服药后，患者周身汗出津津，热退迅速，诸症减轻。表证消退之后，先生予以《医宗金鉴》的清肺汤，药物包括：天冬、麦冬、知母、贝母、黄芩、橘红、桑白皮，应用时再加上金银花、连翘、菊花、公英、杏仁、川贝等药。在治疗此类肺热的后期，先生常以清肺汤调治之。

从以上三例可见，虽然同是肺炎的患者，但临床见症有别。从中医的角度来看，我们就不应该单纯用某一固定的处方，如清热解毒之法治之。必须针对患者的具体情况，辨证用药，同病异治，方可取得满意的疗效。

二、湿困热炽用附子例

附子辛甘大热，属燥烈之品，易于伤津耗液，临床上多用于治疗寒证。凡属热证及阴虚患者就应忌用或慎用。但先生认为只要辨证明确，用药对症，亦可用附子治疗高热不退之证。

20世纪60年代初，先生在中医进修学校任教期间，褚某某之子患风湿热，高热不退，全身瘫软，卧床不能动，周身疼痛。当时，在校的几个老师都去看过了，效果不十分明显。后邀请先生前去诊治。大家在一起商讨治疗方案时，先生认为应该用《金匮要略》的桂枝芍药知母汤。但是原方中有附子，患者当时高热不退，是否应该去掉附子呢？有的认为附子不可用。但先生主张要用附子。因为从病候上看，患者舌苔黄腻厚浊，说明湿热炽盛，乃湿困热伏之象。此热属邪热，乃因真阳不布，邪热炽盛所致。若真阳得以布化，则湿邪可去，热邪得退。退热的关键，在于化湿。化湿则需要人体真阳的布达。附子辛甘大热，能温肾助阳，可助真阳布达。先生在第一剂药中，附子的用量较少，以试探之，服药后，患者平稳，未有不良反应。第二剂药中，加重了附子的用量，服药后，患者舌苔松动，体温下降。以后附子用量逐剂加重，至八九钱。在加重附子用量的同时，加重了知母、白芍的用量。因为附子乃燥热之品，在助阳的同时，有劫阴之弊。加知母、白芍，以防附子劫阴。连服数剂后，患者舌苔大片脱落，体温下降，疼痛减轻，肢体恢复了活动能力。

先生在诊治此例时，之所以敢于用附子，关键在于辨证准确。先生抓住了舌苔黄腻厚浊这一关键的症候，认定此例属湿邪很盛。湿性属阴，困阻了真阳的布化。用附子助其真阳布达，则邪热可除。正如陈修园所云：太阳一出，则爝火无光。此例说明，只有抓住关键的证候，进行辨证施治，才能取得良好的疗效。

三、癫病用补法例

癫病，是精神失常的一种疾患，属于癫狂一类的疾病。癫病以沉默痴呆，语无伦次，静而多喜为特征；狂病以喧扰不宁，躁妄打骂，动而多怒为特征。癫属阴，狂属阳。癫病一般都是从火、气、痰、瘀四个方面来着手论治。先生认为癫病属阴，还应该考虑到用补法来治疗。前人曾有过论述，如《石室秘录》《验方新编》等书中，均曾记载过此法。先生按照这一思路，进行论治。

先生曾诊治一个十几岁的少年，该患者因上学期间受到精神刺激，症见沉默痴呆，语无伦次，失眠。先生用药以人参、白术、茯苓、菖蒲等药为主，且用量较大，人参用至八九钱，白术用至一两。用药巧妙之处，在于少加几分附子。据前人介绍，患者服药之后，应沉睡多时。果如其言，患者服药后，当晚睡眠甚好。患者醒后，精神明显好转。按此法治疗，患者不久而愈。

所以，辨证用药时，要根据中医的理论，全面地考虑问题。辨证明确，选方用药得当，才能疗效明显。

四、治病求本例

治病求本，是中医辨证论治的一个根本原则。治病求本之法则，最早见载于《黄帝内经》。如《素问·阴阳应象大论》云："治病必求于本。"此后历代医家多遵循之。《医门法律》亦云："故凡治病者，在必求于本，或本于阴，或本于阳，知病所生而直取之，乃为善治。若不知求本，则茫如望洋，无可问津矣。"今举数例，以示先生对治病求本之法的应用。

咽痛治肾例。先生曾诊治一名50余岁的患者。主诉咽喉疼痛，症见咽部轻度充红，扁桃体微肿，无其他不适。先生详问其病史，患者始言其多年来小便余沥不尽。由此分析，先生认为患者当属肾阳亏虚，膀胱失于固摄而小便余沥不尽。咽喉疼痛，乃因虚火上炎所致，非实火所为。处方济生肾气丸，即六味地黄汤加附子、肉桂、牛膝、车前子。服药后效果良好，继服数剂，诸症皆除。此方用药，并未针对咽喉疼痛而设，但通过补起到了治咽喉疼痛的效果。

经闭治脾例。先生曾诊治一经闭者。患者为经产妇，孩子已大，但月经迟迟未来，面色萎黄，身体虚弱，头晕乏力，精神萎靡，长期腹泻。患者的主诉为经闭，但是先生综合分析患者的诸症，认为本病的关键在于脾胃虚弱、气血生化之源不足所致。故治疗时，并未从治经闭入手，而是按腹泻的方法进行论治。方以参苓白术散为主，加诃子、肉蔻等固涩之品，附子助阳。服此药数剂后，患者腹泻停止，诸症均减，月经亦来潮。此例说明，如果治疗时仅从妇科考虑，以大补气血为法治疗，使用大量的补血药，如当归、生地等药尚有滑肠的作用。服后，可能反而会使腹泻加重，患者更虚，则对经闭的治疗更加不利。先生考虑到治病求本的原则，从脾胃着手，补其血液生化之源，则不治经闭而经闭得愈。

五、二方并用例

先生临证用药尚有一特点，就是善于二方并用。即给患者同时开两张处方，两方隔日交替服用。此种治法，多用于病情复杂者。因为开一张处方，涉及面广，用药多，则方子大而杂，重点不突出，故先生改用此法治之。

先生曾诊治一崩漏不止的妇女。患者症见崩漏不止，迁延数月，身体虚弱无力，面色萎黄。先生认为此例患者病情比较复杂，乃因思虑伤脾，怒气伤肝，肝不藏血，脾不统血所致。总的治则应以调理肝脾为主。先生给患者开了两张处方。一方用归脾汤，固本为主；另一方用逍遥散，平肝和胃。二方隔日交替服用。用药后，效果良好，调治月余，崩漏下血得止。

外科病二方并用例。先生曾治一青年，初患疮疡，败血流注，散发数处。因迁延失治，致令多处破溃，稀脓不尽，骨瘦如柴。经某医院治疗，不见好转，以为不治之症。先生诊后，认为此例患者属阴疽，但患者身体又极度虚弱，急须转阴为阳，又须托毒外出。先生开了二张处方，一方为外科治疗阴疽的常用方，即《外科全生集》的阳和汤，促其由阴转阳；另一方为《医宗金鉴》的托里消毒散。两方交替服用，数剂后脓液减少，疮口渐收，精神好转，月余而愈。

六、重剂专攻例

先生处方用药，一般剂量较小。但若病情需要，亦有破例大剂重用者。先生曾诊治一姓王的老年患者，大腿内侧生有一无名疮毒，红肿灼痛，边缘不清。患者体质尚好，无气血衰退之象。先生认为此例应该重剂专攻。当时先生在处方中加大了清热解毒药的用量，金银花用至半斤，菊花、公英、连翘等药用量都很大。药量之大，令患者家属都十分吃惊。煎药时，需用大锅来煎。患者服药之后，效果甚佳，连服数剂，肿痛消散，未破而愈。

先生在临床上善用陈士铎《石室秘录》的方子。《石室秘录》之方的特点，就是药味少，药量大。譬如治肺痈的方子，用量就很大，先生常用之。重剂的目的在于发挥药物专攻的作用。重剂专攻，常可收到意想不到的效果。

制方贵在法严

先生认为中药治病，立法制方，至关重要。方药为武器，法度是原则。若法度不严，配伍不当，则难收良效，故不可不审慎从事。关于方制所宜，早在《黄帝内经》与《神农本草经》中已经提出。如《素问·至真要大论》曰："君一臣二，制之小也；君一臣三佐五，制之中也；君一臣三佐九，制之大也。"又曰："主病之谓君，佐君之谓臣，应臣之为使。"《神农本草经》曰："药有君臣佐使，以相宜摄合和。"所谓君臣佐使，实即制方的法度，也可以说是处方的原则。故李东垣曾明确指出："主病之为君，兼见何病，则以佐使药分别之。此制方之要也。"

所谓"君"，乃指制方时，必须注意病变的主要方面，选择针对性的药物以为主药。所谓"臣"，乃指能辅助君药以加强疗效的药物。所谓"佐"，一则有辅佐君药，帮助解决其他方面问题的药物；一则指监制君药以制约其某些毒性、烈性之偏的药物。所谓"使"，乃指某些引经或具有调和诸药作用的药物。按此原则制方，则既注意了病变的主要方面，又注意了病变的非主要方面；既照顾到发病的主要症状，又照顾到发病的次要症状；既发挥了君药的主导作用，又发挥了臣、佐、使药的协同作用；既突出了君药的某些气味，又监制了与病证有碍的某些气味。使君臣佐使，各有所宜，共同发挥应有的作用，达到一定的治疗目的。这在制方方面，确是一个非常重要的原则。如果不按此原则去制方，指导思想不明确，选择主药不恰当，用药剂量无主次，配合药物不协调，则很难收到预期的疗效。

历代名医所制名方，所以能经久而不衰者，正以其法度严谨，配伍得当。每张优秀的方子无不如是。

古人常以治军与治政之术来喻医道。军贵法度严明，步伍严整；政贵纲纪应时，择人得当；医贵诊断明确，制方有法，选药精当。若下工制方，有法而无方，有方而无法，诸药杂陈，四气并施者，视人命如草芥，医者当戒也。

补法的运用

补法是临证中运用十分广泛的治法之一。《内经》谓"精气夺则虚""虚者补之"；明确了补法的作用及应用范围。

补法之用于疡科，主要是大补气血，温补脾肾。今举数方以证之，如

《医宗金鉴》载方托里消毒散，药用皂刺、银花、甘草、桔梗、白芷、川芎、生黄芪、当归、白芍、白术、人参、茯苓。治痈疽已成，气血虚弱不能外托者，或溃后脾胃虚弱，脓血不尽，不能收敛者，均有良效。此方之效，尽在补气血，健脾胃之力。

又如《外科全生集》载方阳和汤，药用熟地、白芥子、鹿角胶、肉桂、炮姜炭、麻黄、生甘草，治一切阴疽阴寒之证，此方重在温阳补血，散寒通滞。上述二方，于痈疽溃而不敛或阴结不散之疾，效果颇佳。盖此等证，非补气血不足以托毒外出，非温肾阳不足以消散寒凝。

先生曾治一青年，初患疮疡，败血流注，散发数处，因迁延失治，致令稀脓不尽，疮口不收，且骨瘦如柴，卧床不起，经某医院治疗，不见好转，以为不治之证，后予即用上二方轮服，数剂后脓液减少，疮口渐趋收敛，精神好转，食欲增进，经治月余，气血大壮，肌肉渐丰，逐渐能起床行动，后即康复。足见疮疡虚证，非温补不足以奏效。

又如《疡医大全》载方四妙汤（即神效托里散），药用生黄芪、当归、金银花、甘草等。顾世澄谓："此疡科首用捷法。"又云："澄自幼及今数十年来，凡治一切痈疽，皆赖此方。遇大证金银花每加至六两四两，黄芪加至两许，当归加至二两……"

先生的父亲连三公一生治疮疡亦善用此方，先生从父学医时，常云此方惟邪热炽盛时不宜用，其他不管阴证阳证，或半阴半阳证，皆可临证酌用。故先生治疮疡，除邪热炽盛或阴寒凝结者，亦以此方为首选方，已溃未溃，均可随证加减，施用颇多，效亦称佳。此方虽称四妙，而更妙者为黄芪、当归二药并用，奏大补气血之功，盖气血盛壮，未成脓时，可促进气血流畅，促其消散，已成脓时，能托毒外出，不致内陷，已溃之后，能使腐去新生。足证归芪补血气之功，于疡科实为重要。

消法的运用

消法是中医治法中的汗、吐、下、和、温、清、消、补八法之一。《医学心悟》云："消者去其壅也。脏腑筋络肌肉之间，本无此物而忽有之，必为消散，乃得其平。"

消法之用于疡科，主要是行气活血，祛瘀消肿，散结软坚。今举数方以证之。如《医宗金鉴》载方复元通气散，药用青皮、陈皮、瓜蒌仁、穿山甲、金银花、连翘、甘草等。旨在行气活血，消肿散结。此方治痈疡红肿坚实、乳痈初起、产后败血流注为痈、跌仆损伤瘀血成痈等证，确有较好效果。

又如《外科全生集》载方疮科流气饮，药用当归、甘草、紫苏、人参、白芍、官桂、黄芪、防风、枳壳、乌药、桔梗、厚朴、槟榔、木香、川芎、白芷等，用于气血凝滞，邪搏经络，结成肿块之证。先生常用此方治疗湿痰瘀血流注肿痛等症，颇有良效。此亦行气活血、消瘀散结之消法。

再如《医宗金鉴》载方通经导滞汤，药用香附、赤芍、川芎、当归、熟地、陈皮、紫苏、牡丹皮、红花、牛膝、枳壳、甘草、独活等，治妇人产后败血流注，或跌仆损伤瘀血流注等，效亦颇佳。若将两方相较，则前者侧重于利气化湿，后者侧重于活血散瘀，虽均属消法，然亦同中有异也。他例甚多，兹不复举。

先生在少年学医时，其祖父士洲公常告之曰："凡痈疽之成形，虽有邪毒为害，必致气血郁滞，故欲消之，必行气活血，方能奏效。"

教学与治学经验谈

先生从事中医医疗、教学、科研工作 50 余年，素以治学严谨、学风质朴而著称。先生将其毕生的精力投入祖国医药事业的发展中，并以其渊博的学识、卓越的成果，受到中医学界的推崇。先生的治学经验与教学体会，对后学者亦颇多启迪。

教学经验

先生自 1959 年调入山东中医学院任教以来，从事中医药教育事业已 40 余年。40 年来，为了发展的祖国医药事业，先生呕心沥血，勤奋工作，培养出了一批又一批的中医药人才，可谓桃李满天下。长期的教学工作，先生积累下了丰富的教学经验。

一、主讲过不同班次的课程

40 多年来，先生主讲了不同班次的课程。教授的对象和授课内容，各不相同。教授的对象有：博士生、硕士生、本科生、夜大生、研究班、西学中班、中专生等。先生根据各个层次的不同需求，因材施教，选用了不同的教材，或自编教材，以满足学生的需求，因而收到了很好的教学效果。

博士研究生的课程有：《黄帝内经》《中医文献学》。自任博士生导师以来，为了更好地指导博士研究生，以达到为中医药事业培养高层次人才的目的，先生在授课内容与教材建设方面，做了大量的工作。先生集20余年对《内经》与中医文献学理论研究的经验和最新成果，为博士研究生撰写讲稿。并在此讲稿的基础上，整理出版了《中医古籍文献学》一书。该书内容丰富，观点新颖，给人以启迪，深得学术界专家与同行的赞誉。也为我校博士研究生的培养工作，做出了贡献。

硕士研究生的课程有：《中医基础学》《中医文献学》《黄帝内经》。先生的第一届硕士生，研究方向为中医基础理论。先生为研究生讲授了《中医基础学》。第二届以后的硕士生研究方向改为中医文献专业，先生为研究生讲授了《黄帝内经》《中医文献学》等课程。

本科班的课程有：《温病学》。先生为1959、1960、1961级三届学生主讲过温病课，在教学任务重、备课时间紧的情况下，先生常常备课至深夜。

夜大班的课程有：《温病学》。在给夜大班上课时，先生根据学生基础知识比较差的情况，及时调整授课内容与授课方式，尽量运用比较浅显易懂的语言，使学生易于接受。

师资班的课程有：《中医学概论》《伤寒论》《温病学》。1959年、1960年，先生在灵岩寺中医进修学校期间，曾为中医师资进修班主讲过上述三门课程。

西学中班的课程有：《中药学》《方剂学》《中医内科学》。在"文化大革命"期间，中医学院与铁厂卫生所联合举办了西学中班，先生主讲了《中药学》《方剂学》《中医内科学》等课程。

中专班的课程有：济宁卫校举办的中医班，由于师资缺乏，特聘请先生前往该校讲解《伤寒论》。1964年，先生在济南传染病院带学生期间，济南市举办了一个中医班，邀请先生讲解《儿科学》。

二、主讲过多学科的课程

在40余年的教学工作中，先生为博士生、硕士生、本科生、专科生、进修生等不同层次的学生讲过课。授课的内容各不相同，涉的科目有十余种之多。主要有：

《伤寒论》，主要是将《伤寒论》的条文进行了系统的归类，讲解条理性强。

《温病学》，除了一般内容的讲解之处，还包括对温病四大家原著的讲解。有叶天士的《温热论》、吴鞠通《温病条辨》、陈平白《风温论》、薛生白《湿热条辨》。

《黄帝内经》，主要是为研究生讲解。采取了示范性的讲解方法，重点放在研究方法与学术源流的讲解。

《中医基础学》，讲解中医基础的有关知识。在为硕士生讲解时，又增加了运气学说方面的知识。

《中医文献学》，是中医学中的新兴学科，缺乏现成的教材。针对研究生教育的需求，先生自己撰写了《中医古籍文献学》，以供博士、硕士研究生使用。

《中药学》《方剂学》，在讲解时结合授课对象的需求，调整了授课的方法。在给西学中班授课时，先生注意到学生对药物运用的要求，将中药学与方剂学结合起来讲解。先生认为中药学与方剂学内在联系很强，方剂由中药组成，中药组合起来构成方剂。二者结合起来讲解，可以加强学生对中药性味功效的理解，通过方剂学的讲解，使学生进一步了解中药组合以后的相互作用。

《内科学》，讲解中较多地结合了临床知识。先生在调入山东中医学院之前，一直在临床工作，有丰富的临床经验。因而在讲解时，能结合临床经验讲解《内科学》。

《儿科学》，讲解中亦从实践运用入手，加强理论与实践的结合。在基层行医期间，内、外、妇、儿各科的病证，先生均曾诊治过，因而在《儿科学》的讲解中，亦能做到从理论到实践，说理透彻。

《中医学概论》，是对中医学术的概括论述。该课程的讲解，要求授课教师对中医学的基础理论与临床各科的知识，都有较多的了解，需要广博的知识面。先生平日的勤学苦读，广泛涉猎，为该门课程的讲解奠定了基础。

三、教学体会

在几十年的教学工作中，先生积累了丰富的教学经验。今概要归纳为如下几点。

1. 认真学习教育学

学习教育学，对于一名教师来说，是必不可少的环节。先生第一次接触教育学，是在 1959 年寒假期间。当时，学校聘请了山东师范大学的教师给讲教育学，先生听后深受启发。以后，便自己买了一些有关教育学方面的书籍阅读，从中汲取教学经验。在教学工作中，先生对教育原则、教学方法、备课方法、课堂讲解，及各教学环节的把握，都严格遵循教育学的一般规律。先生认为：不管是哪一个学科、哪一种专业的教员，都必须掌握教育学的知识。否则，很难成为一名合格的教员。

2. 努力学习辩证唯物主义与历史唯物主义的观点与方法

先生认为，作为一名教师，还应该多学一些哲学知识。因为辩证唯物主义与历史唯物主义的观点和方法的指导作用，渗透在我们的教学工作和科研、学术及生活的每一个环节。恩格斯说："不管自然科学家采取什么样的态度，他们还是得受哲学的支配。问题在于，他们是愿意受某种坏的、时髦哲学的支配，还是愿意受一种建立在通晓思维的历史和成就的基础上的理论思维的支配。"恩格斯的这一段话，深深启发了先生。在数十年的教学与治学工作中，先生体会最深的就是，要学好哲学。不管是教学，还是从事学术研究，都必须首先树立正确的思维方法和正确的学术观点。这种正确的思维方法和正确的观点，则来自于马克思列宁主义的辩证唯物主义和历史唯物主义。只有掌握了哲学的基础原理，自己有一个正确的人生观和思维方法，才能更好地正确对待教学和学术领域中遇到的各种问题，尽可能将问题分析得比较准确，减少一些形而上学的片面性的东西。

在教学过程中，先生经常谆谆教导他的学生们，一定要学好哲学。对待任何问题，无论是现实的，还是历史的，都要用辩证唯物主义和历史唯物主义的眼光去分析去判断。只有真正掌握了哲学上的一些基本原理，有了正确的思维方法，才能在学术研究上取得长足的进步。

3. 认真备课，充分掌握课程内容与重点

对于教师而言，备课是讲好课的前提。先生认为要想取得好的教学效果，首要环节就是要抓好备课这一关。只有自己首先将授课内容吃透读懂，才能谈到教授知识予别人。在教学任务重、备课时间紧的情况下，先生每日废寝忘食地工作着，常常备课至深夜，有时就睡在了办公室里。

如在《伤寒论》课程的备课期间，先生在《伤寒论》条文上下了很大的工夫。首先是熟读原著，背诵条文，做到对讲课内容了如指掌。最后达到了在 1 个小时之内，能背完《伤寒论》398 条原文的程度。其次是剖析授课内容，寻找规律，使学生便于理解和接受。为了教学的便利，先生将《伤寒论》条文按病机、病位、病候、方药等类别，对其进行重新归类。如"烦"症，先生将《伤寒论》中论及"烦"的条文有 24、26、29、30、40、57、74、76、77、79、80、96、102、103、107、116、121、123、141、146、147、150、153、156、158、160、168、169、174、175、179、199、203、207、221、228、238、240、241、260、265、274、278、282、289、300、303、310、315、319、338、339、355、375、398，共 56 条，逐一列出。将烦的部位归纳为：心、心中、身体、骨节、胸中、内、肢节、胸、口、胃中、胸胁、心下等 12 处。将烦的程度分为：烦、微烦、烦痛、痛烦、烦惊、烦乱、心中懊恼而烦、复烦、发烦、大烦、虚烦、烦热、悸而烦、烦而悸、郁烦、益烦、躁烦、躁烦实、烦不解、暴烦、时自烦、时烦、烦满、满而烦、更烦等 25 种。一份耕耘，便有一份收获。由于先生备课充足，授课认真，赢得了师生们的普遍好评。1960 年，先生晋升为讲师，成为山东中医学院首批晋升的八名讲师之一。同年又被评为先进工作者，选为院务委员会成员。

备课的要求，一则要认真备课，写出充实的讲稿，授课内容要结合学生的实际水平，有针对性地进行备课，做到因材施教。二则要熟悉讲稿。对讲稿的熟悉程度，要能达到脱稿授课的水平。先生在授课时，除了第一次开课的新课程之外，均能达脱稿授课。讲到精彩之处，常有临场发挥，而不是完全拘泥于讲稿，照本宣科。只有将讲课内容熟知于心中，课程涉及的经典著作，背诵如流，在课堂上才能运用自如，授课生动，收到很好的教学效果。

4. 不断拓宽知识面

教师应不断提高自身的学术水平。先生认为教师自身学术水平的高低，常常直接影响教学的质量和学生的水平。因此，在教学工作中，除了要掌握所讲课程的内容之外，还要对其他相关知识做全面的掌握，以拓宽知识面。中医的学术有其自身的特点，基础理论与临床实践联系密切，难以截然分开。从中医的基础理论到临床各科，紧密结合，才构成了中医学术体系的整体。教师如果没有临床经验做基础，则很难将基础理论的课程讲活讲好；如果没有基础理论知识作指导，则很难将临床课程讲得深透。

中医的各门学科之间，交叉联系较多。如在讲解《儿科学》时，还应该通晓《内科学》。因为《儿科学》中的许多病证的治疗原则与方法，除了小儿固有的特点与方法之外，基本上与《内科学》相同。另如外科的许多病证，需要运用内治法，这些内治原则又要从内科的角度来考虑。这就要求讲解《外科学》者，也要通晓《内科学》。

在《温病学》课程的备课期间，先生为讲好《温病学》，阅读了《通俗伤寒论》《时病论》《温病条辨》《重订广温热论》《伤寒温疫条辨》《温热经纬》《温疫论》《中医伤寒与温病》《中国传染病学》《松峰说疫》《温病斑疹辨证》《伤暑全书》《六气感证要义》《鼠疫约编》《湿温时疫治疗法》《温热经解》《中西温热串解》《感证辑要》《医宗金鉴·儿科心法要诀》《喉痧正的》《白喉治法抉微》《六淫条辨》《外台秘要》《医略十三篇》《医学衷中参西录》《瘟疫条辨》《顾氏医镜》29 种医学文献，写下数十万字的读书记录，大大地开拓了知识面。同时，先生将有关外感温病的防治方法与方药，分门别类地加以总结。在治法方面，共分出解表法、和解法、化湿法、清凉法、攻下法、开窍法、息风法、滋阴法、补阳法、杀虫法、涌吐法、收敛法、镇惊法、预防法等 14 大类，每类之下又设若干小类，共计 76 小类。每一小类之下，收方若干，详记其用药与剂量。名曰《感证治法与类方》。

此外，中医与中国的传统文化又有着千丝万缕的联系，其内容涉及文、史、哲及其他各门自然科学。以《黄帝内经》为例，其内容涉及范围极广，可谓上及天文，下及地理，中及人事，几乎无所不包。所以，作为一名教师，不能将知识面仅仅局限于自己所讲的课程范围之内，而应该不断地拓宽自己的知识面。要想深入研究中医学术，也必须不断地拓宽自己的知识面，否则，难以有所作为。

数十年的教学工作中，先生从未停止过对知识的求索。先生读书的范围极广，除中医书籍之外，经、史、子、集，几乎无所不及。先生家中的藏书量也极丰富，书房的四壁，均为书籍所占，置身其中，仿佛进入了书的海洋。每一位到访过先生家的人，无不为之惊叹。孜孜不倦地追求，手不释卷地苦读，使先生成为一名倍受人们尊敬的著名学者。先生就常说自己就是一个杂家。他也经常要求他的研究生们，多读书，读好书，以拓宽视野。

5. 理论联系实践

理论源于实践，反过来又指导实践，理论与实践是不可分割的。中医与西医不同，其理论多是从形象思维概括出来的，抽象的内容比较多。中医的许多理论比较抽象，不能像西医那样看得见、摸得着。因而，中医理论的讲授，就更需要联系一些实践，用生动的事例和病案来证实理论。不管是基础理论，还是临床各科的教学，均要注意理论与实践的联系。

6. 教书育人，因材施教

教书育人，因材施教，是作为一名教师应尽的职责。教师在向学生传授知识与技术的同时，还要教学生学会怎样做人。这就要求教师本身应该严格要求自己，以身作则，为人师表。先生在教学过程中，非常注重自己的言谈举止和仪表，在传授知识的同时，用自己的言行去感染学生、影响学生。为了提高板书的水平，给学生树立了一个好的榜样，先生曾下苦功去习练书法。在思想方面，先生注意从正面去引导学生，帮助他们树立正确的人生观和价值观，使学生从德与才两方面都得到全面发展。

在治学方面，先生素以治严谨而著称。先生认为在学术上来不得半点的马虎，尤其是从事中医文献的研究，要为教学、科研、医疗提供翔实可靠的资料，更要治学严谨，言必有徵。在承担《针灸甲乙经校注》的研究任务期间，先生虽然身兼院长之职，但从未放松对研究工作的重视。先生严把质量关，几阅寒暑，数易其稿。在研究过程中，遇到的每一个问题，都进行了详尽的考证，仔细的推敲，知之为知之，不知为不知。从而保证了《针灸甲乙经校注》的高质量完成。该书于 1996 年出版，得到了学术界同仁们的高度赞誉，并于 1997 年获得国家中医药管理局的嘉奖。先生为人正直，严谨治学的精神，影响了他身边的每一个人，尤其是拜读于先生门下的硕士和博士研究生们，更是感到受益匪浅。

因材施教，就是要根据授课对象的不同，适当地调整授课内容与方法。先生在给博士研究生授课的时候，更多地从方法论的角度，教学生以治学的方法，启迪其思路，培养其独立研究的能力，而不是仅授予一般的知识。在给本科生授课的时候，则将重点放在一般理论知识的讲解上，运用循循善诱、由浅而深、深入浅出的方法，理论联系实践，予以讲解，使学生易于理解和接受。在给西学中班的学生授课时，则需要更多地联系实践，从实践入手来讲解理论。因为西学中班的学员，都是有实践经验的临床医生，脱离实践的纯理论讲解难以收到好的效果。在给中医进修班的学员授课时，则应该多作一些理论方面的讲解。因为过去的中医大夫们缺乏的是理论指导，在授课时，多给他们讲解一些系统化、条理化的理论知识，会帮助他们将过去的零散知识、实践经验，做理论上总结，拓宽他们的知识面，丰富其中医理论知识，以便更好地指导其临床实践。在给中专班的学生授课时，要顾及他们年龄小、理解能力差的实际情况，将讲授的重点放在一般知识的普及上，教学要形象化，语言要浅显易懂，并将课程的重点内容进行简明的归纳概括，让他们多记忆一些。也就是说，教师在讲课时，要针对着不同的对象，因材施教，才可能达到预期的教学目的。

7. 认真贯彻党的中医政策，正确处理各种关系

我们是中医教育的高等学府，必须认真贯彻党的中医政策，正确处理各种关系。因为在我国的医学领域里，存在着中医和西医两门医学，二者之间的关系如果处理不好，有时会影响到中医临床和中医学术的发展，乃至中医教育的开展。

（1）中医与西医的关系：中医与西医是学术体系不同的两门医学，但可以起到相互补充的作用。我们既不要用西医的东西来否定中医，也不要用中医的东西来否定西医。在中医院校中，教师应注意正确地引导学生，处理好中医与西医的关系。既不要使学生产生一种中医与西医相互排斥的印象，也要避免学生偏重于西医而忽视中医的情况出现。当然，也不提倡所谓的纯中医。因为在当今的医疗卫生条件下，搞所谓的纯中医，完全排斥西医，也是不现实的。中医与西医两门学术不是相互排斥的，而应该

是互补的。但是，我们不要忘记自己是搞中医的，重点自然应该放在中医上，不能只是跟着西医跑。否则，会丢掉我们的主攻方向和自己所承担的历史任务。

（2）**继承与发扬的关系**：中医是一门有着几千年发展历史的传统医学，其中蕴含着前人遗留下来的许多宝贵经验与理论知识，值得我们去继承。继承是发扬的基础，发扬又是为了中医学的进一步发展。关于继承与发扬的关系，有许多人存在着误解，认为继承就意味着复古，是滞步不前，中医总是讲继承，中医的继承何时才能结束。其实，发扬是无休止的，继承也是无休止的。任何一门学术，都存在着继承与发扬的问题，是在继承与发扬的交替中，不断地继承，不断地发扬，才能不断前进。所以，不能讲中医什么时候就继承完了。只不过在某一个时期讲继承多一些，而在另一个时期讲发扬重一些，这也都是根据各个时期任务的需要而提出的。但是，作为继承与发扬的总体而言，并不能将其截然地分开。在教学中，教师应注意正确引导，处理好继承与发扬二者的关系。

（3）**古与今的关系**：过去曾批判过厚古薄今的思想，但在我们中医学内不存在厚古薄今的问题。我们只是按照毛主席所说的"古为今用"，来对待古老的东西。那么，为什么这些古的东西，今天还要用，就是因为它是一个宝，它有可用的价值，而且现在还很好用。所以，我们就要将其继承下来，将那些古的东西拿到今天来继承使用。有些问题，古人已经通过大量的实践，发现了一些规律与方法，今天我们虽然尚无法很好地予以解释，但是，并不意味着它是落后的，而应该说它是先进的。古的东西，不一定都是落后的。所以，教师在授课的时候，也应该向学生讲明，不应该全盘否定古代的东西。

（4）**理论与实践的关系**：教师在讲理论课的时候，要注意联系实践；在讲实践课的时候，则必须结合理论。正如斯大林所云："没有理论的实践，是盲目的实践；没有实践的理论，是空洞的理论。"所以，理论与实践的问题，也是对立统一的，也是一种辩证法。在教学过程中，如何掌握理论与实践的分寸，怎样来运用理论与实践，这既是一个学术问题，也是一个艺术问题。理论与实践的关系，体现在医学教学中，也就是基础与临床的关系。这些问题处理得好，则能将课程讲深讲透。

（5）**普及与提高的关系**：在授课的过程中，教师应该对授课内容做到心中明了。哪些方面应该普及，哪些方面应该提高，则应该根据授课对象的不同，区别对待。根据不同的班级，不同的要求，学生水平的高低，合理地安排课程内容，使课程的深度、广度恰如其分，学生易于接受，从而提高教学效果。

（6）**教与学的关系**：教学环节，是一个双边活动，不是单方面进行的。在课堂上，教师起着主导的作用，这就要求教师在授课的时候，除了自己讲好课之外，还要能千方百计地注意调动学生的学习积极性。教师要循循善诱地引导学生，使学生的思维活动，与教师同步进行。把教与学的矛盾，统一起来，才能收到好的效果。同样是讲一堂课，有的教师授课，学生印象深刻，有的教师授课，学生却毫无收获。其原因在于教师能否将学生的积极性充分调动起来，在课堂上与学生之间形成沟通。在讲课的过程中，时刻注意着每一位学生的思想活动和反映情况，从学生的反馈信息中，及时了解授课的效果，找出问题所在。若是教师的问题，则应该及时调整授课的内容与方法；若是学生的问题，则应该及时予以纠正。在教学活动中，要随时协调教与学的双边活动，这样才能讲好每节课。

（7）**医与文的关系**：医与文之间，关系密切。文亦载道，医学知识是通过文字、语言记载下来的。教师的授课，也是通过语言、文字来向学生传授知识的。教师在讲堂上所使用的语言、词汇都与文有关系。若教师的语言使用不当，表述不清，同样会影响到讲课的效果。因此，教师平时应该注意提高自己的文化修养和语言的表达能力。

中医传统科研方法论

中医学现有文献资料，已有几千年的历史。通过对现有历代文献的分析比较，可以明显地看出其基础理论和临床学科的形成与发展，有着明显的阶段性、实践性、继承性和不断创新与发展。这主要靠历代医家的大量实践和运用传统科研方法，通过对感性知识的分析总结、研究整理而发展起来的。

在基础科学方面，如经络学说，从长沙马王堆汉墓出土的帛书《足臂十一脉灸经》《阴阳十一脉灸经》到《灵枢经·经脉》的内容看，充分显示出从初步形成到发展完善的历史面貌。从穴位方面看，《内经》中许多有穴无名和有部位无穴位到《明堂》(指《针灸甲乙经》以前，后已佚失的《明堂》)，充分显示出其穴位定位定名和主治方面的发展。

在临床学科方面，如临床辨证及方剂确立，从武威汉代医简到张仲景《伤寒杂病论》(散失后经后人整理为《伤寒论》与《金匮要略》)，也充分显示出辨证理论的形成及方剂学的发展与确立。从温病学说的发展来看，也充分显示出温病学说与伤寒的分化、理论体系的形成等。

从以上几个方面来看，都足以说明中医学的发展过程，随着历史进程的社会需要，形成自身的一套科研的方法，推进了我国医学的不断前进，当然，从一个具体学科或某一方面的情况分析，发展也不平衡，进展也有快慢，经历也有曲折，但从总体方面看，中医传统的科研方法，确实促进了中医学的发展。

所谓中医药传统科研方法，主要指中医学历代沿传而行之有效的研究方法。它是在大量实践的基础上，通过逻辑思维等多种方法的抽象概括，对人体生命活动规律及人与外界关系和防治疾病方式、手段的不断认识和探索。

下面就以《温病条辨》为例，看吴鞠通是怎样运用了传统的科研方法，推进了温病学说的发展。

（一）选题的确立

《温病条辨》自序云："犹子巧官病温，初起喉痹，外科吹以冰硼散，喉遂闭。又遍延诸时医治之，大抵不越双解散、人参败毒散之外，其于温病治法，茫茫乎未之闻也，后至发黄而死。又阅三载，来游京师，检校《四库全书》，得明季吴又可《温疫论》，观其议论宏阔，实有发前人所未发，细察其法，亦不免支离驳杂，大抵功过两不相掩……癸丑岁，都下温疫大行……其死于世俗之手者，不可胜数……因有志采辑历代名贤著述，去其驳杂，取其精微，间附己意以及考验，合成一书，名曰《温病条辨》。"从而说明吴氏之所以确立这一选题，是由于自身遭到温病的危害，并亲自看到其对社会的危害，因而感到温病方面，前人虽已积累了不少经验，但缺乏系统的总结和理论上的提高。因此，吴鞠通的选题，是具有一定的先进性、科学性，并且具有广泛的社会需要。这是此书之所以能够很快得到社会公认和广泛运用的很重要的基础。

（二）资料选择和运用

吴氏自序中曾云："历取诸贤精妙，考之《内经》，参以心得，为是编之作。"并特别推崇叶天士先生，认为其"持论和平，立法精细"。故书中采摭叶氏医案之内容特多。据粗略检计，书中采纳内容较多而又十分明显的是《黄帝内经》《伤寒论》《金匮要略》《临证指南医案》。如首卷《原病篇》，全取《黄帝内经》条文共19条，对《伤寒论》与《金匮》中有关内容大都加以变通活用。对叶天士《临证指南医案》，据粗略统计，直接引用者近80条，约占上中下三篇内容的三分之一。其具体使用情况，分别作一分析说明。

上焦篇从叶案温门、燥门、湿门、疟门、呃门引用病案8条，中焦篇从叶案暑门、湿门、疸门、疟门、瘀门、燥门等引用病案33条，下焦篇从叶案温热门、痉厥门、暑门、湿门、疟门、痢门、妇科热入血室门等引用病案共34条。

从吴鞠通引用的医案中可以看出以下几个问题：①在症状方面作了增删，保留和补充了该证主要症状，以反映其辨证的特点。②在病机方面，做了大量的阐发。从理论上对该证做了较为详尽的说明。③在多个病案处方中，选择了叶氏在理法方药方面有代表性医案处方，作为代表方剂，予以命名，补充剂量，使其上升到方剂学领域，对少数处方，吴氏根据自己的经验，做了小的调整，即对药味有所增删。④有些方药的运用，虽非直接取材于叶案，但仍是师法于叶案，如热入心包等证对三宝（至宝丹、紫雪丹、安宫牛黄九）的运用，在叶氏治该类证候时，例证很多。故吴氏之取法亦源于叶氏。⑤有的处方，虽在叶案中没有对应的病案，但类似的处方，却不乏其例。如上焦篇的银翘散、桑菊饮等，下焦篇的大定风珠等均属此类。乃吴氏综合了叶天士对此类证候常用药物，而组合成新的方剂。⑥师其法而立诸方。吴氏对叶案研究较深的一个方面，就在于他不是单纯套用叶案的某一处方或模仿某一处方去立论，而是深入地研究了叶天士的学术思想、用药特点、治疗大法、辨证规律等，结合自己的实践经验，加以灵活运用，如轻清解表、甘寒增液、辛开苦降及多法泻下等，都充分体现了叶氏治疗温病的学术思想。就是三焦辨证的创立，也是受叶天士治湿病有三焦分治法之启迪。

（三）取法叶氏，验证于患者

吴鞠通不仅善于总结前人的经验，而且是一个实践家，他崇尚叶氏治温病诸法之精善，治诸危证，多收良效。《温病条辨》自序曾云："癸丑岁，都下温疫大行，诸友强起瑭治之，大抵已成坏病，幸存活数十人。其死于世俗之手者，不可胜数。"由于他博采众长，广为实践，故能以医名大江南北。后人以其"上为吴又可之净臣，下导王孟英之先路"，不为过也。今存《吴鞠通病案》卷一均为温病伤寒类，计有风温、温疫、温毒、冬温、暑温、伏暑、湿温、中燥、疟、伤寒等十门。观其立法处方，均与叶氏病案颇多相似，特别是病入下焦用滋阴息风之法，力挽危局，神昏谵语之证，用清营开窍之法，清神定志，邪在上焦者，用轻清宣泄之法，解表而不伤阴，如此等等，足可说明吴鞠通颇能得叶天士之真谛。如果说叶氏病案不够完整，难以证实疗效，而吴鞠通病案中则保存有大量比较完整的病案，而且有不少医案，情况复杂，病势危重，经精心调治，多转危为安。足可以解除怀疑叶案有无疗效者之迷惘。当然我们也不可能认定叶吴二人在学术上已达全善，其所治诸证，绝无一疵，但从总体着眼，对温病学说的发展，其功颇堪称颂。

自《温病条辨》一书于清嘉庆十七年（公元 1812 年）首先刊行后，据《中医图书联合目录》著录，已有 48 版之多，这在同类著作中，应属盛况空前。从这一点看，足可以说明《温病条辨》产生了很高的社会效益。而且直至今日，在治疗温病方面，仍在广泛运用该书中之法与方，从吴鞠通《温病条辨》，再到吴氏本人及广大中医的临床运用，是经历了一个实践 – 理论 – 再实践的过程。从其疗效的情况来看，同时也说明它具有较高的科学性。

（四）在继承的基础上求得发展

通过对吴鞠通精选叶天士医案及前贤有关著作，著成《温病条辨》一书的分析研究，可以看出吴氏的主要成就有以下几点。

1.选其精要，择其理法

《温病条辨》中所列各证，在叶氏医案中都有大量类同或近似之处方，吴鞠通是经过了精心地分析比较，领会了叶天士的学术思想后，才选取了部分有代表性的处方立证定名的，而绝不是盲目的兼收并蓄。尤其重要的，在于明理与择法，即吴氏自云："古人有方即有法，故取携自如，无投不利，后世之失，一失于测证无方，识证不真，再失于有方无法，本论于各方条下，必注明系用《内经》何法，俾学者先知识证，而后有治病之法。先知有治病之法，而后择方。有法同而方异者，有方似而法异者，稍有不真即不见效，不可不详察也。"

2. 分析证候，探索规律

书中所列诸证，皆从理论上加以注明，对大多处方，加以方论，使理法方药，得成完璧，充分反映其学术思想，故自云："一切议论，悉于分明，俾纲举目张，一见了然，并免后人妄注，致失本文奥义。"在体例方面，吴氏不曾以病为纲，而是以上、中、下三焦为纲，以病为目。体现了温热诸病发病时有许多病异而证同处，病异而治同处，充分运用中医同病异治，异病同治的原则，而避免了许多不必要的重复，又概括了发病的一些基本规律和辨证要点，起到执简驭繁的效果。

3. 师古不泥，化裁活用

吴氏采用叶氏诸方，有不少作了调整，特别是从大量医案中，选用了共性方药，而自立新方。如银翘散、桑菊饮之类，以及对《伤寒论》诸方的运用，都体现了师古不泥古，而能化裁运用，然而仍不失其规矩，即其所谓："大匠诲人，必以规矩，学者亦必以规矩，是书有鉴于唐宋以来，人自为规，而不合乎大中至正之规，以至后学宗张者非刘，宗朱者非李，未识医道之全体，故远追《玉函经》，补前人之未备，尤必详立规矩，使学者有阶可升。至神明变化，出乎规矩之外，而仍不离乎规矩之中。"

4. 结合己验，发展提高

吴氏在温病治疗方面除了采用前人之经验外，也有其自己的经验。如六承气方的运用（护胃承气汤、牛黄承气汤、宣白承气汤、导赤承气汤、新加黄龙汤、增液承气汤），就体现了他运用下法的经验。另外在卷四杂说部分，有关"汗论""风论""本论起银翘散论""寒疫论""温病起于手太阴论""燥气论""外感总数论""治病法论""风温温热气复论"等，都有不少可取之见解。总之，吴鞠通充分利用前人的经验，结合个人的心得体会系统地加以整理进行理论上的阐发，使温病学说得到了很大的提高。故后人将吴鞠通列为清代治温四大名家，不为过焉。

（五）几点启示

从吴鞠通《温病条辨》之作，可以看出他完全运用了中医传统的科研方法，在继承前人经验的基础上，结合个人实践，做出了显著成果，起到了很好的效益。虽然吴氏做出了很大成绩，但我们决不能满足于此，而是从中得到些启示，继续总结现时的经验，不断发扬中医学。

（1）选题得当。应当针对当代急需要而又有广泛实践基础，并有比较可靠疗效的课题整理，方可具有实践性、先进性和科学性。

（2）有大量临床资料可供选择。这是最基本的素材，否则难能做到精善。

（3）有较高的辨认能力。对前人经验和当代名老中医经验的科学总结，必须自身有较高水平，能领悟其中奥妙、学术特色、新的经验等，否则容易形成泛泛之谈，难能反映真正水平。

（4）坚持以中医理论为指导，对中医临床效果必须按中医理论体系去总结，否则往往看不到经验所在，甚至把精华误认为糟粕。

（5）有正确的思路，进行分析，对各种感性知识，通过整理加工，分析综合，使其上升到理论的高度。

（6）有明确的目的，继承发扬。中医学在各个领域都有大量前人的实践经验和理论知识，又有当代的丰富经验，都值得我们认真地加以继承，并不断提高，通过这样的反复过程，推动中医学的发展。

（7）有较高的实用价值和社会效益。在防治疾病的问题上，作为医生的职责，急病人所急，想病人所想，这就是最大的社会效益。因此，我们必须针对社会亟需解决的问题做贡献，才能产生最高的价值，更有效地保护生产力。

总之，我们借鉴前人的治学经验和传统的研究方法，主要是为总结、研究、整理当代的经验，推动中医学的不断发展。

论医者当通哲理

张灿玾

自古医家，无不重视有关哲理的学习和研究，以从中吸取科学的思想，阐明医学方面的问题，并将其观点和方法，作为认识医学客体的方法来运用。这对医学理论的形成与发展，起到了积极的指导作用。我国最早的医学经典著作《黄帝内经》，就是一个典型的代表。书中充分体现了西汉以前的唯物观和辩证法，如阴阳五行学说、气一元论的物质观、变化观、运动观、整体观等。它集古代医理与哲理之大成，从而形成了中医学独特的理论体系。正由于此，它当之无愧地成为千年不朽之经典。唐代大医家孙思邈曾提出，要想成为真正有才学的大医，除学习医学名著之外，尚需学习《易经》《老子》《庄子》等哲理书籍。明代大医家张介宾进一步指出："天地之道，以阴阳二气而造化万物，人生之理，以阴阳二气而长养百骸。《易》者，易也，具阴阳动静之妙。医者，意也，合阴阳消长之机。虽阴阳已备于《内经》，而变化莫大乎《周易》。故曰天人一理者，一此阴阳也。医《易》同源者，同此变化也。岂非医《易》相通，理无二致，可以医而不知《易》乎！"（《类经附翼·医易义》）这是两位旷代医家取得成功的精深体验。后世医家如唐宗海著《医易·通说》，邵同珍著《医易一理》，都无不强调医哲二者的密切联系。

《易经》是我国现存最早的反映事物变化规律、含有丰富的辩证法思想的一部著作。古代医学家为了寻求真理，摆脱神学、迷信思想的束缚，推动学术的发展，准确地反映客观事物规律性，应用和借助于当时哲理学的帮助，这是必然的。中医学与古代的科学哲理结成盟友，使中医学的发展始终遵循着一条健康的大道。其理论历千年的实践而颠扑不破，证明了其中蕴涵的丰富的哲理和科学性，这是我们必须继承研究的宝贵财富。

恩格斯说："不管自然科学家采取什么样的态度，他们还是得受哲学的支配。问题在于他们是愿意受某种坏的时髦哲学的支配，还是愿意受一种建立在通晓思维的历史和成就的基础上的理论思维的支配。"（《自然辩证法·自然科学和哲学》）古代如是，今天也如是，其他自然科学如是，医学亦不例外。故我们在继承发扬中医药学遗产、进行传统的中医理论的研讨时，只有自觉地以马克思主义理论为指导，精通科学的哲学理论，才能准确地探讨其中精华所在，并使之在现代不断地得到科学的发展。

谈讳字对研读古医籍的重要意义

古籍中诸多避讳字，固然可造成文字方面的混乱，然只要掌握了避讳字的时代特征及处理讳字的方法和规律，反而对文献研究与古籍整理具有重要的研究意义。主要有以下几个方面。

一、借助于对版本的考证

古籍版本，若无明显的年代标志，在考证时，当需从多方面入手。然而，有时根据其讳字情况，亦可确定其大致年代。如：

清陆心源《皕宋楼藏书志》著录有："《外台秘要方》四十卷，北宋刊印本。"其案曰："北宋熙宁二年刊本，为是书最初祖本……神宗以前帝讳、嫌名皆缺避、哲宗以后不避，版心有刻工姓名。每卷有目，连属正文。卷末或题右从事郎两浙东路提举茶盐司干办公事赵子孟校勘，或题右迪功郎充两浙东路提举茶盐司干办公事张寔校勘。卷一末有朝奉郎提举药局兼太医令医学博士臣裴宗元校正一行。"按是书所谓北宋本，疑或根据熙宁二年准中书札子及避帝讳、嫌名至神宗而定。然据陆案所述款式，与今存宋版《外台》同。内有校勘者曰："干办公事"，则不当为北宋事。详前引宋绍翁《四朝闻见录·天上台星》谓旧制曰"勾当公事"，建炎初，为避高宗嫌名，始称"干办公事"。又元人李治《敬斋古今黈》所言，与此说亦同。则此刊本当属之南宋初年也。此言"北宋刊印本"者，疑非是。

又马继兴研究员《敦煌古医籍考释·敦煌医学卷子的时代考察》，有关该卷子之抄写年代考察之三，即根据卷子中的避讳文字考察，其中讳字，前有南朝梁武帝萧衍父顺之嫌讳，后至唐睿宗李旦讳，结合其他考察内容，此敦煌古医籍卷子的抄写年代，当在南北朝至唐穆宗之前。

二、借助于对成书年代的考证

有些古籍，特别是有些托名之作，虽流传已久，但其究竟在何时成书，有时亦可借助于讳字，作为参考证据，进行判断。如：

题名华佗撰之《华氏中藏经》，《汉书·华佗传》无记，书目著录则始于宋代。如郑樵《通志·艺文略》著录题曰《华氏中藏经》，尤袤《遂初堂书目》著录为《华佗中藏经》，陈振孙《直斋书录解题》著录"《中藏经》一卷，汉谯郡华佗元化撰。其序称应灵洞主少室山邓处中，自言为华先生外孙，莫可考也"。《宋史·艺文志》著录为"《华氏中藏经》一卷。灵宝洞主探微真人撰"。详此书宋代著录已不尽同，对其撰人，宋人亦谓莫考。该书楼钥跋曰："序引之说，颇涉神怪，难于尽信。"因而对该书的撰者及成书年代，后来则众说纷纭。关于其作者，后世大多以为并非出于华佗之手，当系后人托名之作。至其成书年代，最早有清孙星衍云："此书文义古奥，似是六朝人所撰，非后世所能假托。"然六朝之说，义较模糊。今详书中讳字，宋讳自不待言。然书中尚有南朝梁之讳字，如卷上第一"见天地逆从"，"皆天地阴阳逆从"。第三"由五行逆从而一焉"，"从之则吉，逆之则凶"。第七"从者生，逆者死""逆从之兆"等。似此等"逆从"之"从"，按常例均当作"顺"。考诸讳字，南朝梁武帝父名顺之，以避父嫌名，改"顺"为"从"。黄奉骥《避讳录》卷二梁："帝父名顺之，《易·革》象曰：'顺乎天而应乎人。'武帝诏作'应天从人'。避讳改也。"陈垣《避讳录》卷八：梁武帝父顺之。"《梁书》称顺阳郡为南乡，《南齐书》顺字，多易为从。"是则《中藏经》一书之成书年代，结合其内容分析，大致似应在六朝之晋至梁这一时期，当然今存本中尚有"逆顺"字样，当系后人抄录时回改所致。

三、借助于对撰注年代的考证

有些古籍注本，因撰注年代不详，或撰注人生平不详，或原书序言脱失，因而对撰写年代则缺乏实据，后人往往众说不一，有时可借助于讳字加以考证，如：

杨上善撰注《黄帝内经太素》，今存日本仁和寺本每卷书名之后作"通直郎守太子文学臣杨上善奉敕撰注"。宋·林亿等《重广补注黄帝内经素问·序》云："及隋杨上善，纂而为《太素》。"清·杨守敬《日本访书志》著录该书云："杨上善爵里时代，古书无征。据其每卷首题'通直郎守太子文学臣杨上善奉敕撰注'，据《唐六典》'魏置太子文学，晋之后不置，至后周建德三年置太子文学十人，后废。皇朝显庆中始置'。是隋代并无太子文学之官，则上善为唐显庆以后人。又据此书残卷中'丙主左手之阳明'，注云：'景丁属阳明者，景为五月'云云，唐人避太祖讳，丙为景。则上善为唐人审矣。"是陆氏根据对职衔的考证结合书中讳字，否定了林亿等之说，而确认杨上善为唐人。又详今存日本仁和寺《太素》中诸讳字，可进一步证明，杨上善撰注《太素》的时间，不仅非隋代，而是在唐代高宗李治乾封二年之后。

四、借助于对祖本的考证

有些古籍，由于流传较久，故传本较多。凡流传越久者，则传本越多，且由于所据祖本不同，讳字不一，传本与传本之间，亦多有异文，遂构成不同传本系统，亦常可借助于讳字，进一步考证其祖本。如：

今存《黄帝内经素问》，为唐·王冰次注、林亿等"重广补注"本，其中在王冰注文中尚残存避唐讳处，如民作"人"，治作"疗"等，《异法方宜论》"其民华食而脂肥""其民皆致理而赤色""其民食杂而不劳"三句中"民"，王冰注皆作"人"等；在经文中则有一明显讳字，即"逆顺"之"顺"；除运气七篇外，皆作"从"，说已见前。又今存唐·杨上善撰注《黄帝内经太素》经文与注文讳字，已见前。其经文中有一讳字最应注意，即《素问》中凡言"善病……"及"善……"病者之"善"字，《太素》多作"喜"，说亦见前。据此似可推知，王冰注《素问》所据祖本为南朝梁代之传本，杨上善注《太素》所据祖本，当为北朝东魏之传本。故而今存《素问》与《太素》中含《素问》内容，文字差异较大，除唐以来整理人及传抄翻刻所致异文外，两书祖本在南北朝时期，恐已有较多异文。

五、借助于对古医籍的辨伪

中医古籍中，有的并非署名作者所撰，而系后人托古或商贾伪托之书。此不仅在古代有之，即清人近作，亦常有之。即所谓伪书也。有时可借助于讳字以辨其伪。如：

民国15年上海大成书局出版之《本草易读》，内封署为"汪讱菴先生秘本，徐灵胎、叶天士先生藏本，清·御医吴谦审定"。卷前例文有"我朝徐洄溪，江南宿儒也"云云。详汪讱菴，名汪昂，生于明·万历四十三年。徐洄溪，名大椿，生于清·康熙三十二年。晚于汪昂七十八年，汪昂何得言洄溪，是则不可信也。吴谦则生于乾隆元年，又晚于徐大椿四十三年，何得审定汪书，此不可信二也。又详该书"元胡"条名后云："本名玄胡索，宋时避真宗讳，改玄为延，今后避庙讳，改玄为元也。"按庙讳者，已死皇帝之名。清帝名有"玄"字者，惟圣祖玄烨。是此言避庙讳改玄为元，必圣祖康熙之后，故此书作时，至早亦只能在雍正或乾隆年间。故言汪昂秘本者，绝非，详本书纯系一普及读物，且此前绝无著录或提及者，定系依托人或商贾有意作伪。

六、借助于对异文的校断与训释

由于古医籍诸多避讳字的存在，又因后代不断回改，且诸版本间或与原书相关之著作，如《素问》之与《甲乙经》《太素》等，回改之字不尽一致，故诸版本间或与相关著作中，因讳字而造成的异文，亦颇多见。若校勘其书时，能掌握讳字的有关知识，对诸多异文，自不难判断，否则，亦常可造成未详或误断者。在语词注释方面。由于改字造成之异文，若知为讳字，则不致发生歧解或误解。如《伤寒论》之"大便鞕"者，即"大便坚"也。或以为鞕与坚不同而别为训解者，不识讳字也。故对古医籍之整理，或校或释，均可借助避讳，对异文歧义加以判断。

学习《内经》必须注意的几个问题

《黄帝内经》是中医现存最早的经典性著作，成编时间较早，同时由于历代多次传抄翻刻，加以语言文字的变化，给我们今天学习带来了一定的困难。因此我们在研读时，必须注意以下问题。

一、校读

该书历史较长，书文多有衍文、夺文、错简、讹文、异体文等情况，必须结合校勘进行研读，才有可能看到其本来面貌。

衍文：指因抄刊时误增的字句，亦称剩文或多文。如《素问·阴阳应象大论》东方生风条"在天为玄……玄生神，神"二十三字，《素问识》云："据下文例，在天以下二十三字，系衍文，且与肝脏不相干，宜删之。"

夺文：指因抄刊古书时误脱的文字，亦称脱文、脱漏或脱简。如《素问·逆调论》"主卧与喘也"句下，王冰云："寻经所解之旨，有（顾从德本脱）不得卧而息无音，有得卧行而喘，有不得卧不能行而喘，此三义悉阙而未论，应古之脱简也。"

错简：古代的书以竹简或木简按序串联编成，前后次序错乱称为错简，后用为古书文字颠倒错乱之称，如《素问·六节藏象论》："不分邪僻内生，工不能禁。"王冰云："此上十字，文义不伦，应古人错简。次后五治下，乃其义也。"

讹文：指抄刊时致误的文字。如《素问·阴阳别论》："生阳之属，不过四日而死。"新校正云："按别本作四日而生。全元起注本作四日而已，俱通。详上下文义，作死者非。"

倒文：指文字颠倒。如王冰序："重合经而冠针服。"《离合真邪论》新校正云："按全元起本在第一卷，名经合。"足证"合经"二字系倒文。

异文：指两本文不相同，难以论定是非者。如《素问·玉机真脏论》："取之以时。"王冰注："候可取之时而取之，则万举万全，当以四时血气所在而为疗尔。"新校正云："详取之以时，《甲乙经》作治之趣之，无后其时。与王氏之义两通。"

句读：句读直接关乎文义，一字之差，则南辕而北辙者有之，不可不知。如《素问·调经论》有"血之与气并走于上则为大厥"之文，往往读者多读成"血之与气，并走于上，则为大厥"。证之该篇全文皆言血与气并，阴阳相并等病机，故知此文当读成"血之与气并，走于上则为大厥"，且证之前后文气，"之"字疑衍。

除以上例举数种情况，尚有许多应加考证之处，所以在学习和研讨《内经》时，首先应注意校勘，使其尽可能恢复或接近经文原貌。

二、训读

由于该书去古已远，文义语言有不少变化，故必须结合训释，进行研读。《黄帝内经》历来注释本很多，前人在这方面做出了很大成绩，特别是通过训诂的方法，解决了不少疑难问题，如《素问·阴阳离合论》关于"开阖枢"问题，宋人林亿等已指出"开"，《九墟》《甲乙经》均作"关"。

今本《太素》，"开"亦作"关"。结合《皮部论》的训释，当以作"关阖枢"为是。又如《素问·宝命全形论》："弦绝者，其音嘶败。木敷者，其叶发。"王冰注："敷，布也。言木气散布。"而新校正引《太素》作"大陈者，其叶落"。今本《太素》作"其叶落发"，王注与上文不相应，义难通；而新校正引《太素》之文又与《素问》不同，是何原因呢？于鬯用训诂的方法，把问题弄明白了。《香草续校书·内经素问二》说："敷与陈义本相通。《汉书·宣帝纪》颜注引应劭云：敷，陈也。《韦玄成传》注云：陈，敷也。敷为陈布之陈，亦为久旧之陈……然则'木敷者，其叶发'，即林校引《太素》云：'木陈者，其叶落'也。木陈，谓木久旧也。《汉书·文帝纪》颜注云：'陈，久旧也'，是也。则木敷亦若是义矣。发当读为废。《论语·微子篇》陆释引郑本，废作发。《庄子·列御寇》陆释引司马本，发作废。《文选》江文通杂体诗李注云：凡草木枝叶凋伤谓之废。此其义也。故其叶发者，其叶废也，其叶废，即其叶落矣。王注云：敷，布也，言木气散布，外荣于所部者，其病当发于肺叶之中。此说甚戾。"从以上举例中可以看出，《内经》中有许多词、字，若按一般的理解去解释，往往不是本义，必须用训诂的方法，才可以释出经文的原义来，所以我们在学习和研讨《内经》时，一方面要参考前人的注释，择善而从，一方面要用训诂的方法，参考有关资料，帮助理解。

三、文字

在文字方面存在的问题主要有以下几种。

同义词：字虽异其义同，或义相通。如《素问·五常政大论》："夫经络以通，气血以从……"以通已。《灵枢·经脉》、《素问·脉解》："得后与气，则快然如衰。"如通而。《素问·玉机真脏论》："愠愠然。"《太素》卷十四《四时脉形》作"温温然"。《礼记·内则》："柔色以温之。"释义："温，本又作蕴。"是温、愠、蕴义同。它如精通清，德通得，懦通濡（意义皆同）等。

古今字：在《内经》中保存了一些字的古写，如不注意，则易引起歧义。如逃避的避，古作辟。癫狂的癫，古作颠。现在的现，古作见。泻作写，瘛作瘈等皆是。

异体字：同一个字有两种写法，也保留了不少，特别是骨与月两个偏旁的异体字较多，如骻与胫等。

假借字：如《素问·脉解》："内夺而厥，则为瘖俳。"王冰注："俳，废也。"顾观光云："此谓俳，为痱之假借也。"《说文》："风病也。"《素问·气府论》："骶骨下各一。"王冰注："骶，颏也。"顾观光云："六书假借之例。"《素问·著至教论》："疑于二皇。"新校正云："按全元起本及《太素》疑作拟。"顾观光云："拟本字疑，假借字，王注竟作疑字解，失其义矣。"

繁体字：这是目前阅读新出版古籍时存在的问题，新版本多用简化字，有的简化字与原繁体全属二义，必须注意，以免混淆。如《素问·阴阳应象大论》："谷气通于脾。"《千金》卷十一《筋极》作"穀气感于脾"。现穀已简化为谷。则二字不好区别，类似这种情况，要特别注意。

四、音韵

冯舒《诗纪匡谬》云："《素问》一书，通篇有韵。"说明《素问》中韵文很多，《灵枢》亦如是。所以凡属韵文处，可以从音韵方面，看其有无讹误。如《素问·上古天真论》："上古之人，其知道者，法于阴阳，和于术数，食饮有节，起居有常，不妄作劳，故能形与神俱，而尽终其天年，度百岁乃去。"新校正云："按全元起注本云：饮食有常节，起居有常度，不妄不作。"全注本于韵为协，于义为胜。《脉要精微论》："微妙在脉，不可不察，察之有纪，从阴阳始，始之有经，从五行生，生之有度，四时为宜。"《太素》"宜"作"数"。度、数，音相协，当是。《著至教论》："而道上知天文，下知地理，中知人事，可以长久（读几或以），以教庶众，亦不疑殆（读以），医道论篇，可传后世，可以为宝。"这一小段，也是韵文，独最后一句，于韵不协，于句为单，似为剩文，或后人之注，混入正文。《灵枢·官针》："九针之宜，各有所为，长短大小，各有所施也，不得其用，病弗能移。"宜、为、施、移，皆协韵，四字句，独多"也"字，疑衍。《内经》中类似这种情况，不晓上古音韵时，不易正误。

五、避讳

在封建社会中，行文时，有时对帝王的名讳，须当避而不用，所以叫避讳。要用时，采取换字或缺笔等办法，这在古籍中屡见不鲜。从今本《内经》来看，虽然不多，但也有这类情况，如《素问》中除了运气七篇外的其他内容，凡逆顺之"顺"字，皆作"从"，而《灵枢经》与《太素》中仍作"顺"，考梁武帝父名"顺之"，为避其讳，多将"顺"改为"从"，从而可以推断王冰当时所用底本，当是梁代流传本，今本中个别作"顺"者，当系后人回改。运气七篇为王冰整理时补入，故不在此例。又如《灵枢·本输》篇"太渊"，《太素》作"太泉"，《千金》同《太素》。林亿注云："即太渊，避唐祖名，当时改之。"又如"泄"字，《太素》作"洩"字，避唐太宗李世民讳改，经文中之"治"字，杨上善注均称"疗"，避唐高宗李治讳故。

六、其他

其他如语法方面的问题，也是我们学习和研究时所应注意的。另外，学习和研究《黄帝内经》时，尚应注意以下几个方面。

1. 要纵横相贯，不能断章取义

从《黄帝内经》的体裁来看，每一篇都极少是单一专题性的内容，往往是多内容性的，就是属于单题性的内容，由于各种原因，也很少把一个问题基本论述完毕。所以我们在学习时，除进行单篇研究外，还必须再从横的方面，把同一问题的有关内容联贯起来，进行综合分析，才能得到全面的认识。譬如有关卫气的问题有的同志只记得"卫气者，所以温分肉，充皮肤，肥腠理，司开阖者也"等类似卫气的作用方面的内容，其实这仅仅是卫气的部分内容，要了解其全部内容，必须将《灵枢》中"营卫生会""卫气""卫气失常""卫气行"等主要几篇及《素问》《灵枢》中与病机有关的内容综合分析，才可通晓卫气的全貌。

2. 要进行一些专题性的探讨

《内经》一书，内容繁多，学术思想也很丰富。如哲学思想、养生学说、藏象学说、经络学说、病因病机学说、诊断学说、治则学说、医学气象学说等。更具体些的，如阴阳、五行、五脏、气血、营卫、气化等都是。所以在学习和研究时，一定要进行专题研究。如研究《内经》的哲学思想，除对全书进行研究外，还应以马克思主义哲学为指导，结合先秦哲学思想进行分析，做到取其精华，弃其糟粕，使其更好地指导临床实践。又如"气"这个概念，在《内经》中运用得非常广泛，它既是一个物质概念的更高范畴，如所谓"在天为气，在地成形"的"气"，就是一个高度概括的物质概念；又是一些具体的物质概念，如营气、卫气、呼吸之气等。必须通过专题研究，从宏观到微观，分辨其具体含义，才不至于发生概念的模糊，逻辑上的混乱。

3. 要从多学科入手

上面已经说过，《内经》一书，内容极其丰富，包括多种学科，所以在学习和研究时，必须从多学科入手，如"气"的问题与认识论有关，"阴阳五行"问题与辩证法有关。"运气学说"中，涉及天文、历法、气象、物候等有关问题。近代有许多其他学科的学者，都对《内经》发生过兴趣，如哲学家任继愈先生，就曾研究过《内经》的哲学思想。有的天文气象学家，研究过运气学说。当代物理学家钱学森同志，对中医理论方面，特别是中医的整体观念，给予了很高的评价。正因为其包括多学科的内容，所以要想发掘《黄帝内经》这份宝贵遗产，必须从多学科入手。我们作为中医工作者，要学习和研究《黄帝内经》，除具有一定中医理论和实践方面的基础知识外，也需具有一些有关学科的知识，才能学习得更好些。

4. 要以发展的眼光看问题

上面已经说过，《黄帝内经》作为一部经典性的著作，对中医学的发展和对世界有些国家的医学影响是巨大的，就目前和今后来说，《黄帝内经》仍不失其为经典著作的地位，仍需认真研究，努力发掘，使其更好地为医疗、教学、科研服务。就其基本内容和主要方面来说，其历史贡献和现实意义都是很大的。但事物绝不应永远停留在原有水平上，不能认为《内经》的学说和理论已经完备无缺。所以，必须以发展的眼光看问题，也就是说，要结合后世医家有关著作进行研究，今后还需采用现代科学手段加以发掘和发展，使之不断发扬光大。